# Die Geheimnisse des finnischen Saunadesigns

I0082848

## Lassi A. Liikkanen

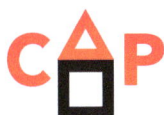

C□P

Culicidae
Architectural Press

Culicidae Architectural Press
an imprint of Culicidae Press®
PO Box 5069
Madison, WI 53705-5069
USA
culicidaepress.com
editor@culicidaepress.com
+1 (352) 215-7558

**Culicidae**
Architectural Press

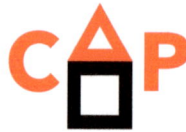

DIE GEHEIMNISSE DES FINNISCHEN SAUNADESIGNS

2026 © Text und Fotos: Lassi A. Liikkanen

Diese Ausgabe basiert auf der 2. Auflage der englischen Übersetzung von
*The Secrets of Finnish Sauna Design* vom 15. Dezember 2025

Alle Rechte vorbehalten. Kein Teil dieses Werks, das unter das Urheberrecht fällt, darf ohne schriftliche Erlaubnis vom Verlag in irgendeiner Form oder mit irgendwelchen Mitteln – grafisch, elektronisch oder mechanisch, einschließlich Fotokopieren, Aufzeichnen, Aufnehmen oder Informationsspeicherungs- und -abrufsystemen – reproduziert oder verwendet werden. Weder der Autor noch der Verlag geben irgendwelche ausdrücklichen oder stillschweigenden Zusicherungen hinsichtlich der Richtigkeit der in diesem Buch enthaltenen Informationen und übernehmen keine rechtliche Verantwortung oder Haftung für etwaige Fehler oder Auslassungen.

Die Erstellung dieses Buches wurde durch Zuschüsse der Vereinigung finnischer Sachbuchautoren und der Finnischen Sauna-Gesellschaft unterstützt.

Informationen zum Druckverlauf und zu Korrekturen findest du unter saunologia.fi/book-feedback.

ISBN: 978-1-68315-172-2

Buch Layout und Design polytekton ©2026.
Buchumschlag Foto © Rassi Rikkänen

# Internationale Anerkennung für

## *Die Geheimnisse des finnischen Sauna-Designs*

*Für alle, die sich für die Details des Saunadesigns interessieren oder den Bau einer eigenen Sauna in Betracht ziehen, ist* Die Geheimnisse des finnischen Saunadesigns *von Lassi A. Liikkanen die moderne Bibel zu diesem Thema.*

Rosanna Cooney: „*Sweat house. The new & the ancient*" „*Irish sauna tradition*". Irelandia Press, 2025. Seite 64.

*Ich empfehle jedem [...] dringend, Lassi Liikkanens* Die Geheimnisse des finnischen Saunadesigns *zu lesen – das Buch, von dem ich mir wirklich gewünscht hätte, dass es schon existiert hätte, als wir unsere Sauna gebaut haben. Wenn Sie Unstimmigkeiten zwischen dem, was hier steht, und dem, was Lassi sagt, feststellen, dann sind Lassis Buch und Website der sicherere Weg. Ich empfehle Lassi auch wärmstens als Berater.*

Walker Angell, Autor der *Trumpkins Notes on Sauna*, localmile.org

*Eine Sauna kann nur dann gut sein, wenn sie einen guten LÖYLY hat. Leider ist dies in vielen Saunen nicht der Fall. Es ist einfach, eine Sauna mit gutem LÖYLY zu bauen, wenn man die Grundregeln kennt. Dieses Buch gibt Ihnen Anweisungen, wie Sie die Sauna so gestalten können, dass sie einen guten LÖYLY hat.*

Risto Elomaa,
Präsident,
Internationale Sauna-Vereinigung

*Obwohl die finnische Sauna und das Saunabaden eine lange kulturelle Tradition hat, gibt es nur wenige Veröffentlichungen zum Thema Saunadesign. Die gut präsentierte Studie des Autors bietet einen umfassenden Überblick über die Sauna und nimmt den Leser darüber hinaus mit auf eine unterhaltsame Reise zum Kern dessen, was es bedeutet, „das Saunaerlebnis zu haben".*

Hannu Saintula,
Präsident,
Finnische Sauna-Gesellschaft

*Saunen stoßen derzeit weltweit auf großes Interesse. Ein Grund dafür ist, dass die finnische Sauna 2020 in die Liste des UNESCO-Kulturerbes aufgenommen wurde. Außerdem interessieren sich immer mehr Menschen für ihr eigenes Wohlbefinden, und einige von ihnen suchen nach weiteren Informationen über finnische Saunen. Dieses Buch bietet Ihnen eine gute Mischung aus Informationen und Tipps für den Bau Ihrer eigenen Sauna. Wir von Sauna from Finland wünschen uns, dass möglichst viele Menschen auf der Welt das authentische finnische Saunaerlebnis genießen können.*

Carita Harju,
Geschäftsführerin, Sauna from Finland

*Lesen Sie dieses Buch, wenn Sie verstehen möchten, wie man ein angenehmes, funktionales und gesundes finnisches Saunaerlebnis schafft. Lassi A. Liikkanen ist einer der besten Sauna-Gurus seiner Generation, und dieses Buch macht sein umfangreiches Wissen einem weltweiten Publikum zugänglich.*

Mika Meskanen,
Mitbegründer,
British Sauna Society

*Ich kann ohne Frage sagen, dass wir mehr Bücher zum Verständnis von Sauna-Designkonzepten brauchen. Ich kenne auch Lassi und seine Arbeit, daher weiß ich, dass dieses Buch wirklich hilfreich sein wird – egal, ob Sie eine Sauna entwerfen oder einfach nur mehr über Saunen erfahren möchten. Es wird einen wertvollen Beitrag zum deutschsprachigen Wissen leisten, und ich ermutige so viele Menschen wie möglich, es zu unterstützen. Verbreiten Sie die gute Wärme!*

Jack Tsonis,
Gründer,
Australian Sweat Bathing Association

*Wer Saunen verstehen oder selbst bauen möchte, wird die tiefgehende finnische Perspektive in* Die Geheimnisse des finnischen Saunadesigns *zu schätzen wissen.*

Christopher Rice,
Sauna-Fan und Moderator der
Wood-Burning Sauna Group auf Facebook

*Liikkanen liefert in seinem Buch* Die Geheimnisse des finnischen Saunadesigns *eine unverzichtbare Informationsquelle. Die technische Tiefe und Breite, die der Autor bietet, ist beispiellos. Ohne das Wissen aus dieser unverzichtbaren Quelle hätten wir unser ehrgeiziges Ziel, mit einem bescheidenen Budget eine öffentliche Sauna von Weltklasse zu schaffen, nicht erreichen können, insbesondere in einer Region ohne erfahrene Sauna-Fachleute. Unsere Dankbarkeit für seine unermüdliche Arbeit und seine Leidenschaft für die Sauna, die er richtig verstanden hat, lässt sich nur schwer in Worte fassen.*

Katie und Michael Calcagno
Gründer von SaunaGlo,
Portland, Oregon, USA

# Inhaltsverzeichnis

**Haftungsausschluss**

Dieses Buch soll gute und zuverlässige Ratschläge geben, aber der Verlag übernimmt keine Verantwortung für die Folgen der Anwendung der in diesem Band enthaltenen Informationen. Bevor Sie eine Sauna bauen oder renovieren, vergewissern Sie sich, dass Ihre Saunakonstruktionen, die vorgesehenen Materialien und die zu installierenden Geräte den örtlichen Gesetzen und Vorschriften sowie den Bedingungen möglicher Versicherungen entsprechen. Saunen und ihre Ausstattung dürfen nur von Erwachsenen oder unter Aufsicht von Erwachsenen betrieben werden.

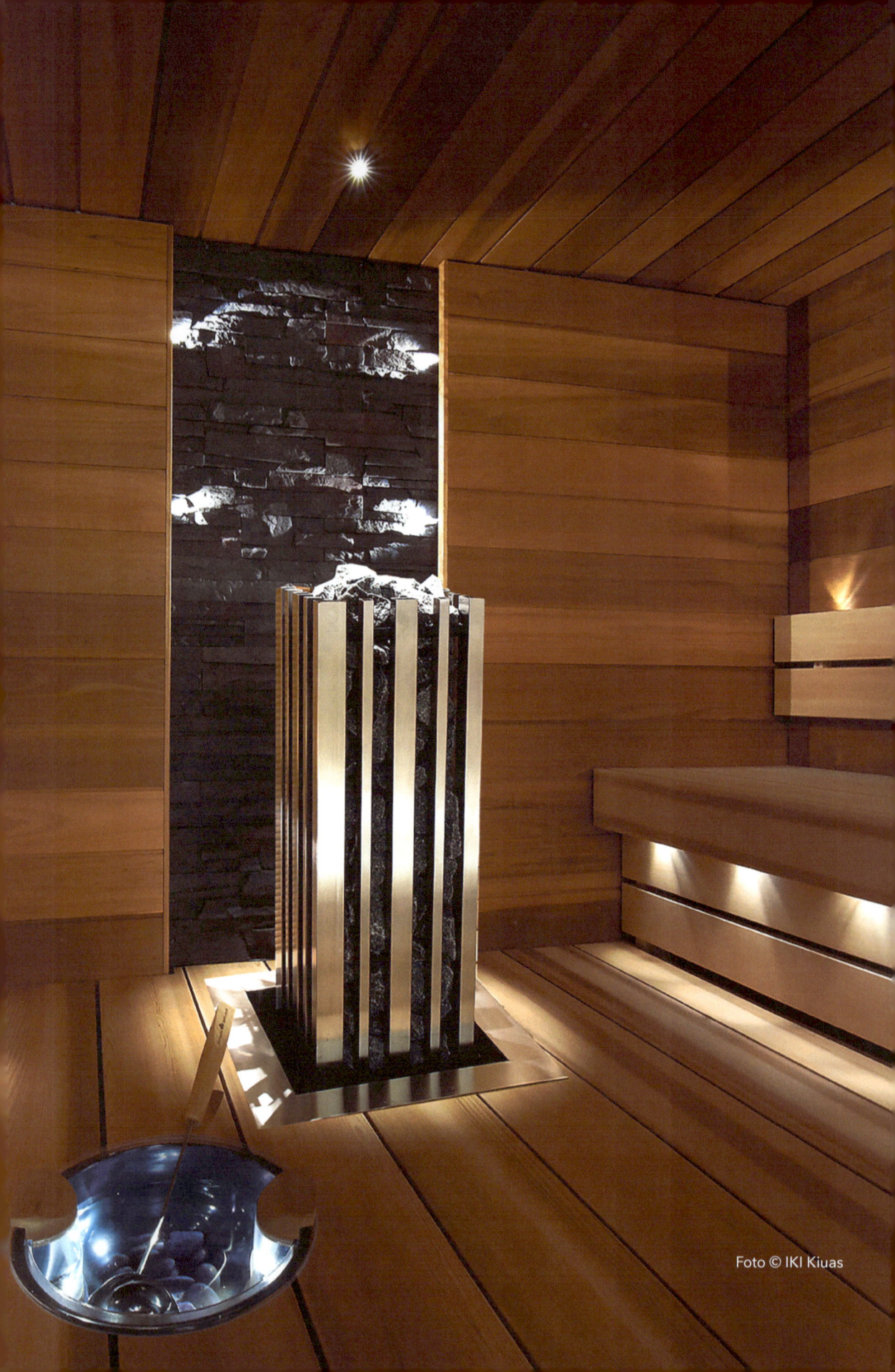

Foto © IKI Kiuas

# Die Geheimnisse des finnischen Saunadesigns in Kürze

1. **Dampf**, oder Löyly (ausgesprochen leu-li, /"løyly/, ['løyly]), ist das Wesen der finnischen Sauna. Das Kommen und Gehen des Löyly sorgt dafür, dass sich die Saunaluft ständig verändert, was sich sowohl auf das Wärmegefühl als auch auf den Duft der Luft auswirkt. Unter typischen Bedingungen sorgt der Löyly für eine komplizierte Veränderung des Taupunkts in der Sauna und ersetzt den kühlenden Schweiß der Haut durch heißes Kondenswasser.

2. Die **Wärme** kommt vom Saunaofen und steigt auf natürliche Weise zum oberen Teil der Saunakabine auf. Nach einiger Zeit erwärmt sich der Saunaraum und wird zur Quelle der Strahlungswärme. Der wahre Schatz ist jedoch die Masse heißer Steine im Ofen, die die Wärme speichern, die beim Baden und bei der Erzeugung von Löyly freigesetzt wird.

3. **Erfrischende Luft** ist ein wesentlicher Bestandteil der Saunabedingungen. Richtige Belüftung ist die beste Voraussetzung für einen langen Saunagenuss. Die Bestandteile der Luftqualität und einige Details der Belüftung bleiben ein Mysterium, aber die Ausnutzung der physikalischen Gesetze mit cleverer Technik hilft, die Luft frisch zu halten.

4. Die **Innenausstattung** mag auf den ersten Blick ins Auge fallen, aber die Gesamtwirkung der verschiedenen Einrichtungsdetails auf das Saunaerlebnis ist nicht einfach zu erkennen. Der Schlüssel zum Erfolg liegt in der richtigen Gestaltung der Bänke und der Decke. Finnische Saunen wurden traditionell aus Holz gebaut, und das ist kein Zufall, denn Holz schafft auch heute noch eine besondere Atmosphäre.

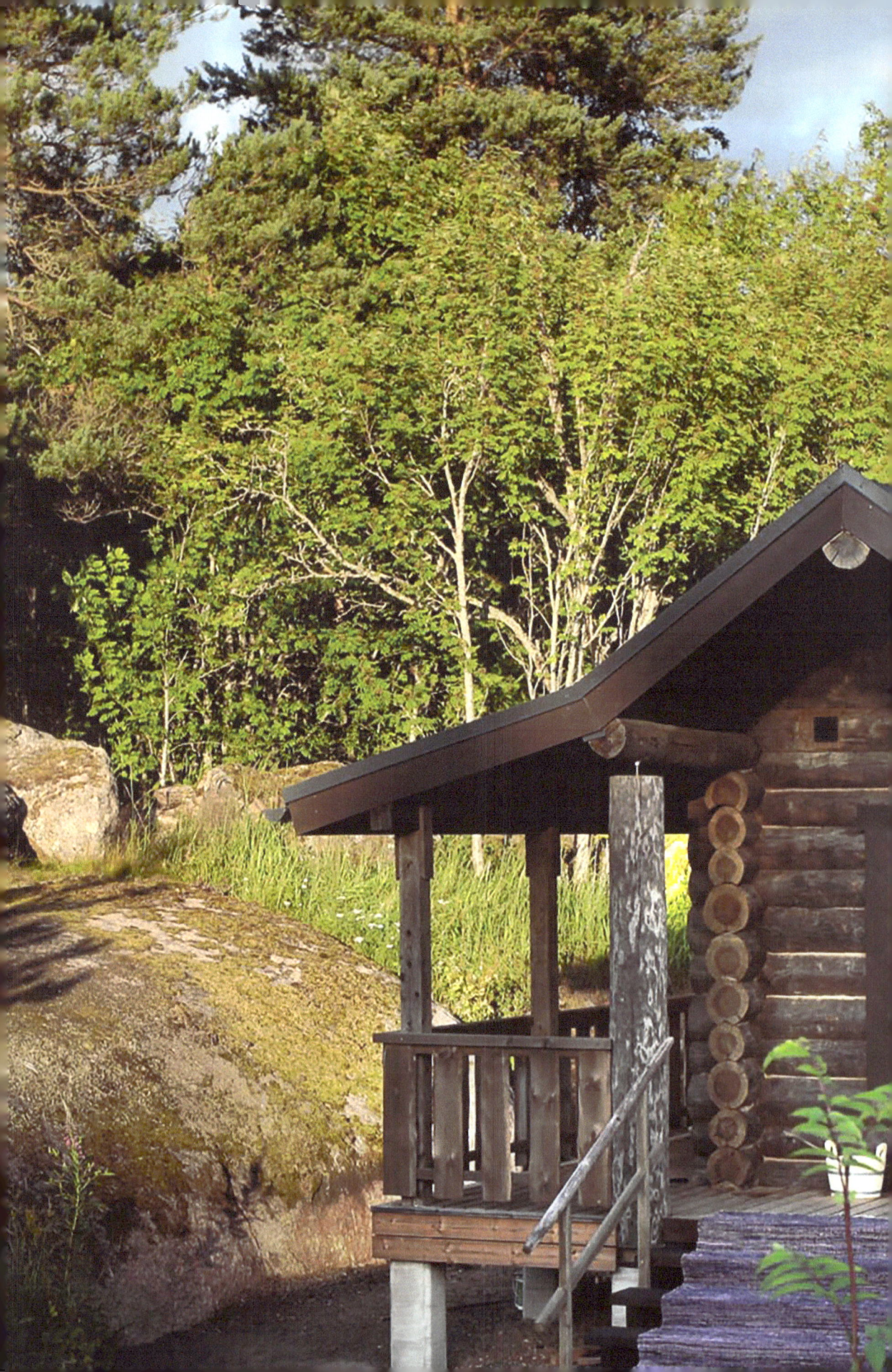

# Vorwort

Herzlichen Glückwunsch, Sie halten ein neuartiges Handbuch zum finnischen Saunadesign in den Händen!

Seit Jahrzehnten haben finnische Architektinnen und Architekten sowie Ingenieurinnen und Ingenieure hervorragende Bücher geschrieben, die Lesende Schritt für Schritt durch die Planung und den Bau einer Sauna führen. Bisher hat jedoch noch keines den Entwurf aus einer ganzheitlichen Perspektive betrachtet, der die Vielzahl komplexer Entscheidungen durch eine einfache Linse sieht: Wie entwirft man eine Sauna, die in allen baulichen Details das bestmögliche finnische Saunaerlebnis erschafft? Dieser integrative Ansatz ist notwendig, um die komplexen Entscheidungen, die bei der Saunagestaltung zu treffen sind, zu bewältigen.

Dieses Buch gibt Antworten auf die wichtigsten Fragen zum Bau einer finnischen Sauna. Es ist nach drei gleichermaßen wichtigen Themen gegliedert: Heizung, Belüftung und Innenraumgestaltung. Der Inhalt des Buches basiert auf jahrelangen intensiven Studien, Experimenten und persönlichen Gestaltungserfahrungen – sowie auf einem früheren Buch, das auf finnischer Sprache für ein saunabegeistertes Publikum veröffentlicht wurde.

Dieses Buch ist ein universeller Leitfaden für den Bau von zwei weit verbreiteten Saunatypen: elektrische und holzbeheizte Saunen. Es richtet sich an Privatpersonen, die eine Sauna ihrer Träume oder eine integrierte Sauna für das Home Spa planen und bauen möchten. Die meisten der Richtlinien sind auch auf die Gestaltung großer öffentlicher Saunen oder exotischer Rauchsaunen anwendbar. Darüber hinaus können sie auch als Informationsgrundlage für den Kauf einer Fertigsauna dienen.

Der Gestaltungsansatz des Buches ist halbwissenschaftlich und evidenzbasiert. Alle Behauptungen, die ich aufstelle, beruhen auf zitierten Forschungsergebnissen oder auf in Finnland vorherrschenden Weisheiten und bewährten Praktiken. Zugegebenermaßen stößt das Wissen über Saunadesign und Bauforschung an Grenzen, und so weise ich an mehreren Stellen des Buches darauf hin, dass das Verständnis des Themas nicht ausreicht, um eine Lösung, ein Produkt oder ein Prinzip gegenüber einem anderen zu bevorzugen.

Mit der Erstellung dieses Buches möchte ich die Planung und den Bau gut funktionierender, nachhaltiger und angenehmer Saunen im finnischen Stil weltweit fördern. Ein großer Teil dieses Buches wurde während der Covid-19-Epidemie in der Umkleidekabine meiner Privatsauna in Miehikkälä, einer Kleinstadt im ländlichen Finnland, geschrieben. Das hat mir gezeigt, dass eine Sauna immer eine gute Vorbereitung auf eine ungewisse Zukunft ist; eine gute Sauna ist immer nützlich.

## Wie man dieses Buch benutzt

Dies ist ein Handbuch für die Gestaltung einer gut funktionierenden finnischen Sauna. Das erste Kapitel des Buches erklärt, was die finnische Saunakultur im Vergleich zu anderen, ähnlichen Bäderkulturen ausmacht. Es wird erklärt, was zum finnischen Saunaritual gehört, wie die finnische Saunatradition entstanden ist und welche Innovationen sie zu dem gemacht haben, was sie heute ist. Sie können diesen Teil überspringen, wenn Sie nur daran interessiert sind, wie heutzutage eine gute Sauna entsteht. Dieser Teil gliedert sich in drei separate Themen: Heizung, Belüftung und Inneneinrichtung. Am Ende kommen diese Teile in einigen Beispielen für moderne Saunakabinen von finnischen Herstellern zusammen.

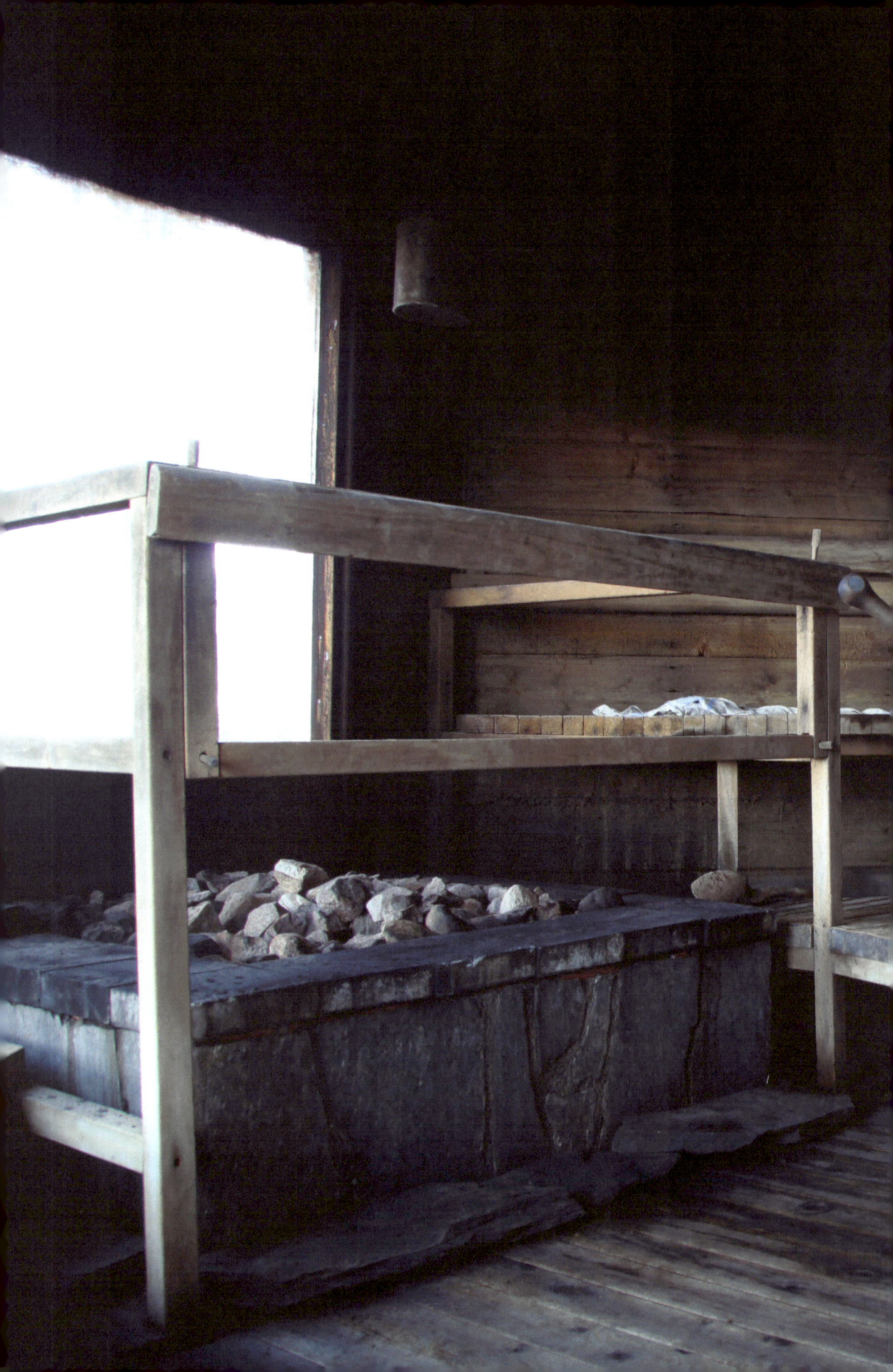

# 1.

# Was ist eine finnische Sauna?

In Finnland ist die Sauna sowohl ein Ort als auch eine Aktivität. Die Sauna ist ein wichtiger Schauplatz für viele Ereignisse im Leben, sowohl für jene, die einzigartig sind, als auch für solche, die sich wiederholen und häufiger vorkommen. Und doch verweist die erstaunliche Anzahl privater Saunen im heutigen Finnland darauf, dass diese Ereignisse meist privat bleiben.

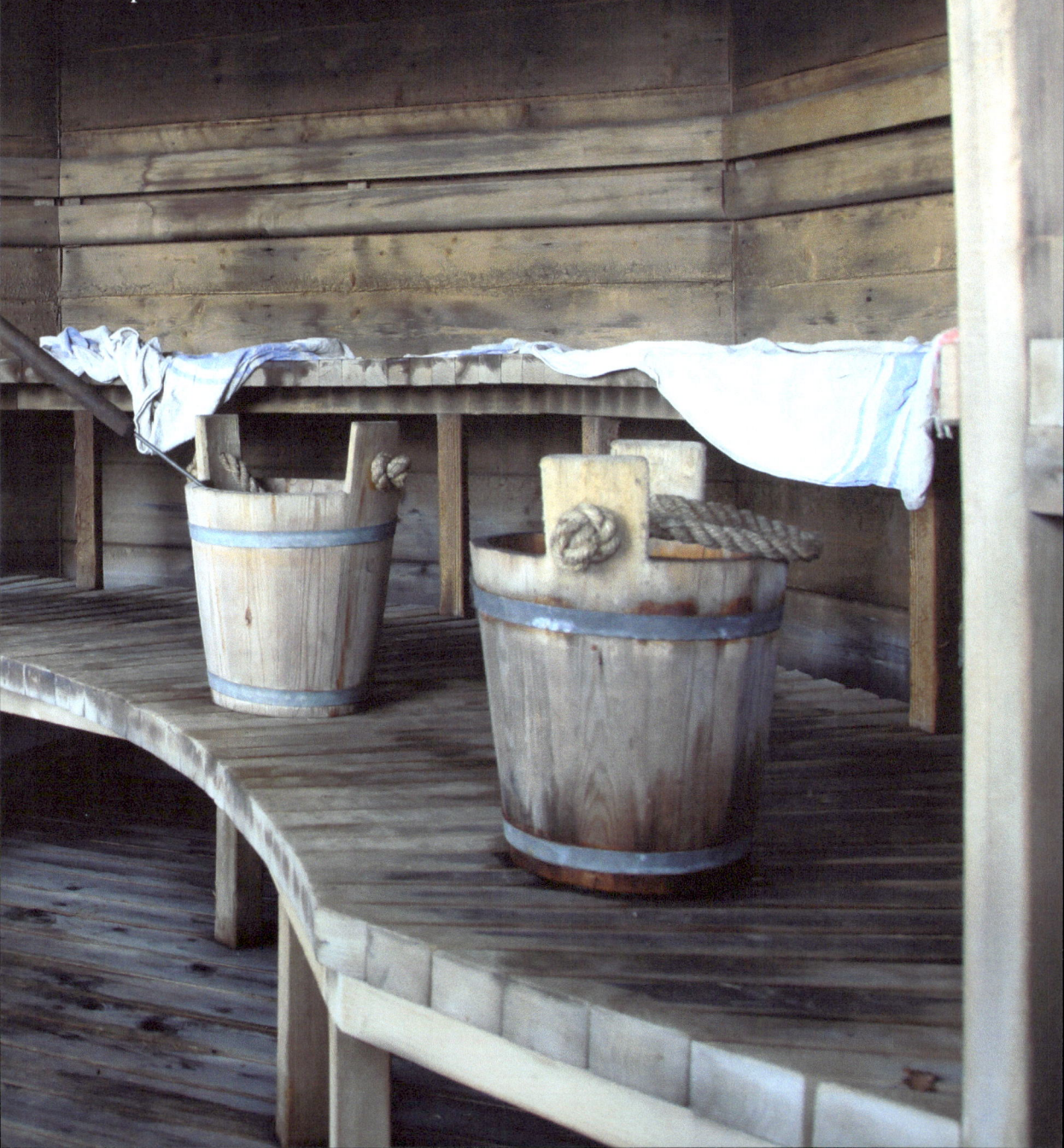

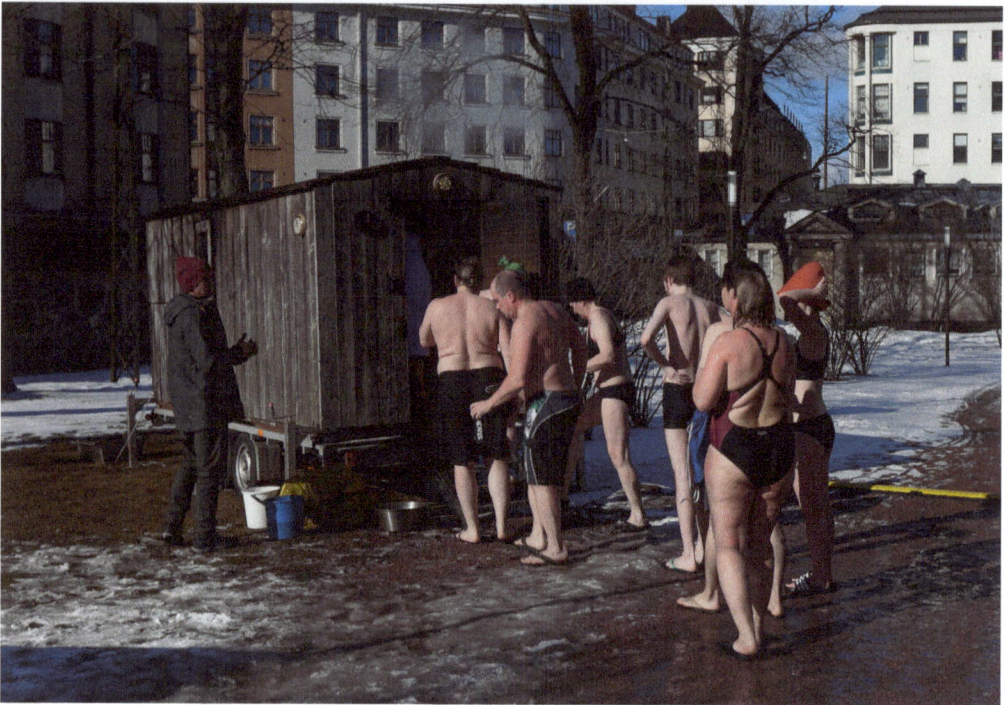

Abbildung 1. Die Veranstaltungsreihe „Helsinki Sauna Day" hat Organisationen dazu eingeladen, ihre ungenutzten Saunen zu öffnen und coole mobile Saunen ins Zentrum von Helsinki zu bringen. Begeisterte Saunagäste stürmen während der Veranstaltung 2019 in eine mobile Rauchsauna.

# Sauna als Lebensform

Die Bedeutung der Sauna für den finnischen Lebensstil im einundzwanzigsten Jahrhundert kann gar nicht hoch genug eingeschätzt werden. Jüngsten Untersuchungen zufolge gehen bis zu sechzig Prozent der Menschen in Finnland mindestens einmal pro Woche in die Sauna. Das tun sie, weil es ihnen Spaß macht und weil sie es können. Finnland ist das Land mit der höchsten Saunadichte der Welt. Auf zwei Einwohnerinnen oder Einwohner kommt etwa eine Sauna; das bedeutet, es gibt fast drei Millionen Saunen in einem Land mit fünfeinhalb Millionen Einwohnerinnen und Einwohnern. Die meisten dieser Saunen werden privat genutzt und befinden sich in Häusern und Wohnungen – oder in deren Nähe – sodass viele Menschen in Finnland das Privileg genießen, jederzeit einen direkten Zugang zum Schwitzen zu haben.

Obwohl in Finnland die Tradition, in der Sauna zu entbinden, aufgegeben wurde und dieses Ritual lieber im Krankenhaus durchgeführt wird, sind die meisten Menschen dort Saunabewohnende. Sie werden schon sehr früh an die Sauna herangeführt, oft noch vor ihrem ersten Geburtstag. Mein eigener Sohn hatte seine erste, kurze Saunaerfahrung im Alter von sechs Monaten. Diese frühe Gewöhnung und das anhaltende Training prägen das ganze Land. Menschen in Finnland lernen früh, eine finnische Sauna zu erkennen und zu schätzen. 2020 hatten sie einen besonderen Anlass zum Feiern: die UNESCO nahm die finnische Saunakultur in die Liste des immateriellen Kulturerbes der Menschheit auf.

Die meisten Menschen in Finnland haben eine klare Vorstellung davon, wie eine richtige Sauna aussehen sollte und was ein angemessenes Saunaritual ist. Aufgrund der großen

Anzahl privater Saunen gibt es zwar einen gewissen Spielraum, was das detaillierte Ritual oder das Aussehen der Sauna betrifft, aber das Wissen über Saunen wächst intuitiv. Dies wird deutlich, wenn Menschen aus Finnland, die weit von ihrer Heimat entfernt sind, oft verblüfft sind über seltsame Einrichtungen, die als ‚Sauna‘ oder sogar ‚finnische Sauna‘ bezeichnet werden. Diese wirken wie fremde Abwandlungen des Saunakonzepts, das sie von zu Hause kennen. Die Menschen in Finnland sind nicht per se Expertinnen oder Experten in Sachen Saunadesign, aber sie spüren schnell, wenn etwas nicht ihrer Idealvorstellung von einer finnischen Sauna entspricht. Die Definition dessen, was eine gute Sauna ausmacht, hat jedoch mehrere Autorinnen und Autoren, darunter auch mich, zu ernsthaften Studien und Überlegungen veranlasst.

## Eine gute Sauna kann viel bewirken

Einer der Gründe, warum ich mich entschlossen habe, die Geheimnisse des finnischen Sauna-Designs einer breiteren Öffentlichkeit zugänglich zu machen, besteht darin, mehr gute Saunen in der Welt zu haben; Saunen, die ein authentisches finnisches Gefühl vermitteln. Dies ist nicht nur für reisende Menschen aus Finnland gedacht, sondern für Menschen auf der ganzen Welt, insbesondere für diejenigen, die sehr weit im Norden oder Süden leben, wo die natürlichen Wärme- und Lichtquellen für einen großen Teil des Jahres fehlen und Saunen Komfort und Zuflucht vor den Elementen bieten können.

Saunadesign bedeutet für mich weit mehr als das Auge sieht. Entscheidend ist, dass die Sauna funktioniert und bei den Nutzenden ein Wohlgefühl erzeugt. Wir wollen eine Anlage, die ein erfrischendes, angenehmes und gesundheitsförderndes Erlebnis ermöglicht. Das ist die finnische Sauna von ihrer besten Seite!

## Sauna als Raum und Sauna als Gebäude

In der finnischen Sprache hat das Wort Sauna mehrere Bedeutungen und kann als Stamm für ein Substantiv, ein Verb oder ein Adjektiv verwendet werden. Eine wesentliche Unterscheidung liegt darin, dass Sauna im Finnischen ein Gebäude bezeichnet – nicht bloß

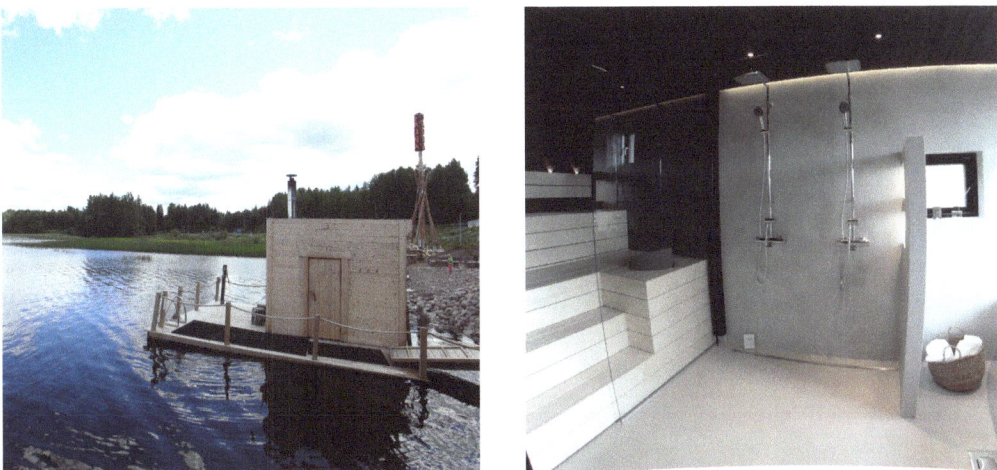

Abbildung 2. Eine schwimmende Saunakabine in der Tykkimäki Sauna in Kouvola, Finnland, und eine eingebaute Sauna in einem Haus, die auf der finnischen Wohnungsmesse 2017 gezeigt wurden.

einen Raum. Das Saunagebäude kann eine ganze Reihe von Bedeutungen haben. Es kann ein einfacher Einraumbau sein oder eine luxuriöse Anlage mit mehreren Räumen: Duschen, Umkleideraum, Aufenthaltsraum, Toiletten, Schwimmbad usw. Ein Saunagebäude kann auch mehrere Saunen unter einem Dach beherbergen. Wenn eine öffentliche Saunaanlage in Finnland jedoch mehrere Saunen unterschiedlichen Typs beinhaltet, sind diese in der Regel in separaten Gebäuden untergebracht, insbesondere wenn sie mit einem holzbeheizten Ofen ausgestattet sind.

Die Saunakabine ist ein spezieller, heißer Raum, der sich in einem Saunagebäude, in einem Einfamilienhaus oder in einer Wohnung befinden kann. Dank der Erfindung des elektrischen Ofens sind Saunaräume fast überall zu finden. Die ersten integrierten Saunen – Saunaräume in Gebäuden, die ursprünglich für andere Zwecke genutzt wurden – befanden sich in Kellern. Heutzutage befinden sich die Saunaräume in Wohngebäuden in erster Linie auf den Dächern von Hochhäusern (in Finnland meist unter zehn Stockwerken). Wenn ich in diesem Buch von Sauna spreche, beziehe ich mich, sofern nicht anders angegeben, immer auf den heißen Saunaraum.

## Das finnische Sauna-Ritual

Um die Anforderungen an die Gestaltung einer finnischen Sauna zu verstehen, muss man wissen, wie die finnische Sauna zum Baden genutzt wird. Wenn Sie Menschen in Finnland danach fragen, werden Sie überrascht sein zu hören, dass sie ‚einfach in die Sauna gehen'. Und wenn Sie auf eine längere Erklärung bestehen, werden Sie vielleicht geradezu verblüfft sein über die Komplexität, die diesem ‚einfach nur gehen', dass die meisten Menschen etwa einmal pro Woche, andere fast jeden Tag praktizieren, zugrunde liegt.

Ich habe ein Diagramm (Abb. 3, S. 15) erstellt, das die mit dem finnischen Saunabaden verbundenen Phasen und Handlungen mit Hilfe eines Design-Tools namens Customer Journey darstellt. Die Beschreibung der Saunareise umfasst drei Hauptphasen: Planung, Besuch und Nach-Sauna. In der zweiten Zeile werden die benötigten physischen Mittel und Orte (als Touchpoints oder Berührungspunkte bezeichnet) genannt, in den Zeilen darunter die damit verbundenen Handlungen und möglichen Probleme in jeder Phase. Die Illustration zeigt, wie kompliziert das finnische Ritual sein kann. Jede Person und jeder Haushalt kann eigene spezielle Varianten entwickelt haben, aber für alle beginnt der Saunagenuss mit einer gewissen Planung.

Dank des großen Angebots an Saunen ist die Planung in der Regel sehr einfach. Die Antworten auf die Fragen, wohin man geht, mit wem und wann, werden in der Regel im Rahmen einer wöchentlichen Routine festgelegt. Viele Menschen in Finnland genießen den Luxus einer Sauna zu Hause oder haben die Möglichkeit, die Sauna in den Gemeinschaftseinrichtungen ihrer Wohnanlage zu nutzen. Das bedeutet, dass man für die Planungsphase lediglich etwas Zeit aus dem persönlichen Kalender und gegebenenfalls aus dem Buchungskalender der Gemeinschaftssauna einplanen muss. Erstaunlicherweise beruhen viele dieser Buchungssysteme immer noch auf dem altmodischen Prinzip von Stift und Papier.

Für Besucherinnen und Besucher öffentlicher Saunen sind die Dinge etwas komplizierter. Öffentliche finnische Saunen nehmen in der Regel keine Reservierungen entgegen, es sei denn, es wird eine ganze Sauna für die private Nutzung gebucht. Die Vermietung ganzer Saunen ist teuer, die Preise liegen in der Regel zwischen 300 und 1.000 €. Das Mieten

# Kundenreise für finnische Saunagänger und Saunagängerinnen

| Planung | In die Sauna gehen<br>Vorbereitung • Übergang • Baden • Abschluss | | Nach der Sauna |
|---|---|---|---|

**Berührungspunkte**

| Soziale Medien, Website, Reise-Apps, Karten-Apps | Transport, Karten-Apps, Supermarkt | Sauna-Standort, soziale Medien | Transport, Wäsche, soziale Medien |
|---|---|---|---|

**Aktivitäten**

| Leute finden, Zeitpunkt planen, die Sauna reservieren... | Saunazubehör besorgen, sich umziehen, Schichten organisieren, Toilette, essen, ausziehen, Kleidung verstauen... | Aufwärmen, Schwitzen, Abkühlen, Entspannen, Schwimmen, Rühren, Plaudern, Trinken...<br>**Wiederholen** | Grüße überbringen und Gebühren zahlen, geliehene Sachen zurückgeben, Materialpflege, Erfahrungen austauschen, planen ... |
|---|---|---|---|

**Sorgen**

| Probleme mit der Planung: mit wem soll ich gehen? Nehmt ihr Reservierungen an? | Was muss ich mitbringen? Wie lange dauert es? Gibt's sichere Schließfächer? | Wie macht man Löyly? Wo ist das Wasser? Schmeckt das Wasser gut? | Transport, Wäsche, soziale Medien |
|---|---|---|---|

Abbildung 3. Die wichtigsten Teile des finnischen Saunarituals als Kundenreise dargestellt.

ist also keine praktikable Option für ein Saunabad allein oder im engen Familienkreis. Stattdessen mieten private Freundesgruppen Saunen für Geburtstagsfeiern und Junggesellen- oder Junggesellinnenabschiede oder von Unternehmen gesponserte Teams, um in der Sauna Zeit miteinander zu verbringen und den Zusammenhalt zu stärken. Diese privaten Anlässe

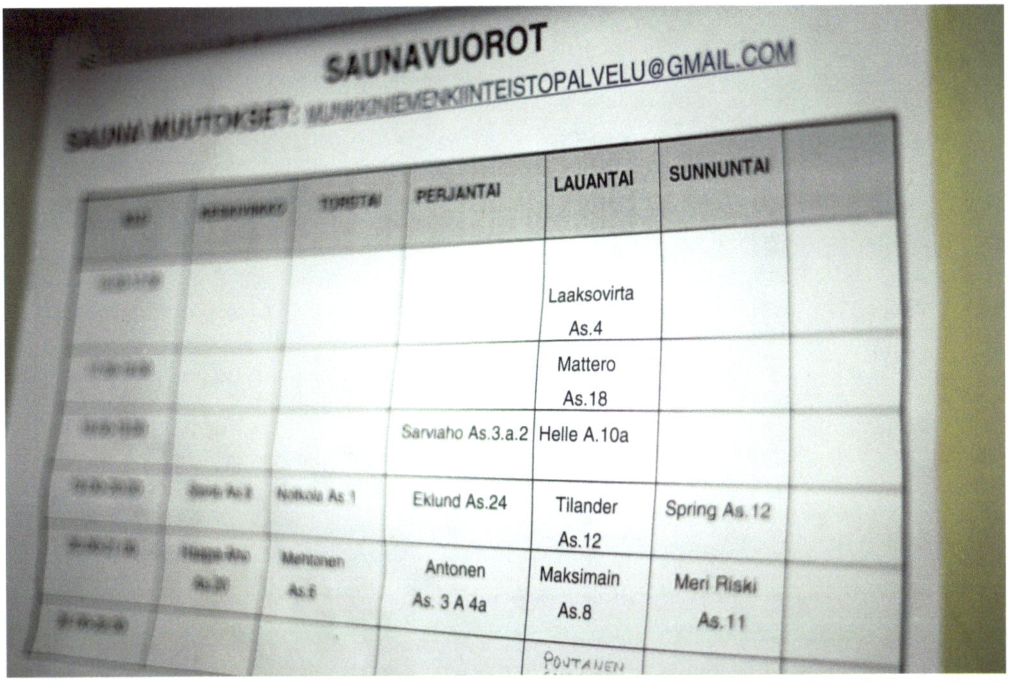

Abbildung 4. Hier ist ein Beispiel für den Buchungsplan für die Sauna in einem Wohnkomplex in Finnland.

| | Privatsauna | Wohnanlage mit Sauna | Mietbare Sauna | Öffentliche Sauna | Sauna in einer Sportanlage |
|---|---|---|---|---|---|
| **Saunatyp** | Eingebautes oder separates Gebäude | Eingebaut | Eingebautes oder separates Gebäude | Separate Einrichtung, kann mehrere umfassen | Eingebaut, neben den Duschen |
| **Nutzungs-recht basierend auf** | Eigentum oder Miete | Monatliche Abrechnung oder pro Nutzung | Einmalige Gebühr | Eintritt: Einzel- oder Mehrfach-karten, Mitgliedschaft | Im Eintrittspreis inbegriffen (einmalig oder Mitgliedschaft) |
| **Kosten** | Ab 3000 € | Ungefähr 10 € pro Monat | Ab 300 € | Von 10 € bis 20 € pro Person | - |

Tabelle 1. Die gängigsten finnischen Sauna-Zugangsmodelle.

machen jedoch nur einen kleinen Teil aller Saunabesuche in Finnland aus, und viele Menschen genießen die kostenlose Nutzung der Sauna im Fitnessstudio, im Schwimmbad oder in anderen Sportanlagen. Im Gegensatz dazu bieten Wohnanlagen in der Regel eine wöchentliche einstündige Saunabestellung für weniger als 20 € pro Monat an, was darauf hindeutet, dass die Sauna als integrierte, gebündelte Dienstleistung oder als selbstverständliches Recht im Zusammenhang mit der Wohnung betrachtet wird. In Tabelle 1 habe ich die verschiedenen Arten von Saunazugängen dargestellt.

Nachdem der Saunabesuch geplant ist und der Termin näher rückt, beginnen die konkreten Vorbereitungen. Man muss Dinge wie Shampoo, Körperpflegemittel und ähnliches

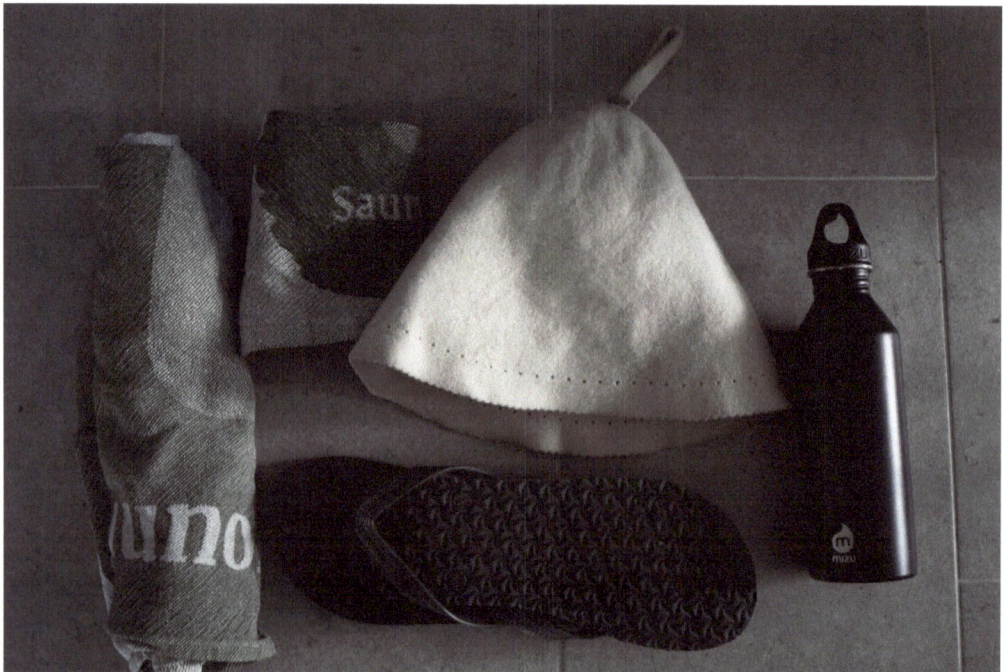

Abbildung 5. Das Sauna-Set des Autors für den Weg zu einer öffentlichen Sauna-Veranstaltung besteht aus Badeschuhen, Badetuch, Sitzunterlage, Wasserflasche, manchmal Shampoo und einer Saunamütze.

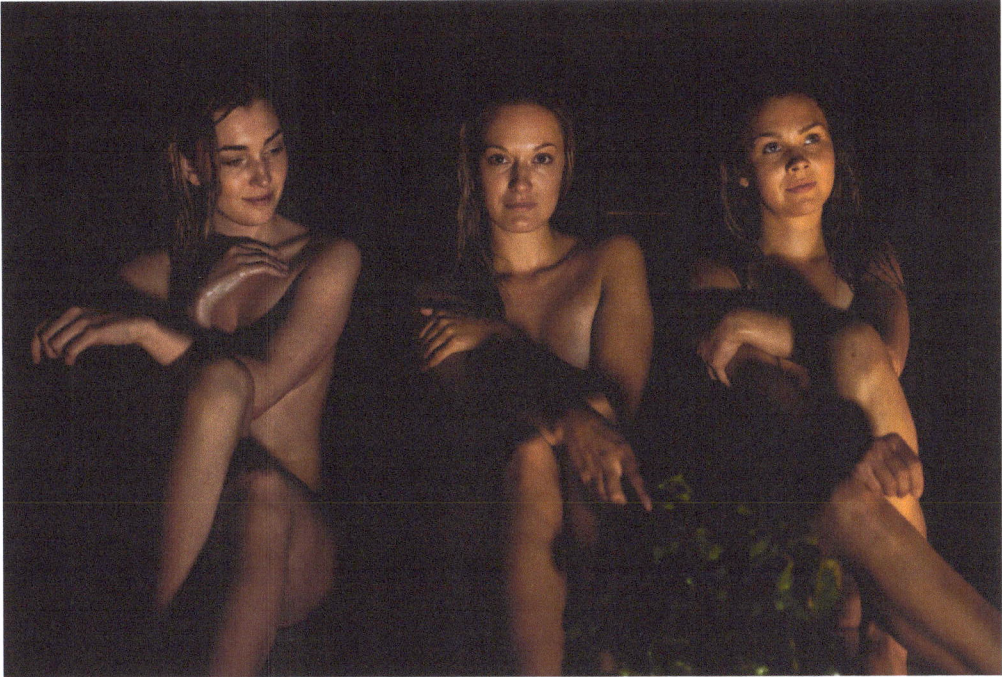

Abbildung 6. Nackt in der Sauna zu gehen ist in Finnland immer noch der Standard für private Treffen und Treffen mit Leuten des gleichen Geschlechts. Foto © Narvi.

einpacken, sich überlegen, was man vor, während und nach der Sauna anzieht, was man isst und trinkt und natürlich herausfinden, auf welchem Weg man zur Sauna kommt.

Mit dem Gang in die Sauna beginnt ein ganz neues Kapitel. In der einfachsten Variante werden die Kleidungsstücke ausgezogen, persönliche elektronische Geräte verstaut und es wird sichergestellt, dass alle notwendigen Utensilien in der Sauna vorhanden sind. Dazu gehören Wasser, ein Eimer und eine Schöpfkelle. Viele Menschen wissen, dass die Sauna ohne sie nicht funktioniert. Aber was soll man für die Sauna anziehen?

Das Nacktbaden in der Sauna ist und war in Finnland schon immer die Regel. In zeitgenössischen finnischen Saunamarketing-Fotos des einundzwanzigsten Jahrhunderts finden sich jedoch Bilder von Menschen, die in Handtücher gehüllt sind oder Badeanzüge und Badehosen tragen. Ich versichere Ihnen, dass in privaten Räumen Saunakleidung noch immer nicht der Standard ist. Das Tragen von Badekleidung ist lediglich eine neue kulturelle Anpassung. In einigen neuen öffentlichen Saunen gibt es Saunabereiche, die von allen Geschlechtern gemeinsam genutzt werden und in denen das Tragen von Badekleidung vorgeschrieben ist.

Vom Standpunkt der Erfahrung aus gesehen absorbieren alle normalen Baumwoll- und Polyesterstoffe (z. B. Badekleidung) die Wärmestrahlung, die ein wichtiger Bestandteil des Saunaerlebnisses ist (siehe Kapitel über Wärme, S. 72-73). Das bedeutet, dass sie das Saunaerlebnis erheblich beeinträchtigen. Besonders synthetische Fasern können sich negativ auf das Schwitzen auswirken. Ganzkörper-Badeanzüge sind für das Saunabaden vollkommen ungeeignet, da sie – besonders wenn sie nass sind – die Wärme blockieren.

Eine Umfrage unter mehr als zehntausend Personen in Finnland im Jahr 2020 ergab, dass sechsundfünfzig Prozent der Befragten das Tragen von Badekleidung in jeder Sauna, auch in öffentlichen Saunen, ablehnen. Die Verwendung von Badekleidung in der Sauna birgt auch

17

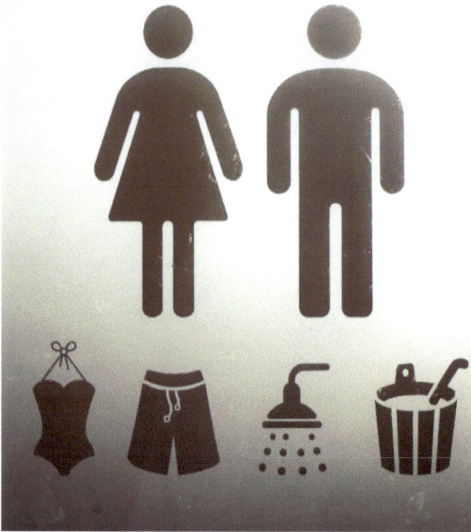

Abbildung 7. Symbole, die die Kleiderordnung und die Tatsache, dass es sich um eine gemischte Einrichtung handelt, im modernen öffentlichen Bad Allas Sea Pool in Helsinki zeigen.

ein potenzielles Hygienerisiko, wenn die Saunagäste sich selbst oder die Badeanzüge nicht häufig waschen. Das Duschen und Waschen vor dem Saunabesuch ist sowohl aus Sicht der Saunagäste als auch aus Sicht der Betreibenden sehr zu empfehlen, da es für Sauberkeit sorgt, auch wenn sich einige Personen erst nach dem Saunagang gründlich abschrubben.

Aus diesen Gründen ist und war das Nacktbaden sowohl eine praktische als auch eine liberale Wahl. Da die Sauna lange Zeit als primäres Mittel zur gründlichen Reinigung diente, war das Tragen jeglicher Art von Kleidung keine Option. Nur das Saunapersonal, das in dem öffentlichen Saunen des späten achtzehnten Jahrhunderts arbeitete (siehe Abbildung 26), trug spezielle Kleidung, und die wenigen, die es heute noch gibt, tun dies auch. Saunamützen waren im Mittelalter ein sichtbarer Teil der kontinentaleuropäischen Saunakultur, aber in Finnland waren sie in den vergangenen Jahrhunderten nicht sehr beliebt. Gegenwärtig werden Saunamützen meist nur von Saunabegeisterten getragen, oft eher als Ausdruck ihrer Hingabe an das Handwerk und

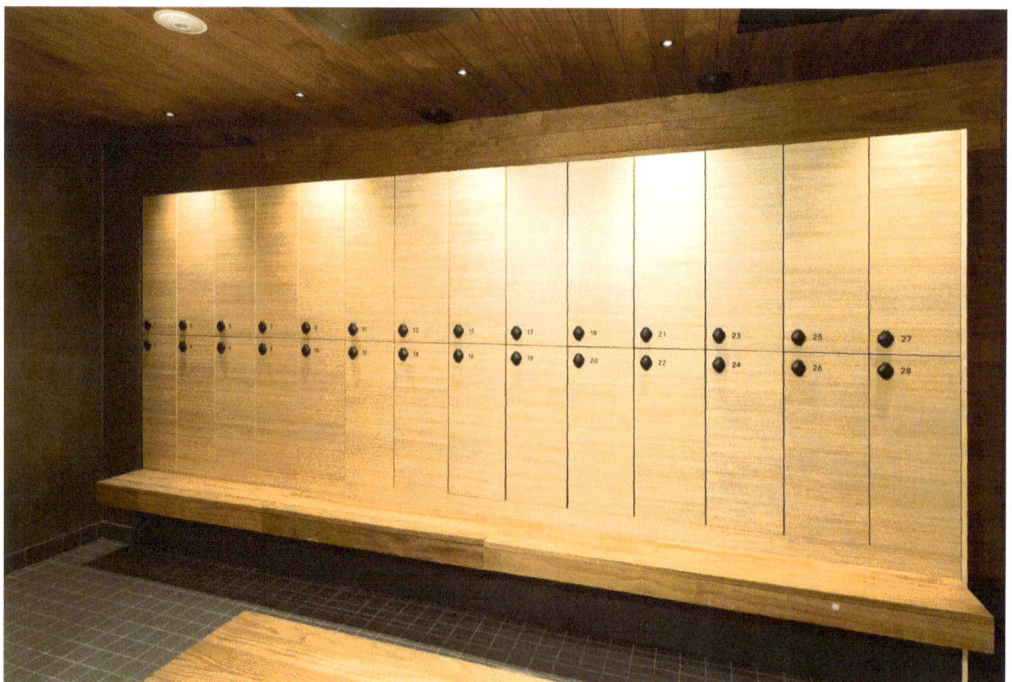

Abbildung 8. Schließfächer mit einem magnetischen Schlüsselanhänger, den man am Handgelenk trägt, sind in neuen Saunen Standard, auch in der Kuopion Sauna in Finnland. So kann man sich in der Sauna ganz entspannt fühlen.

18

möglicherweise mehr aus Bewunderung für die Geschichte als aus Notwendigkeit, da die finnischen Saunen nicht heiß genug sind, um eine solche Kopfbedeckung zu benötigen.

Einige Menschen aus dem Ausland mögen sich zu Recht fragen, ob das Nacktbaden in der Sauna, insbesondere in einer gemischtgeschlechtlichen Umgebung, zu unzüchtigen oder unsittlichen Handlungen führen könnte. Diese Art von Verfall, gefolgt von gesellschaftlichen Sanktionen, hat mehrere Saunatraditionen außerhalb Finnlands untergraben, wie die römischen Bäder während des Kaiserreichs und die städtischen Saunen in Mitteleuropa während des Mittelalters. Obwohl es heute vor allem in Südeuropa im Zusammenhang mit queeren Communities Assoziationen zu Sex und Sauna gibt, sind viele Menschen in Finnland fest davon überzeugt, dass die Sauna dort ein sehr asexueller Ort und eine sehr asexuelle Praxis ist und immer war. Ihre Hauptfunktion bestand darin, das Leben auf verschiedene Weise zu unterstützen, und nicht darin, der Ort zu sein, an dem neues Leben beginnt. Natürlich wäre es naiv zu behaupten, dass dies immer der Fall ist, denn die zunehmende Zahl privater Saunen gibt jeder Person die Freiheit, sich so zu verhalten, wie sie möchte. In einer 2016 durchgeführten Umfrage unter eintausend Personen in Finnland gab die Mehrheit an, noch nie sexuelle Erfahrungen in einer Sauna gemacht zu haben.

Unabhängig davon, ob in öffentlichen Saunen ein Badeanzug erforderlich ist oder nicht, kann das Entkleiden für manche Menschen ein Problem der Privatsphäre und der Sicherheit darstellen. Finnische Umkleideräume bieten in der Regel Schließfächer. Dies ist ein sehr wichtiges Detail, das Sie berücksichtigen sollten, wenn Ihre Sauna mehrere Besucherinnen und Besucher hat, wie es bei öffentlichen Saunen ja der Fall ist.

# Im Innern des Schweißtempels

Sobald Badekleidung, oder keine Badekleidung, ausgewählt ist und die notwendigen Utensilien bereitstehen, ist es an der Zeit, zum eigentlichen Geschäft überzugehen. Der Zauber findet in der heißen Saunakabine statt. Ganz im Sinne der finnischen Saunademokratie kann sich jede Person dort hinsetzen, wo sie möchte. Es wird empfohlen, langsam anzufangen und sich fünf bis zehn Minuten hinzusetzen, damit man anfängt zu schwitzen und dann Dampf, oder Löyly, wie es auf Finnisch heißt, zu erzeugen. Löyly ist einfach Dampf, der entsteht, wenn Wasser, das sogenannte Löyly-Wasser (ganz normales Trinkwasser, nichts Ausgefallenes), von den heißen Saunasteinen verdampft.

Nur Löyly enthüllt die wahre Natur der Sauna. Aus diesem Grund sind sogar einige Menschen aus Finnland erpicht darauf, direkt zum Ofen zu eilen—ein Verhalten,

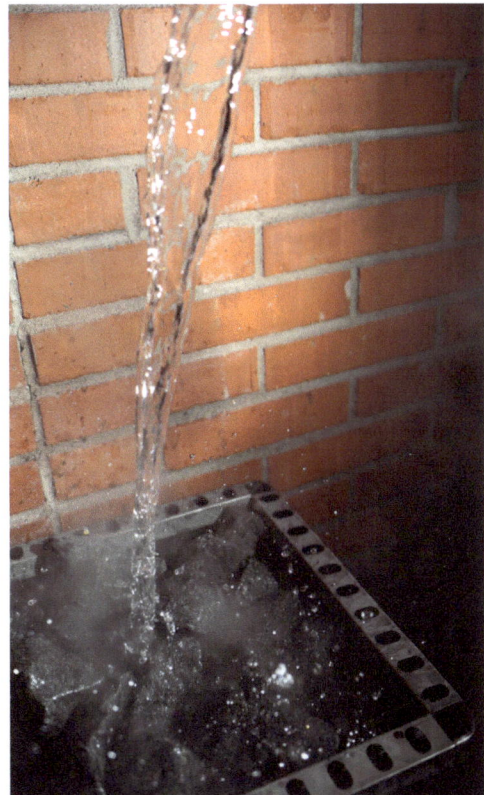

Abbildung 9. Die Entstehung von Löyly.

19

# Saunaklima über 30 Minuten, wenn mehrmals Dampf erzeugt wird

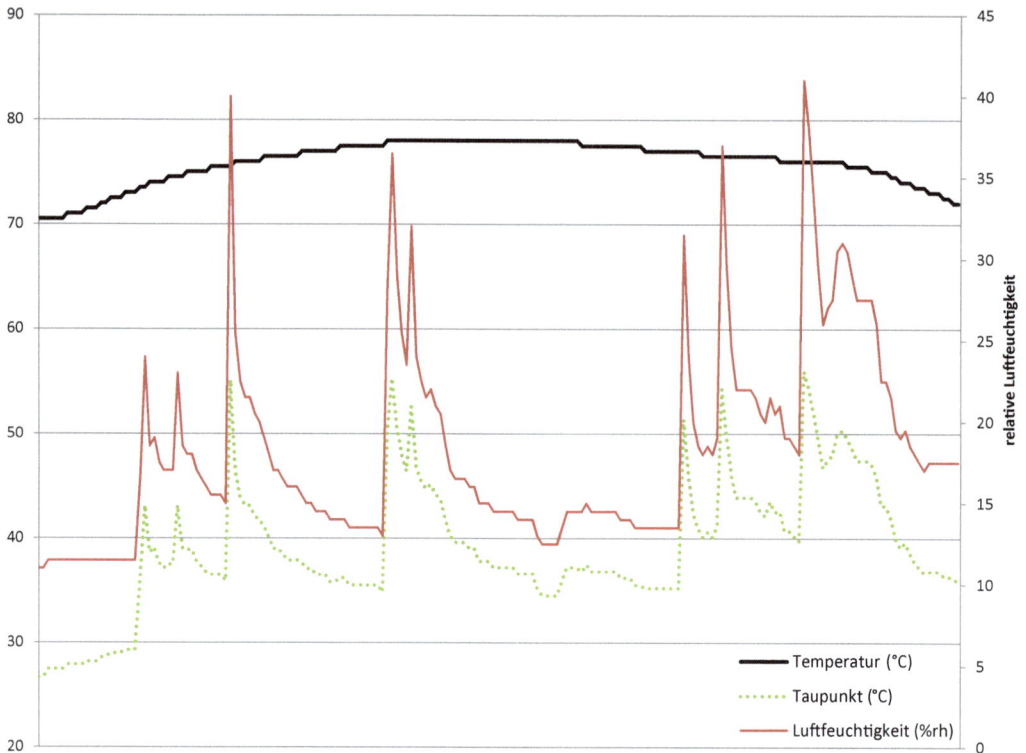

Abbildung 10. Das Klimadiagramm zeigt, wie sich die relative Luftfeuchtigkeit als Reaktion auf Löyly ändert, gemessen in Standardhöhe (100 cm über der obersten Bank). Das sieht man als Spitzen im roten Luftfeuchtigkeitsdiagramm. Der Taupunkt steigt auch, während die Temperatur gleich bleibt, weil das Messgerät langsam reagiert.

das in einer öffentlichen Sauna, in der alle zu unterschiedlichen Zeiten ein- und ausgehen, vielleicht unvermeidlich ist. Die Freiheit, demokratisch zu entscheiden, ob und wann und wie viel Löyly man mag, ist ein Schlüssel zum finnischen Saunaerlebnis und unterscheidet es von der deutschen Sauna, wie wir später feststellen werden.

Die Entstehung von Löyly erzeugt ein wunderbares Gefühl des Brennens auf der Haut, bis das Gefühl so plötzlich wieder verschwindet, wie es gekommen ist. Die physikalische Erklärung dafür ist, dass die steigende Luftfeuchtigkeit den Taupunkt der Sauna vorübergehend über 37 °C, die Hauttemperatur, anhebt, so dass der Dampf auf der Haut in winzigen heißen Wassertröpfchen kondensieren kann. Durch die Kondensation wird Wärmeenergie freigesetzt, die ein bren-nendes Gefühl erzeugt.

Abgesehen vom Aufguss und dem Genuss von Löyly passiert in der finnischen Sauna nicht viel, außer vielleicht Trinken. Tatsächlich lautet eine der alten finnischen Regeln, dass in leisen, sanften Tönen gesprochen werden soll, der Heiligkeit der Sauna größter Respekt zu zollen ist und Anzeichen von „unangemessenem Leben" vermieden werden sollten. Noch zu Beginn des zwanzigsten Jahrhunderts herrschte ein starker Glaube an den Schutzgeist oder die Elfe der Sauna (finnisch *saunatonttu*, Abb. 11, S. 21), der von den Saunagästen, unabhängig vom Alter, strenge Disziplin verlangte. Menschen, die sich unhöflich oder respektlos verhielten, die schrien, fluchten oder sich in irgendeiner Weise gegen die Ruhe der Sauna auflehnten, konnte Schlimmes widerfahren. Ich betrachte diesen heidnischen Glauben als eine verständliche Anpassung an die vorherrschende Kultur des gemeinsamen Badens und

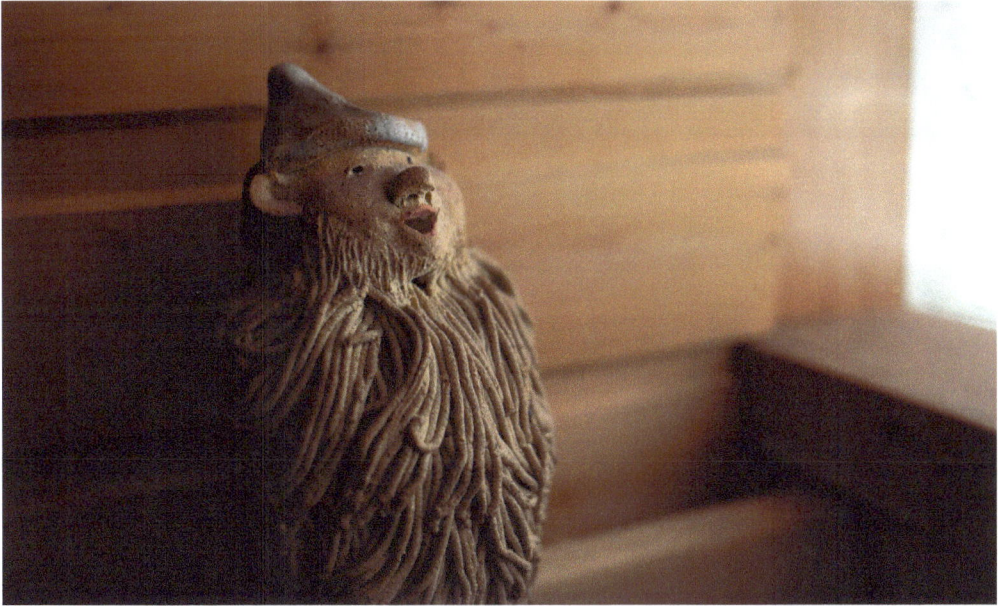

Abbildung 11. Saunatonttu, der Zwerg oder Elf der Sauna. Eine Tonskulptur von einem unbekannten Künstler in seiner natürlichen Umgebung.

der begrenzten Saunaressourcen, die von Menschen unterschiedlichen Alters, Geschlechts und sozialer Schicht Disziplin verlangte, um den Saunagang friedlich gemeinsam zu erleben.

In etwas mehr als einem Jahrhundert ist dieser Glaube weitgehend verschwunden. Heutzutage sind Unterhaltungen in Saunen üblich. Wenn Sie eine öffentliche finnische

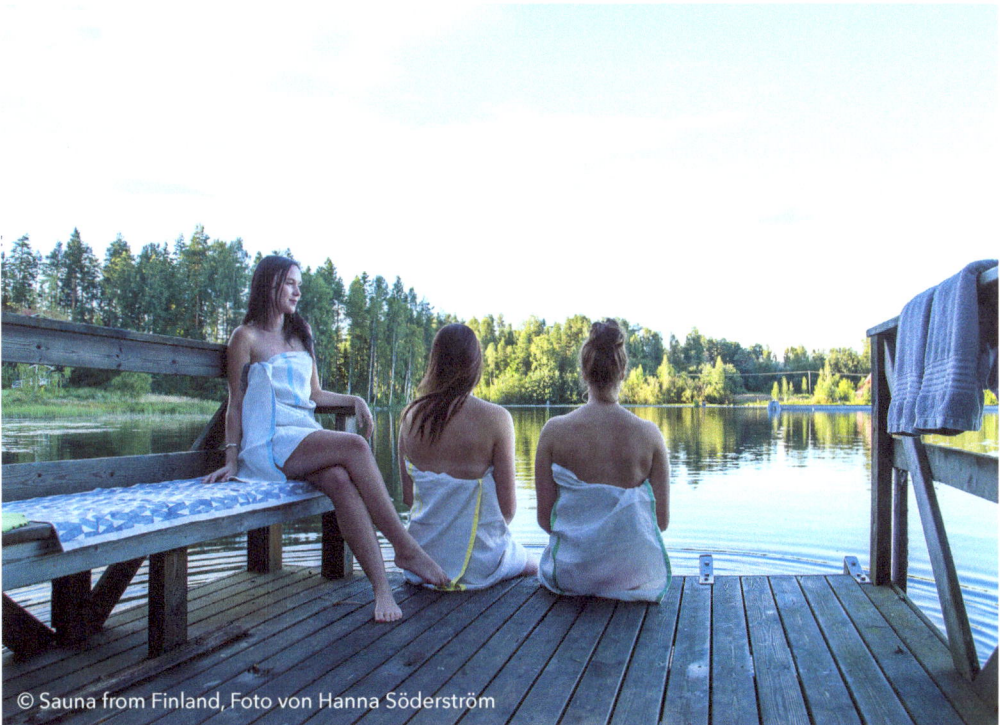

© Sauna from Finland, Foto von Hanna Söderström

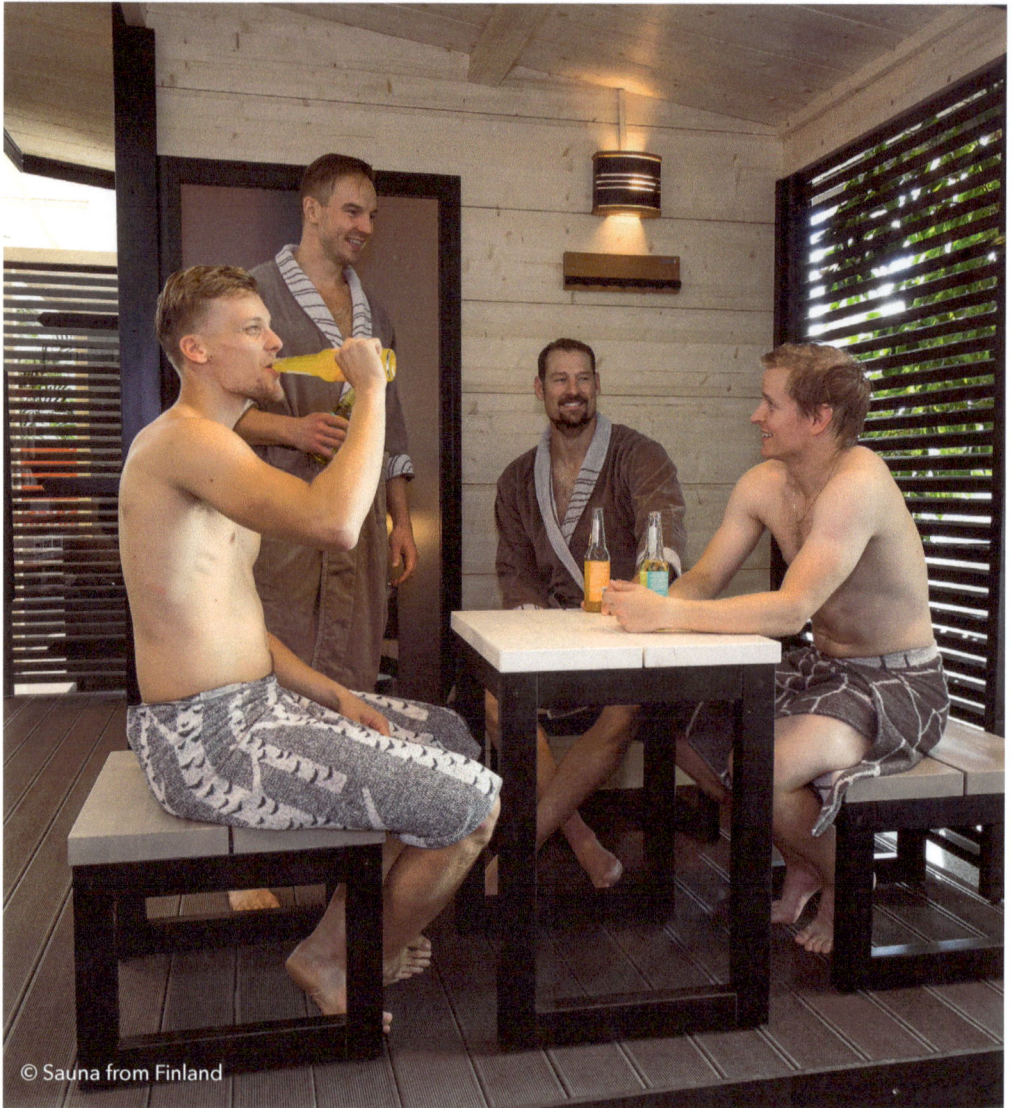

© Sauna from Finland

Sauna betreten, werden Sie feststellen, dass Menschen dort durchaus in der Lage sind, Smalltalk zu führen, insbesondere über die Sauna. Es heißt, dass die Grenzen der Sauna und die zusätzliche Verletzlichkeit und Unmittelbarkeit der Nacktheit zu einem einfachen, vertraulichen Austausch führen, der außerhalb der ruhigen, vertraulichen Umgebung der Sauna untypisch ist. Eine ältere Person erzählte mir, dass sie gehört hat, wie alte Kriegsverbrechen in der Sauna erzählt wurden, und zwar nur in der Sauna. Die Erwartung ist, dass das, was in der Sauna passiert, auch in der Sauna bleibt. Im Mittelalter wurden in Mitteleuropa Verbrechen, die in der Nähe einer Sauna begangen wurden, härter bestraft. Heute gibt es in Finnland kein solches Gesetz mehr, aber die Menschen tun zum Glück so, als gäbe es das noch.

Und das ist auch schon alles, was es zu tun gibt. Der Hitzestress zwingt die Menschen schließlich dazu, den Saunaraum zu verlassen, um sich abzukühlen. Das dauert in der Regel zwischen fünf und dreißig Minuten und leitet eine neue wichtige Phase des Saunarituals ein.

Abkühlung ist ein wesentlicher Bestandteil eines guten Saunaerlebnisses. In Finnland liegt die durchschnittliche Jahrestemperatur kaum über 5 °C. Das bedeutet, dass man sich in der Regel gut abkühlen kann, wenn man einfach nach draußen geht. Daher ist ein Zugang ins Freie ein wichtiger Bestandteil einer gut konzipierten finnischen Sauna. Der große Unterschied zwischen der heißen und feuchten Umgebung einer Sauna und der Außenluft ermöglicht es, sich abzukühlen, wenn auch in wärmeren Klimazonen langsamer. Man sagt, dass finnische Rekrutinnen und Rekruten bei den Friedensmissionen der Vereinten Nationen immer zuerst Saunen gebaut haben, nicht nur, um sich zu Hause zu fühlen, sondern auch, um sich von dem ungewöhnlich heißen Wetter außerhalb Finnlands zu erholen. Wenn die Außenluft nicht ausreicht, kann die Abkühlung effektiver sein, wenn es einen kalten Fluss, einen See oder ein Meer gibt, in das man eintauchen kann, oder einfach nur eine kalte Dusche, die alle eine intensive Abkühlung bieten.

Auf eine intensive Abkühlung folgt in der Regel eine moderate Abkühlung: Die Menschen nehmen sich die Zeit, um Kontakte zu knüpfen, zu lesen oder sich einfach zu entspannen. Unser Körperkern kühlt langsamer ab als unsere Haut. Während der Abkühlungspausen ist es üblich und empfehlenswert, etwas zu trinken; es fühlt sich natürlich an, ist belebend und hilft gegen die Dehydrierung durch das Schwitzen. Milde alkoholische Getränke wie Bier oder Apfelwein werden häufig in Verbindung mit dem Saunagang konsumiert, sollten aber wegen ihrer Gesundheitsrisiken wie Unfällen und Blutdruckschwankungen auf ein Minimum beschränkt und erst danach getrunken werden.

Wenn Sie anfangen zu frieren, sind Sie bereit für mehr Wärme. Die Wiederholung ist ein wesentlicher Bestandteil des finnischen Saunarituals. Der Genuss von Löyly und die Abkühlung werden in einem Zyklus wiederholt, der so lange dauert, wie die Person es wünscht. Das kann nur ein paar Runden oder einen ganzen Tag bedeuten. Die oben erwähnten Gemeinschaftssaunen in Wohnanlagen sind in der Regel für jeweils eine Stunde reserviert, was die Menschen in der Regel als das Minimum für eine anständige Sauna empfinden.

Es gibt zusätzliche Nuancen, die das finnische Saunaerlebnis verfeinern können, und einige historische Bräuche sind aus dem Saunabetrieb des einundzwanzigsten Jahrhunderts fast verschwunden. Dazu gehören Gesänge, Opfergaben an die Sauna-Elfe, Schröpfen und Quirlen. Beim Quirlen werden Bündel von Baumblättern zur Reinigung und Massage verwendet. Das Quirlen ist eine fast vom Aussterben bedrohte Sauna-Sitte, die zwar allgemein bekannt ist, aber selten praktiziert wird. Für die meisten Menschen in Finnland bleibt das Sammeln eines Bündels Birkenzweige für das Mittsommerfest die einzige Gelegenheit, ein wenig mit diesem furchterregenden Gerät zu peitschen, das dazu neigt, die Blätter über den ganzen Saunaboden zu verteilen; aber der Duft ist himmlisch. In den vergangenen Jahrzehnten haben Saunadüfte, -kissen und einige Gadgets das Saunaerlebnis auf neue Weise bereichert. Allen gemeinsam ist, dass diese „Erlebnisverstärker" im Gegensatz zu den historisch begründeten Ritualen recht preiswert gekauft und ohne Fachkenntnisse oder tieferes Verständnis angewendet werden können. Die einzige Tradition, die sich dem Wandel widersetzt, ist vielleicht das gründliche Waschen während des Saunabesuchs. Viele Menschen, mich eingeschlossen, haben das Gefühl, dass eine Dusche oder ein heißes Bad ein unzureichender Ersatz für ein gutes Peeling nach dem Schwitzen in der Sauna ist.

Irgendwann ist es an der Zeit, aufzuhören. Wenn die Belüftung der Umkleidekabine gut funktioniert, braucht man in der Regel kein Handtuch, um sich abzutrocknen. Sich anzuziehen und die Sauna ohne Eile zu verlassen, ist eine gute Möglichkeit, das Ritual zu

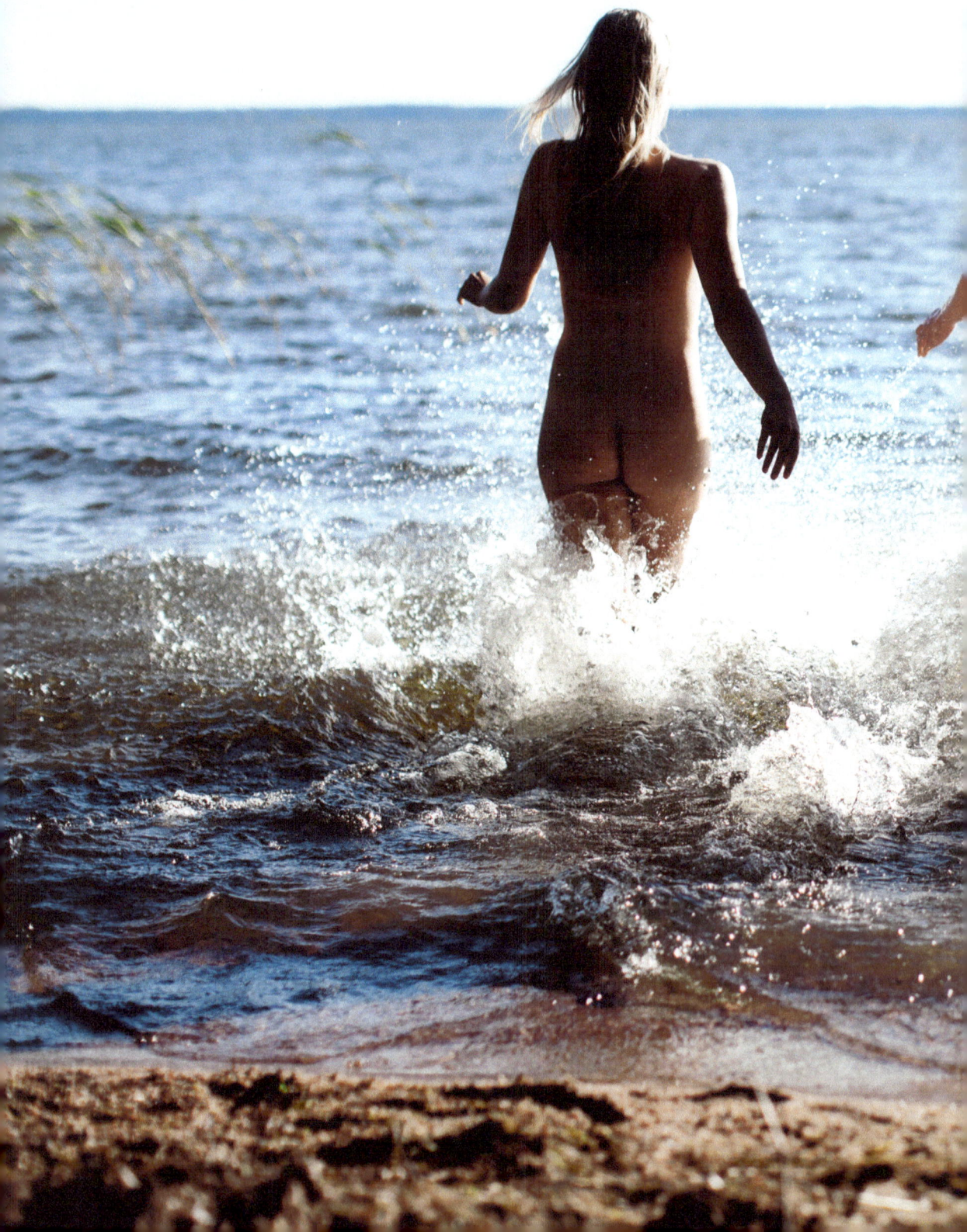

Viele private Strände und Saunen laden zum Nacktbaden ein, um sich nach der Sauna abzukühlen. Foto © Narvi

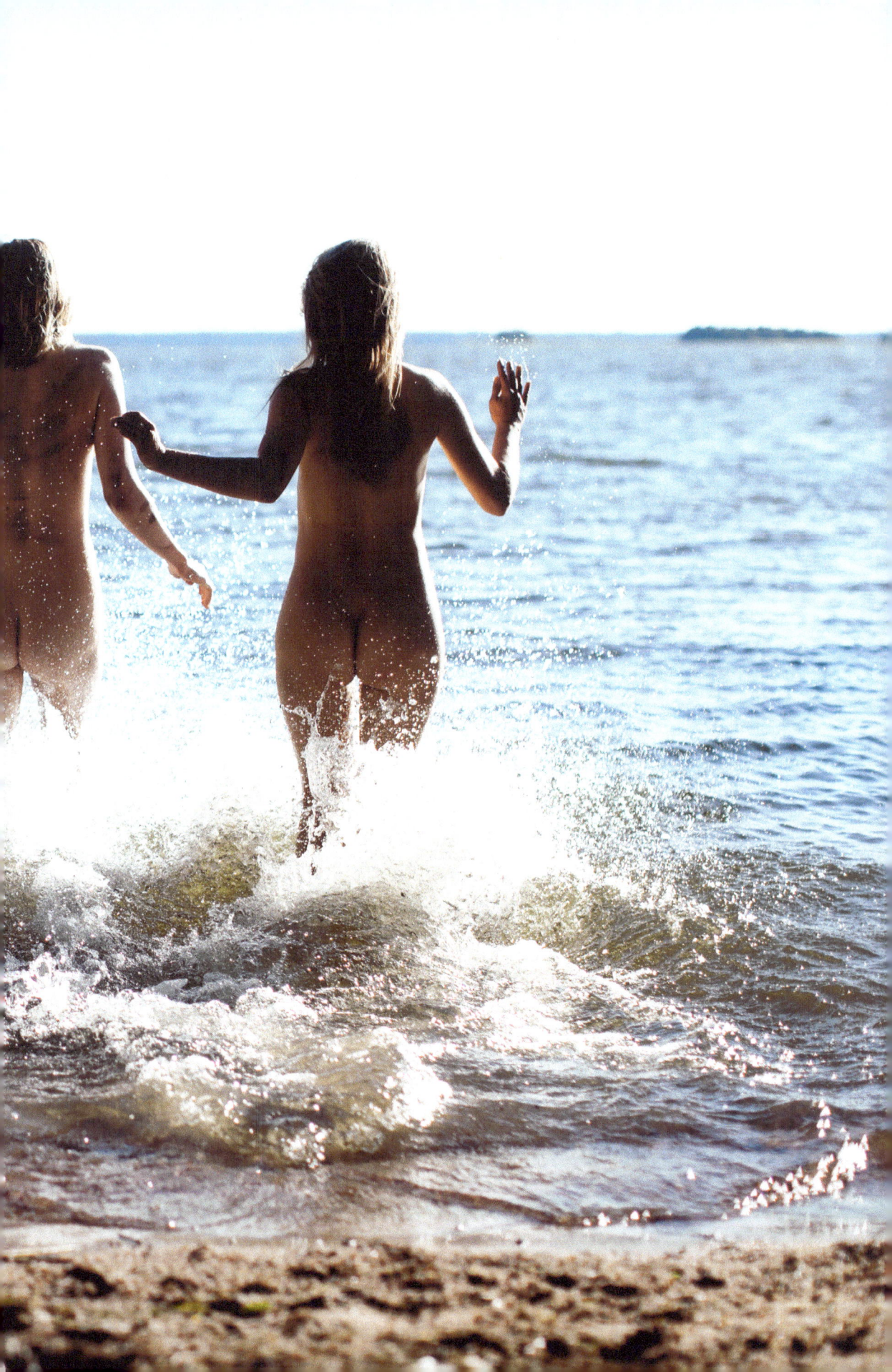

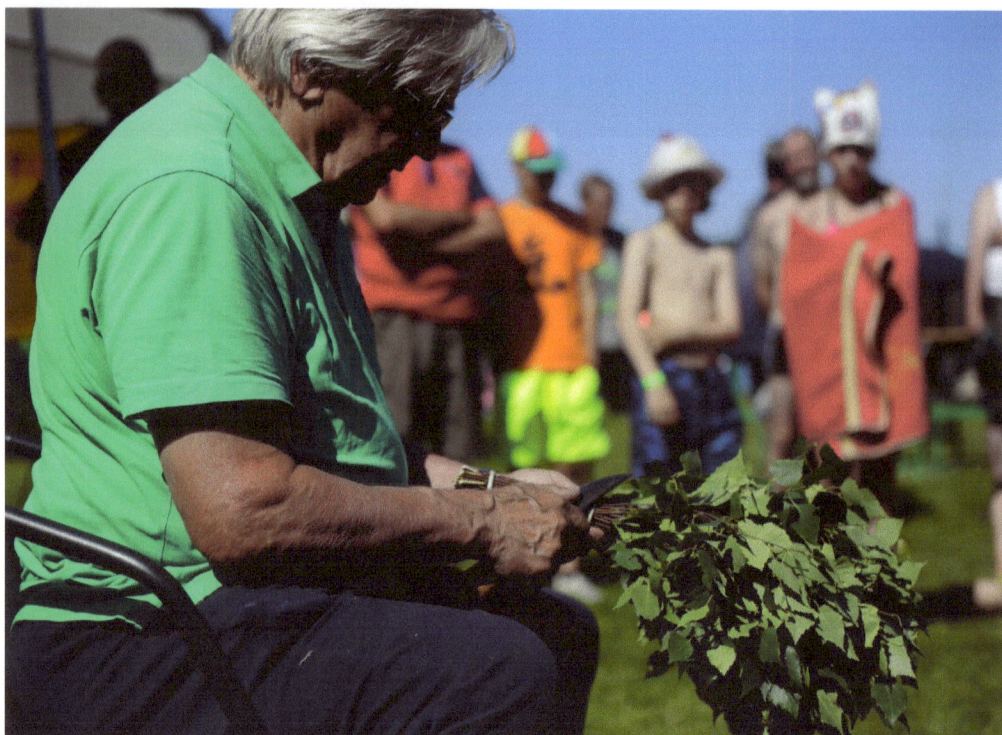

Abbildung 12. Ein echt cooles Exemplar eines finnischen Birkenbesens, gemacht von dem preisgekrönten Profi Pentti Hakala beim jährlichen Sauna-Festival im Juli in Ikaalinen, Finnland.

beenden. Am Ende des Saunagangs werden Sie feststellen, dass Wäsche gewaschen und Kleidungsstücke getrocknet werden müssen, die nicht regelmäßig gewaschen werden, wie z. B. Mützen und Hausschuhe. Ich habe die sozialen Medien nicht erwähnt, aber es ist nicht ungewöhnlich, dass Saunagäste irgendwann Fotos von ihrem Saunagang posten, meist von außerhalb der Saunakabine. Viele halten es für einen Segen, dass das Saunaklima die Nutzung von Mobilgeräten nicht zulässt, und 2016 war die Mehrheit der Menschen in Finnland der Meinung, dass Smartphones aus der Saunaumgebung ferngehalten werden sollten. Ich stimme ihnen voll und ganz zu.

## Der Blickwinkel des Saunapersonals

Was ich gerade beschrieben habe, war die einfache Version der Saunareise. Da die meisten finnischen Saunen in Privatbesitz sind und von Privatpersonen betrieben werden, gibt es viele Menschen, die sich um die Beheizung der Sauna kümmern. Bei einer elektrisch beheizten Sauna ist dafür vielleicht nicht mehr nötig als das Umlegen eines Schalters oder die Berührung einer mobilen App, aber bei holzbeheizten Saunen ist das ganz anders. Das Aufheizen einer holzbeheizten Sauna kann ein langwieriger Prozess sein, der mehrere Stunden dauert. Im Extremfall benötigen die größten öffentlichen Rauchsaunen in Finnland mehr als acht Stunden Heizzeit und fast ständige Überwachung. Das bedeutet eine sehr frühe Schicht für die Verantwortlichen, wenn die Sauna am frühen Nachmittag betriebsfertig sein soll.

Das Heizen ist nur ein Teil des Saunabetriebs. Die Aufgaben beginnen mit der Beschaffung von Brennholz, dem Einrichten des Saunaraums und der notwendigen Vorräte,

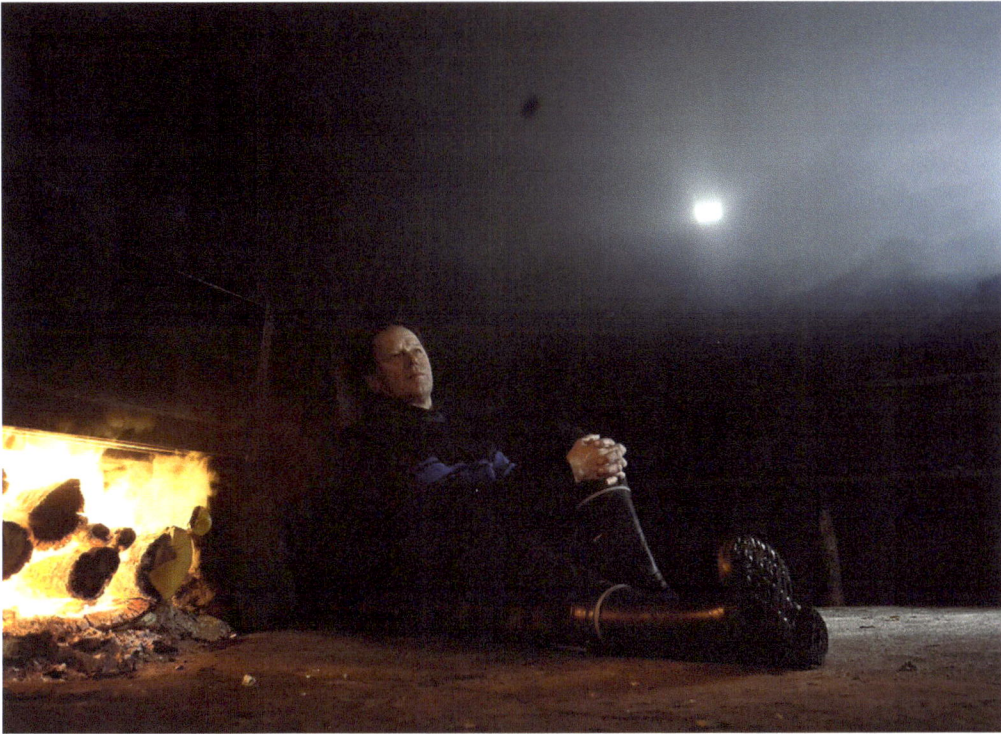

Abbildung 13. Das Heizen einer Holzsauna ist echt wichtig. Man muss mindestens richtig mit dem Brennholz umgehen, das Feuer anzünden und drauf achten, dass die Flammen nicht ausgehen, bevor man fertig ist. Das kann auch Teil der mentalen Vorbereitung aufs Baden sein. Auf dem Foto sieht man einen Mann, der den langen Prozess des Heizens einer Rauchsauna überwacht. Foto: Hannu Pakarinen © Finnish Sauna Society.

dem Anzünden des Feuers und dem Einstellen des Brennvorgangs mit verschiedenen Luftventilen. Dann gibt es noch die Arbeit nach dem Saunagang: dafür sorgen, dass die Sauna richtig abtrocknet, den Müll wegräumen und von Zeit zu Zeit sogar die Saunaflächen reinigen. In meiner eigenen Saunakabine endet das Saunabaden erst, wenn ich am nächsten Morgen alle Lüftungsluken schließe, den Saunaofen entleere, die Asche aus dem Aschekasten entferne und den Brennholzvorrat auffülle. Eine ganz schöne Liste von Pflichten für ein paar Stunden Saunagenuss!

Ich erwähne dies, weil ich vermute, dass viele Lesende überlegen, Saunabesitzende oder -betreibende zu werden. Wie bei jeder gut organisierten Dienstleistung kann auch in der Sauna das Badevergnügen sehr einfach erscheinen, aber es ist nur deshalb so einfach, weil jemand die ‚Drecksarbeit‘ vor und nach der Sauna erledigt hat.

## Sauna für jeden Anlass

Menschen in Finnland gehen häufig in die Sauna. In unserer jüngsten Studie besuchten neunundfünfzig Prozent der finnischen Teilnehmenden mindestens einmal pro Woche eine Sauna. Ein paar wenige Glückliche gehen täglich oder fast täglich und knapp zehn Prozent gehen nie. Die Wochenenden, insbesondere der Samstag, sind nach wie vor die beliebtesten Saunatage, aber die meisten öffentlichen Saunen sind täglich geöffnet, so dass es nie einen schlechten Tag für einen Saunabesuch gibt.

Ein inspirierendes Merkmal der modernen finnischen Saunakultur ist, dass die Sauna in die meisten Lebensereignisse integriert wurde. Die Feier eines Neugeborenen, eine Hochzeit,

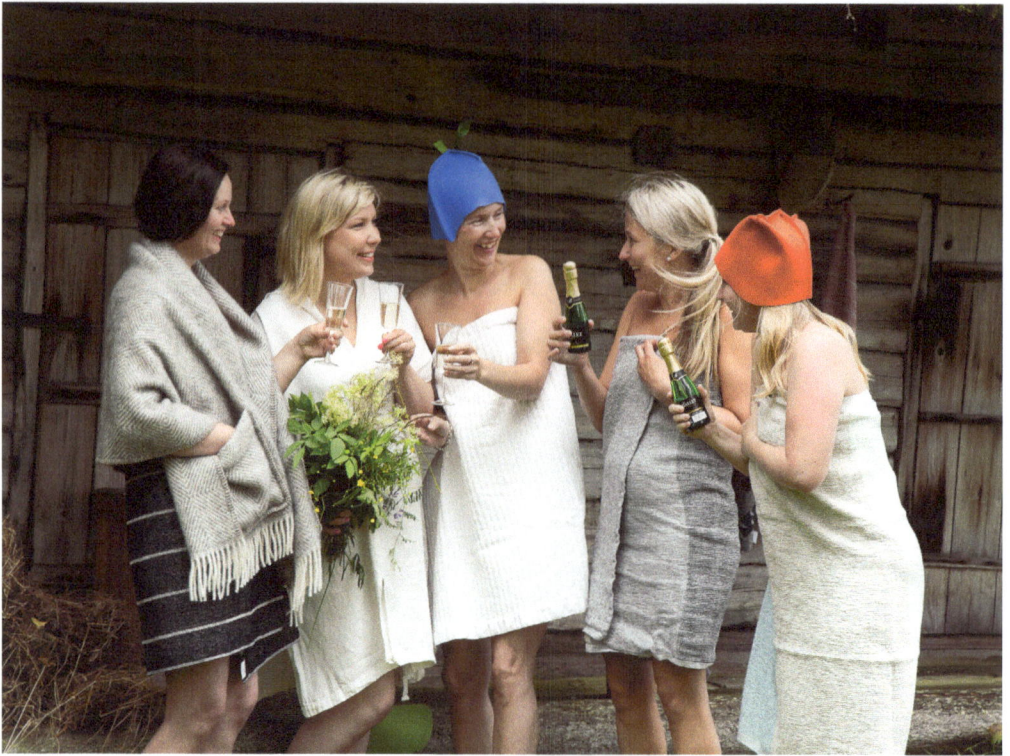

Abbildung 14. Junggesell*innenabschiede und separate Brautbäder in der Sauna sind eine Art, die zu feiernde Person vor der Hochzeit zu ehren. Das ist eins der wenigen speziellen Sauna-Rituale, die es noch gibt. Das Foto zeigt die Party, nicht die intimen Teile des Rituals. Foto © Sauna aus Finnland.

ein gewonnener Sportwettkampf—na gut, dann gehen alle zusammen in die Sauna! Diese besonderen Anlässe finden zwar nicht jeden Tag statt und sind auch nicht für alle bestimmt, aber sie häufen sich im Laufe des Jahres. Während dieser Rituale findet ein großer Teil der Geselligkeit außerhalb der Sauna statt, und es ist nicht ungewöhnlich, dass einige Mitglieder der Gruppe die Sauna aus unbekannten Gründen ganz auslassen.

Dank der Allgegenwart von Saunalandschaften lassen sich Saunapartys aus einer Laune heraus fast immer und überall veranstalten. So sind die meisten öffentlichen Gebäude mit einer Sauna ausgestattet, sogar einige Kirchen verfügen über eine Sauna. In Finnland wird die Sauna als integraler Zusatzservice betrachtet, der „einfach dazugehört". Saunen sind natürlich mit den Orten verbunden, an denen sie gebaut werden, zusammen mit Umkleidekabinen, normalerweise mindestens eine für jedes Geschlecht. Größere Schwimmhallen, die von Gemeinden betrieben werden, können sogar eine Auswahl an Saunen mit Umkleidekabinen für alle Geschlechter haben.

Die Kombination aus einer großen Vielfalt an Saunen und mehreren Gründen, sie zu besuchen, macht die Saunarituale abwechslungsreich. Ich persönlich habe mich zum Beispiel zu einer Person entwickelt, die intensive, aber entspannte Saunaerlebnisse genießt, die ein oder zwei Stunden dauern können, was nach den Maßstäben von Kennerinnen und Kennern nicht als so lang angesehen wird. In Verbindung mit meinem Training im Fitnessstudio praktiziere ich jedoch auch regelmäßig die „Schnellstopp-Sauna", und ich könnte mir gar nicht vorstellen, ohne diese Möglichkeit ins Fitnessstudio zu gehen. Das bedeutet, dass ich nach etwa einer Stunde Fitnesstraining dusche und dann in einen kleinen Saunaraum

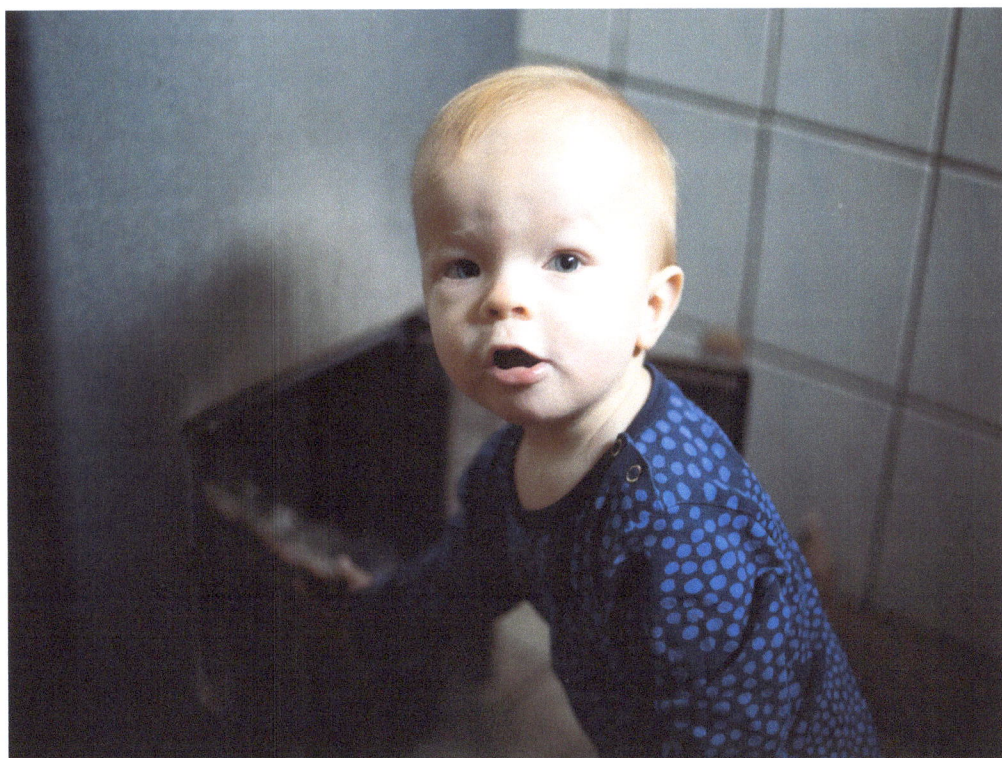

Abbildung 15. Viele finnische Kinder gehen schon in die Sauna, bevor sie laufen können. Sie lernen das Saunaritual auswendig und sind schon vor der Schule echte Löyly-Profis. Mein einjähriger Sohn macht den Ofen zum Anheizen fertig.

gehe. Das Schwitzen fällt mir nach dem Training leicht und ich setze mich erst einmal ein paar Minuten hin. Dann mache ich zwei- bis fünfmal Dampf, bevor ich die Sauna verlasse, normalerweise innerhalb von zehn Minuten nach dem Betreten.

Ich beobachte auch regelmäßig eine andere Sauna-Variante, bei der Eltern mit kleinen Kindern versuchen, einen Familien-Saunagang zu genießen. Die Friedlichkeit und der Erfolg dieses Rituals hängen vom Urteilsvermögen der Eltern und vom Temperament der Kinder ab. Manche Kinder unter zwei Jahren sitzen still und genießen die Saunahitze fast so lange wie ihre Eltern oder andere Begleitpersonen, ohne Anzeichen von Unbehagen oder negativen gesundheitlichen Auswirkungen. Auf der anderen Seite kann es sein, dass das Kind die Tür öffnet und eintritt, um dann zu schreien: „Es ist zu heiß hier drin" und sofort wieder herauszugehen. Häufiger versuchen Eltern, ihre Kinder in einem Nebenraum zu beschäftigen oder sie mit Wasser auf dem Boden der Sauna spielen zu lassen. Es ist eine Frage der Anpassung, denn statistisch gesehen sind über neunzig Prozent der Menschen in Finnland mit ihren regelmäßigen Saunagängen zufrieden.

Der Kernpunkt dieser Geschichte ist die Vielseitigkeit der finnischen Sauna. Den Millionen von Saunen in Finnland steht eine ebensolche Anzahl von persönlichen Varianten gegenüber. Ich hoffe, dass diese Geschichte es den Lesenden ermöglicht, zu verstehen, welche Anforderungen an den Saunaraum gestellt werden, um verschiedene Arten von Saunaaktivitäten zu unterstützen. Obwohl in Finnland die Auffassung verbreitet ist, dass jede Person das Recht hat, die Sauna so zu betreiben, wie sie es für richtig hält, sind die mir bekannten Variationen glücklicherweise nicht sehr radikal. Es sollte erwähnt werden, dass die finnische Sauna bis ins 20. Jahrhundert viele andere Verwendungszwecke hatte: die Herstellung von Malzkorn, Geburten oder das Baden von Toten—und es kann sogar sein, dass Menschen in einem einzigen Mehrzweckgebäude lebten, das auch als Sauna genutzt werden konnte. Für die Zwecke dieses Buches konzentriere ich mich jedoch nur auf die Gestaltung der finnischen Sauna, um ein angenehmes Schwitzbad und die damit verbundenen Funktionen wie das Waschen zu ermöglichen, und nicht darauf, wie eine Sauna für alle historischen Funktionen gestaltet werden kann.

## Die Unterschiede zwischen finnischen und andere Saunakulturen

Da Sie nun etwas über die moderne finnische Saunakultur erfahren haben, fragen Sie sich vielleicht, wie sie sich von anderen Saunakulturen unterscheidet; sind sie alle gleich? Ganz einfach: Sie sind es nicht. Die größte Ähnlichkeit mit der finnischen Saunakultur findet man im Baltikum und in Russland, wo es ein ähnliches Gleichgewicht zwischen öffentlichen und privaten Saunen gibt wie in Finnland. Historisch gesehen waren die ostfinnische Saunakultur und die Sauna bis zum 20. Jahrhundert wahrscheinlich nicht von den westlichen Teilen Russlands zu unterscheiden, als Finnland 1917 zunächst Autonomie und dann Unabhängigkeit von Russland erlangte. Die russische Sprache bevorzugt das Wort ‚Banja‘ anstelle von Sauna. Ich werde auch Banja verwenden, um mich auf Saunaanlagen im russischen Stil zu beziehen. In Finnland gibt es einige alte öffentliche Saunen, die eine abgeschwächte Version der Banja sind. Im Vergleich zur reichen Geschichte der Banjas

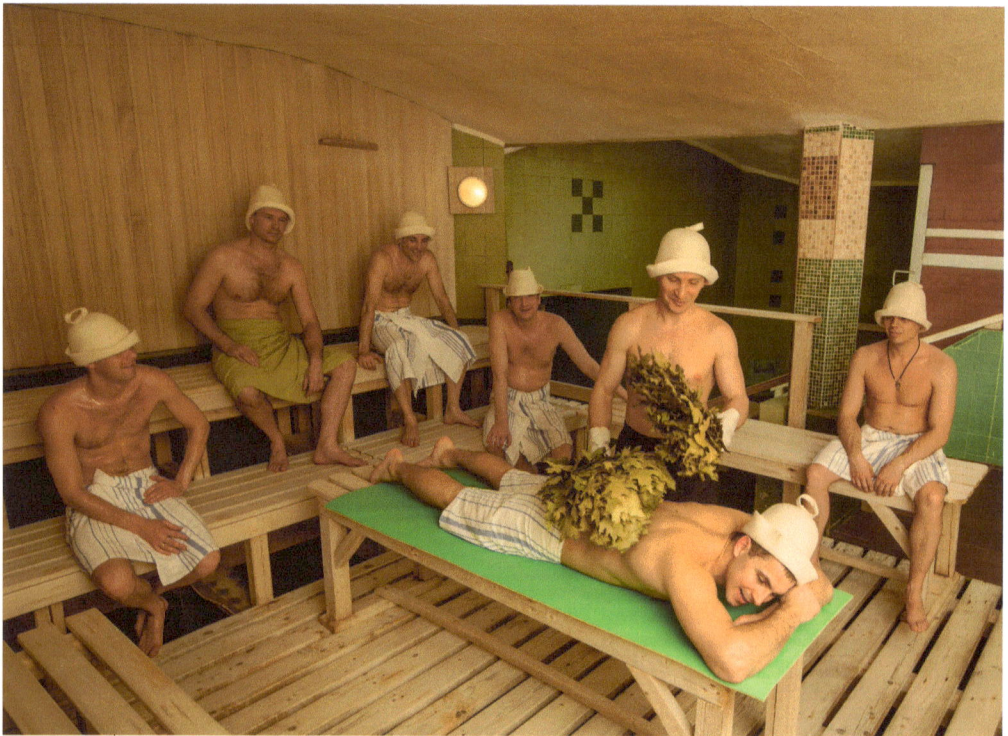

Abbildung 16. Sauna der zweiten Klasse für Männer im Sanduny in Moskau. Anders als auf dem Pressefoto hier ist auch in der Banja das Tragen von Kleidung optional. Foto © Sanduny (Сандуновские бани).

in den russischen Großstädten ist eine finnische Sauna bescheiden. Der 1808 gegründete Saunakomplex Sanduny (Сандуны) im Zentrum Moskaus, zum Beispiel, nimmt einen ganzen Häuserblock ein und umfasst mehrere Saunabereiche, eine Wäscherei und ein Restaurant. In Finnland gibt es nichts so Großzügiges, obwohl neuere öffentliche Saunas wie Löyly Helsinki und Saana in Kuopio Meisterwerke der Holzarchitektur sind.

Wenn in Russland von ,Sauna' statt von ,Banja' die Rede ist, hat das oft einen negativen Beigeschmack und bezieht sich auf minderwertige, kleine, private, elektrisch beheizte oder mietbare Einrichtungen, die mit schlechten Erfahrungen verbunden sind. Dies ist ein russisches Missverständnis, das nicht unbedingt weit verbreitet ist, und ich möchte lieber die große Ähnlichkeit zwischen Banjas und echten finnischen Saunen betonen. Meiner Erfahrung nach ist die Luftfeuchtigkeit in öffentlichen Banjas durchweg höher als in Saunas, so dass es dort sehr heiß ist und stets eine Saunakappe getragen werden muss. Die Luftfeuchtigkeit führt dazu, dass man die Entstehung von Löyly nicht so stark spürt wie in finnischen Saunen, da die Luft immer feucht bleibt. Die übrigen Unterschiede hängen ausschließlich von der Art und Weise ab, wie die Sauna genutzt wird.

Betrachtet man nicht die Gebäude, sondern die Kultur, so gibt es einen großen Unterschied, der mit dem Whisking zu tun hat. In Russland und den baltischen Staaten ist das Quirlen in öffentlichen Saunen nach wie vor üblich. Es wird in der Regel von

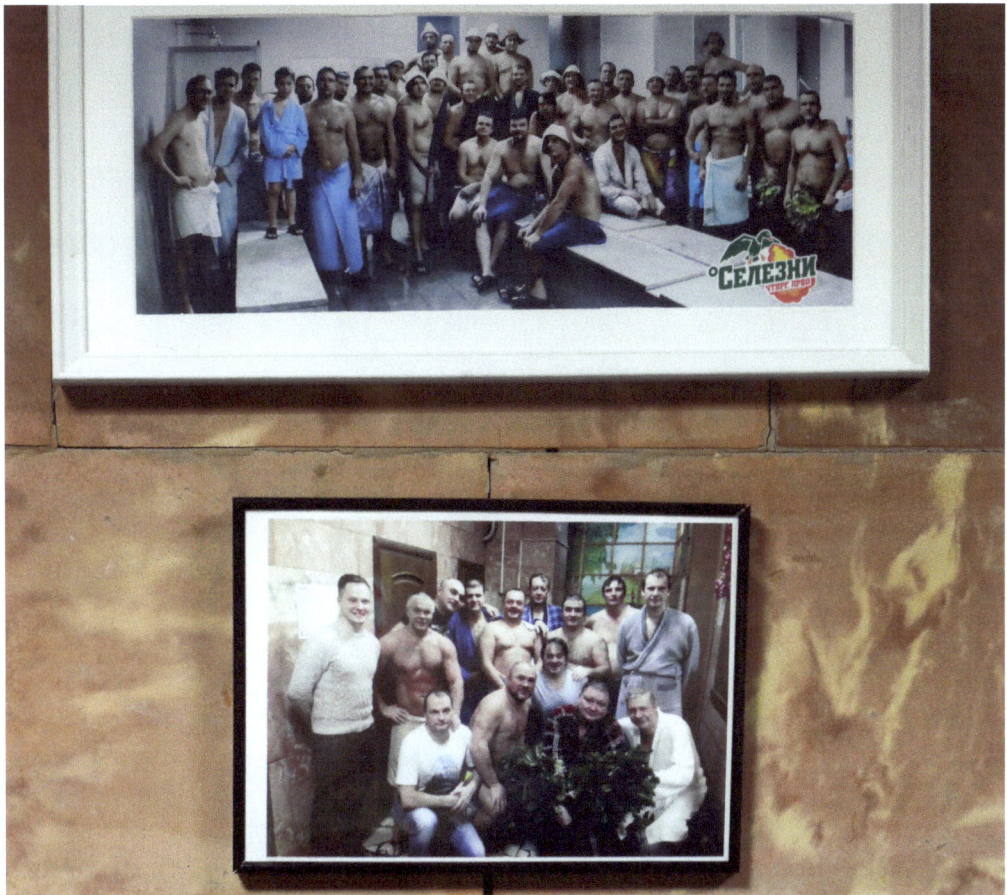

Abbildung 17. Die Moskauer Saunagänger zeigen ein hohes Maß an sorgfältig inszenierter Geselligkeit. Foto aufgenommen in den Seleznyovsky-Bädern.

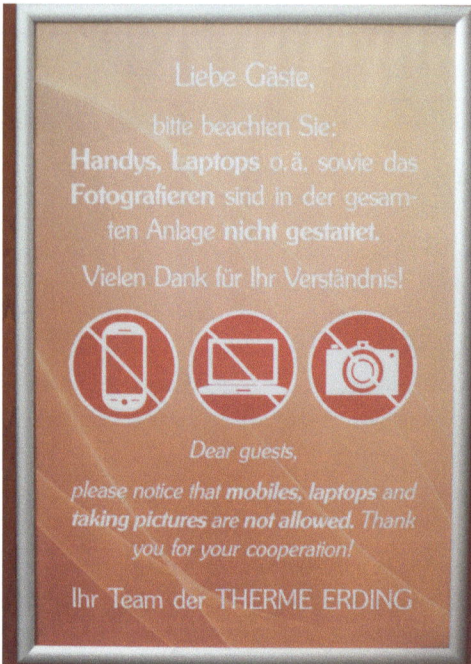

Abbildung 18. Beispiel für ein Schild mit den Saunaregeln vor einer Sauna.

geschulten Saunameisterinnen und Saunameistern durchgeführt, die mehrere Jahre lang geübt haben und gegen eine Gebühr eine ‚Quirlmassage' durchführen. Es ist aber auch möglich, eigene Fähigkeiten einzusetzen und den Aufguss nach eigenem Ermessen durchzuführen. Dieser Brauch setzt sich natürlich auch in privaten Saunen fort, obwohl die Zahl der privaten Saunen in diesen Ländern geringer ist als in Finnland. Die russische Banja kann auch ein sehr geselliges Erlebnis sein. Mehr über das Wesen der russischen Bäder erfahren Sie in dem ausgezeichneten Buch *Without the Banya We Would Perish. A History of the Russian Bathhouse* von Professor Ethan Pollock aus dem Jahr 2019, und 2014 von Bryon MacWilliams

Nach Russland gibt es in Deutschland wahrscheinlich die weltweit zweitgrößte Zahl von regelmäßigen Saunabesuchenden. Wenn man die kulturellen Gemeinsamkeiten aus finnischer Sicht betrachtet, kann man von einer deutschen Saunaregion sprechen. Dazu gehören Nachbarländer, die ein ähnliches Saunakonzept haben, wie zum Beispiel Österreich, Belgien und die Niederlande, so der

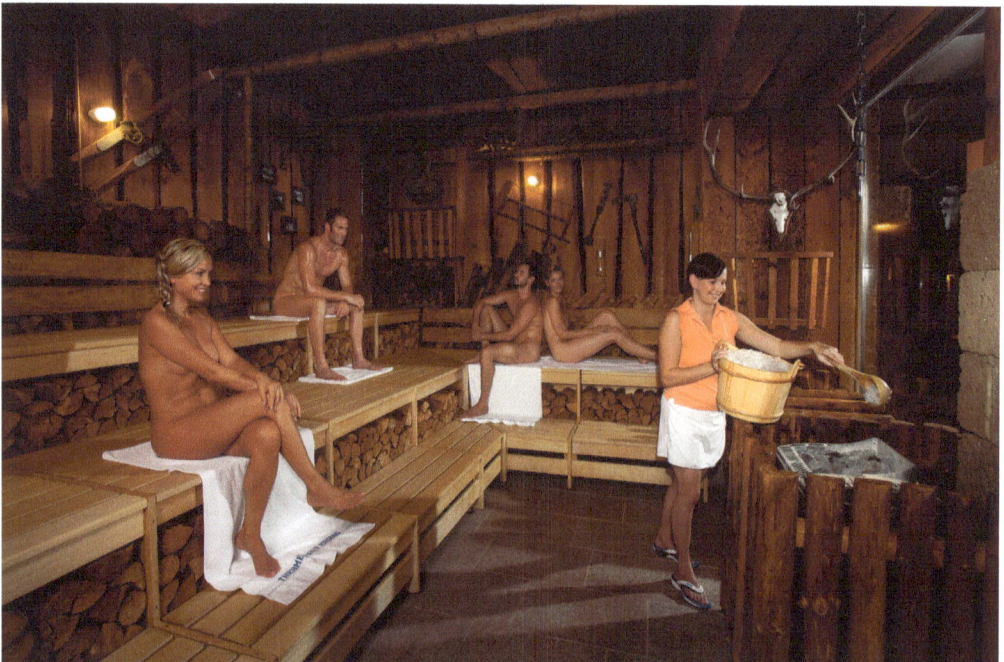

Abbildung 19. Die Saunawelt der Therme Erding ist ein echt extremes Beispiel dafür, wie man mit vielen verschiedenen Saunen für jeden Geschmack was bieten kann. Foto © Therme Erding.

Präsident des Internationalen Saunaverbandes (ISA), Risto Elomaa. Die deutsche Region umfasst mehrere Millionen Menschen, die ähnliche Vorstellungen von der Sauna und ihren Ritualen haben. Sie unterscheidet sich von der finnischen vor allem durch ihre Formalität. Im Vergleich zu den recht entspannten und lockeren finnischen Ritualen gibt es in den deutschen öffentlichen Saunas einen ausdrücklichen Verhaltenskodex, der in den meisten Einrichtungen befolgt wird. Die Saunagäste halten sich zwar nicht in allen Einzelheiten an die Anweisungen, aber ihr Verhalten in der Sauna ist auf jeden Fall geordneter und einheitlicher als das, was man in Finnland beobachten kann.

Was die Saunas betrifft, so gibt es in Deutschland keine ähnlich ausgeprägten Einzel-gebäude oder -räume wie die Banja, sondern die öffentlichen Saunen sind oft ausgedehnte Saunazentren oder Saunawelten, die mehrere Saunen mit vielen internationalen Geschmacksrichtungen enthalten. In der größten Saunawelt der Welt, in der Therme Erding, gibt es beispielsweise achtundzwanzig verschiedene Saunen, darunter auch finnische und russische Bäder. Meiner Meinung nach sind die größten prägenden Faktoren für die deutsche Kultur das gemischte Nacktbaden in öffentlichen Saunen und in diesen großen Saunazentren. Diese Kombination hat mehrere Konsequenzen für die Gestaltung der Saunaräume und auch für die damit verbundenen Saunaaktivitäten.

Es ist daher informativer, sich auf die deutschen Saunabräuche zu konzentrieren. In deutschen Einrichtungen findet man sehr detaillierte Anweisungen, wie eine Saunagästin oder ein Saunagast die Sauna zu betreiben hat. So wird zum Beispiel ein warmes Fußbad vor dem Betreten der Sauna empfohlen. Auch die Saunatemperaturen sind neben dem Eingang genau dokumentiert. Obwohl man die Sauna ohne Kleidung betreten muss, findet man Gäste, die sehr viel Kleidung tragen. Zusätzlich zu den Bademänteln, die außerhalb der Saunen getragen werden, betritt man eine deutsche Sauna nicht ohne ein großes Handtuch, das sorgfältig auf die vorhandenen Holzbänke gelegt wird. Auf diese Weise halten Menschen in Deutschland den Kodex ein, den direkten Kontakt zwischen Haut und Holz zu vermeiden und die Holzoberflächen zu schützen.

Nach diesen Vorbereitungen nimmt das deutsche Ritual einen vorhersehbaren, aber nicht unbedingt eintönigen Charakter an. Die Menschen sitzen oder liegen auf dem Rücken auf einer der vielen Ebenen der Sauna für genau zehn bis fünfzehn Minuten, oft mit einer rotierenden

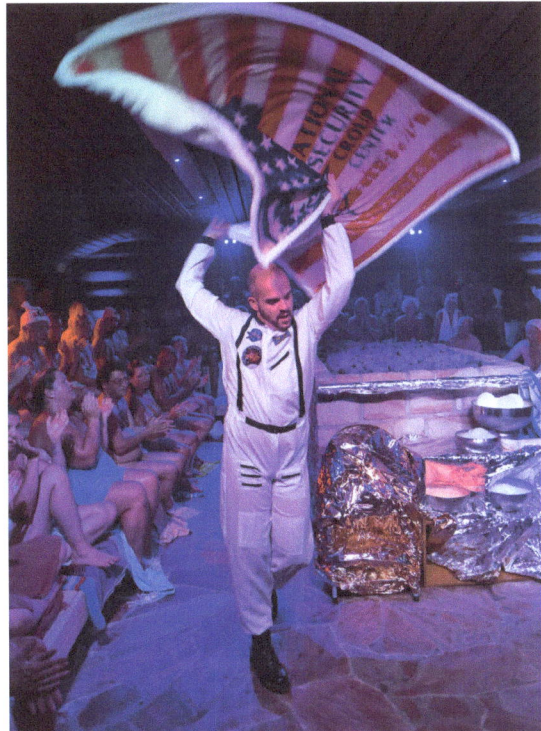

Abbildung 20. *Aufguss hat sich zu einem spannenden Zuschauersport oder einer Kunstform entwickelt, mit eigenen jährlichen Weltmeisterschaften, an denen Teilnehmer aus über 10 Ländern teilnehmen. Eine Performance im Stil von Apollo 13. Foto von Jürgen Raab in der Obermain Therme.*

Sanduhr getaktet. Es wird äußerste Diskretion geübt, und Gespräche werden eher für die Pausen zwischen den Saunagängen aufgespart. Dann stoßen wir auf den letzten großen Unterschied, der den Löyly betrifft. In der deutschen Tradition wird die Löyly-Demokratie durch die Löyly-Herrschaft der Saunaleitung ersetzt, die als einzige in einer deutschen Sauna in einem als Aufguss bekannten Ritual Dampf erzeugen darf. Die verantwortliche Person betritt die Sauna mit einem Eimer und einer Kelle, führt ihren Teil des Rituals aus und verlässt sie mit den Utensilien im Schlepptau, in der Regel gefolgt von den Zuschauenden, die nun ihren Saunagang beendet haben. Aufgussvorführungen sind sehr beliebt und ziehen ein großes Publikum an. Seit Anfang der 2000er Jahre hat sich der Aufguss zu einer Leistungssportart entwickelt, die als „Showaufguss" bezeichnet wird und in den jährlichen Weltmeisterschaften stattfinden.

Die deutsche und die russische Saunakultur sind der finnischen am ähnlichsten. Da ich sie nun beide über-prüft habe, muss ich betonen, dass die Unterschiede in Bezug auf den Saunaraum erstaunlich gering sind! Eine gute finnische Sauna kann sowohl als Bühne für russische Aufgüsse als auch für deutsche Aufgüsse genutzt werden, wenn man dies bereits bei der Planung berücksichtigt. Die Welt der Saunen endet nicht hier in Europa, aber meine Vergleichsgeschichte schon. Es gibt etablierte und blühende Saunakulturen und -gesellschaften in den anderen nordischen Ländern, in Grossbritannien und Irland, Osteuropa, Japan, Südkorea, Australien und ganz Amerika. Meiner Meinung nach tragen diese nicht so viel zu der Diskussion bei, dass es sich lohnt, sie ausführlich darzustellen. Lesende, die mit der mesoamerikanischen Tradition des Temazcal (oder Temescal) vertraut sind, die in mexikanischen Luxusresorts noch immer lebendig ist, werden jedoch einige Ähnlichkeiten mit der Sauna feststellen. Ich möchte auch meine Bewunderung für die neue und dynamische japanische Saunakultur zum Ausdruck bringen, die ohne Vorurteile von allen Traditionen aus der ganzen Welt beeinflusst wird.

## Was ist eine finnische Sauna und was ist sie nicht?

In diesem Buch beschäftige ich mich mit dem finnischen Saunabau. Ich betrachte die Sauna als eine Form des Schwitzens oder thermischen Badens, bei der man sich heißer Luft, Wasser oder Strahlung aussetzt, um den Körper zu erwärmen und zum Schwitzen zu bringen. Eine Definition des Begriffs „Sauna" von der ISA-Tagung 1999 in Aachen lautet wie folgt:

*Die Sauna ist ein heißer Raum mit Wänden, die vorzugsweise aus Holz bestehen. Sie wird mit einem Saunaofen beheizt, der mit Brennholz, Strom, Gas oder einer anderen Energiequelle betrieben wird und mit einer ausreichenden Anzahl von Saunasteinen ausgestattet ist. Die Beheizung kann kontinuierlich oder einmalig erfolgen. Die in einem Meter Höhe über der obersten Bank gemessene Temperatur liegt zwischen 70 °C und 105 °C. Die Luftfeuchtigkeit ist variabel und wird durch Aufgießen von Wasser auf die Steine geregelt.*

(Übersetzung des Autors aus dem Finnischen, von der ISA genehmigt)

Für die Zwecke dieses Buches halte ich diese Definition für zu streng. Meine Ablehnung stützt sich auf die Beobachtung, wie die finnischen Saunen in den letzten hundert Jahren aussahen, nicht nur im Idealfall. Obwohl die in verschiedenen Studien ermittelten Durchschnittstemperaturen zwischen 75 °C und 88 °C liegen, wurden in den

# Grundlagen der finnischen Sauna

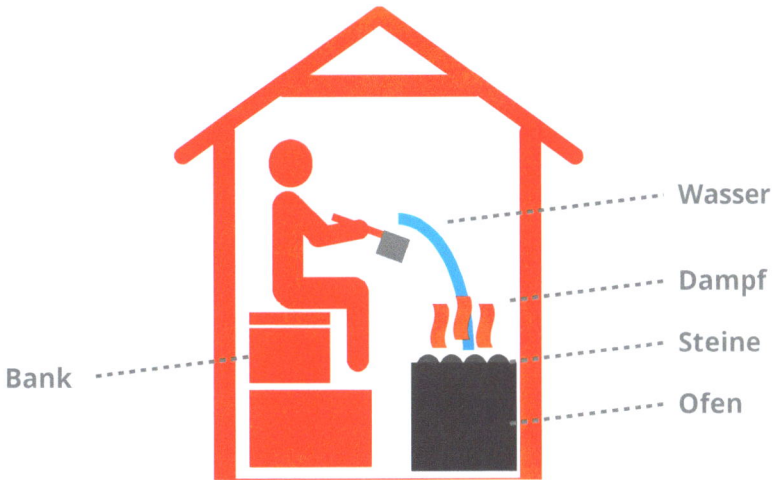

Abbildung 22. Illustration der Hauptkomponenten einer finnischen Sauna: Ofen, Steine, Bänke, Wasser und Dampf, übersetzt aus dem Englischen.

Saunakabinen Mitte des 20. Jahrhunderts niedrigere Temperaturen gemessen: zwischen 60 °C und 80 °C. Die Lockerung der Bedingungen, die ich für dieses Buch anstrebe, umfasst daher einen größeren Temperaturbereich, der von 55 °C bis zu etwa 120 °C reicht. Die andere Voraussetzung, die ich zu lockern bereit bin, ist die Innenausstattung aus Holz. Obwohl ich unbehandeltes Holz empfehle, ist es keineswegs das einzige brauchbare Wandmaterial für eine Sauna. Es gibt zahlreiche organische und anorganische Materialien, die für den Bau der gesamten oder eines Teils der heißen Saunakabine verwendet werden können. Dazu gehören Lehm, Ziegel, Heu, Torf, Stein und sogar Eis. Aber Holz bleibt der Standard, andere sind

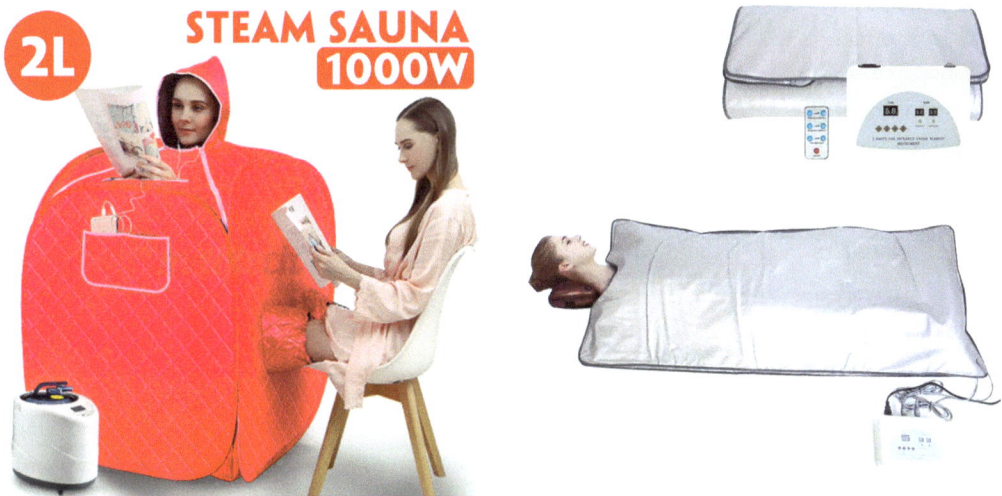

Abbildung 21. Beispielprodukte von eBay, die als Sauna bezeichnet werden, aber kaum was damit zu tun haben. Links eine „Biosauna"-Dampfbox, rechts eine „Saunadecke" oder ein elektrisch beheizter Toasterbeutel.

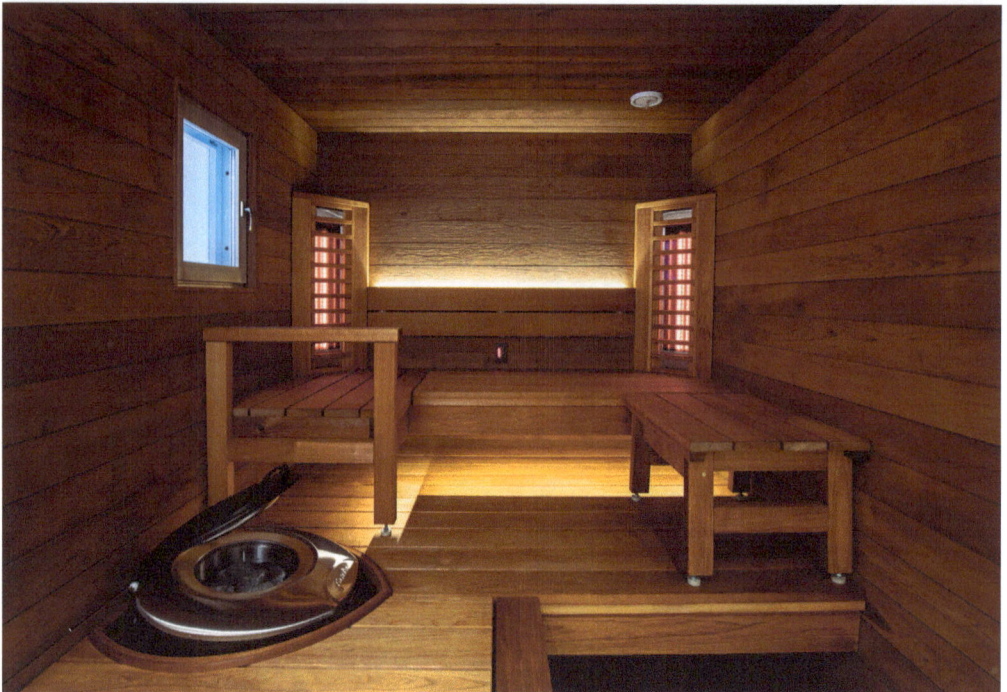

Abbildung 23. Eine Hybridsauna ist eine finnische Sauna, die zusätzlich mit Infrarotstrahlern ausgestattet ist. Foto: Harvia.

Variationen. In einem eigenen Abschnitt des Buches (Kapitel über die Innenraumgestaltung) werde ich die relativen Vorzüge dieser Alternativen betrachten.

Da ich die Definition des Begriffs ‚Sauna' nun erweitert habe, um eine größere Vielfalt von Einrichtungen und Bedingungen, die in Finnland anzutreffen sind, einzubeziehen, ist zu beachten, dass bestimmte Schwitzbäder eindeutig ausgeschlossen sind. Alte römische Badeeinrichtungen (Tepidarium, Caldarium und Laconium) und moderne Hammams sind solche ausgeschlossenen Typen. Diese überarbeitete Definition schließt auch Dampfbäder und Infrarotkabinen aus, die manchmal irreführenderweise als Saunen bezeichnet werden. Die meisten dieser Kabinen unterscheiden sich deutlich von der finnischen Sauna: Es gibt keinen sichtbaren Ofen, es gibt keine Möglichkeit, manuell Dampf zu erzeugen, und ihr Innenraum besteht in der Regel aus Glas oder mit Fliesen verkleideten Wänden. Aufgrund des zunehmenden internationalen Interesses an der Infrarottherapie haben einige weltweit tätige Saunahersteller damit begonnen, so genannte „Hybrid-Saunen" auf den Markt zu bringen, d. h. eine traditionelle Sauna, die auch mit Infrarotpaneelen ausgestattet ist. Solange die traditionelle Saunatechnik intakt ist, würde dies auch als finnische Sauna gelten.

## Die Ursprünge der finnischen Sauna

Finnland ist ein Land mit einer bescheidenen dokumentierten Geschichte. Vor seiner Unabhängigkeit im Jahr 1917 gehörten die Regionen, aus denen die heutige Republik Finnland besteht, zu Schweden und Russland, wobei letzteres die am besten dokumentierte Geschichte in Bezug auf Saunen hat. Dennoch sind die meisten Menschen in Finnland stolz darauf, dass die Sauna eine original finnische Erfindung ist, die es als einzige geschafft

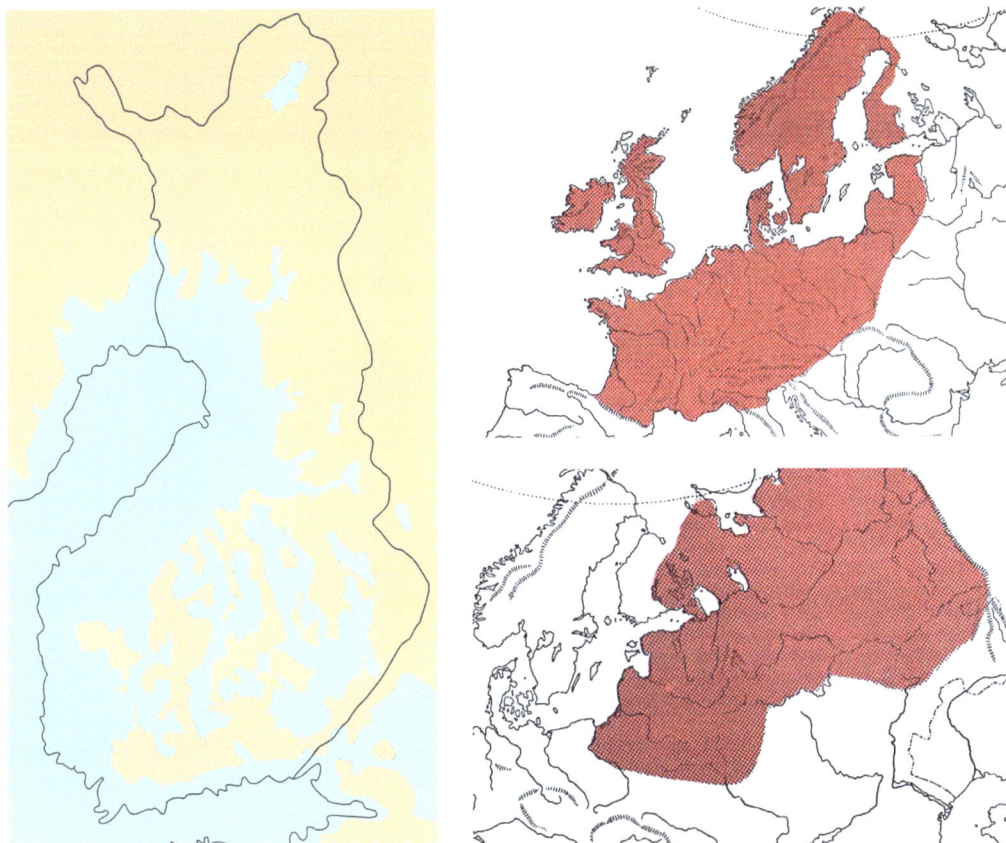

Abbildung 24. Die Landmasse Finnlands hat sich nach der Eiszeit um 9.000 v. Chr. ein bisschen zurückgezogen, und Martti Vuorenjuuris Illustration zeigt die westlichen und östlichen Saunaeinflüsse in Finnland (rechts oben bzw. rechts unten). Bildquelle: Wikimedia, Oakokko, 2007 und Vuorenjuuri, 1967, vom Autor auf Digital Intermediate reproduziert.

hat, weltweit in die Lexika aufgenommen zu werden. Die optimistischste Annahme ist, dass die Menschen, die zuerst die nördlichen und östlichen Teile des Landes bewohnten und nach der Eiszeit dauerhafte Siedlungen errichteten, auch die Sauna in dieser Gegend einführten. Dauerhafte Behausungen wurden um 5000 v. Chr. notwendig, als die Saat der landwirtschaftlichen Gesellschaft erstmals in den finnischen Boden gesät wurde. Es ist wahrscheinlich, dass Saunen in der Form, wie wir sie heute kennen, erst nach dieser Zeit möglich wurden und dass die Ursprünge dieser Praxis aus dem Osten kamen.

Die Geschichte der finnischen Saunakultur besteht aus einer Kombination verschiedener Faktoren. Laut dem Journalisten und Autor Martti Vuorenjuuri wurde die finnische Sauna gleichermaßen von der mittelalterlichen, kontinentalen Saunakultur aus Westeuropa und der großen russischen ‚Sauna'-Kultur aus dem Osten beeinflusst. Der kontinentale Einfluss war an der Westküste Finnlands durch die Interaktion mit Schweden besonders ausgeprägt. Dies begünstigte den Bau von großen und hohen Saunagebäuden. In Ostfinnland inspirierte der ländliche russische Stil kleinere und niedrigere Saunahütten. Diese Einflüsse waren noch zu Beginn des zwanzigsten Jahrhunderts deutlich zu spüren und wurden in mehreren Büchern des Architekten Risto Vuolle-Apiala dokumentiert. Nach einer neueren Interpretation von Heikki Lyytinen ist die finnische Saunakultur im Großen und Ganzen eine Verfeinerung der russischen und baltischen Praktiken. Die Lektion, die wir von den Saunahistorikern

Vuorenjuuri, Mikkel Aaland und Lyytinen lernen können, ist, dass die Idee eines Schwitzbades, das einer Sauna ähnelt, unabhängig voneinander rund um den Globus entdeckt wurde, und nicht nur in Finnland.

Unabhängig davon, wie die Idee der Sauna nach Finnland kam, hat sie sich dort fest etabliert. Etymologisch gesehen scheint das Wort „Sauna" seit der Bronzezeit (1500-900 v. Chr.) im Ostseeraum südlich von Finnland im Umlauf gewesen zu sein. Das erste archäologische Zeugnis der finnischen Sauna, die Überreste eines steinernen Ofens, stammt jedoch erst aus der Zeit um 1000 n. Chr. Historische Aufzeichnungen über Pfarreien und die Stadt Turku, die alte Hauptstadt, tauchen zwischen 1400-1600 n. Chr. auf. Sie zeigen, dass die finnische Saunakultur ebenso lebendig war wie die mittelalterliche kontinentaleuropäische Sauna- und städtische Badekultur bis zum fünfzehnten Jahrhundert. Es gibt auch ältere historische Quellen und archäologische Funde aus anderen Teilen der Welt.

Die spärliche Geschichte Finnlands ist ein bedauerliches Manko, wenn es darum geht, die Geschichte der Sauna zu erzählen. Es scheint nicht möglich zu sein, eine Geschichte der finnischen Sauna zu schreiben, die ein ganzes Jahrtausend umfasst, wie Ethan Pollock sie für das russische Bad vorgelegt hat. Wir können nur sagen, dass das wichtigste Merkmal der finnischen Sauna darin besteht, dass sie in den letzten etwa sechshundert Jahren intakt geblieben ist und dass die wichtigsten Veränderungen erst in den letzten etwa zweihundert Jahren stattgefunden haben. Die Saunakulturen in Kontinentaleuropa, auch in Schweden, gingen zurück. Zwischen dem 15. bis zum 18. Jahrhundert, einer Periode die von Georges Vigarello als „dreihundert Jahre ohne Bad" bezeichnet wurde, haben Menschen in Finnland ihre geliebte Praxis nie aufgegeben, obwohl das schwedische Königreich es so wollte. Rauchsaunen hatten zum Beispiel den schlechten Ruf, eine Brandgefahr darzustellen, und wurden in örtlichen Stadtgesetzen erwähnt. Die Städte verlangten Sicherheitsabstände zwischen Saunen und anderen Gebäuden, ein Grundsatz, der in der finnischen Gesetzgebung bis heute fortbesteht.

Wenn wir uns auf die beiden letzten Jahrhunderte der finnischen Sauna konzentrieren, können wir mehrere Veränderungen feststellen, die sich in einer vermutlich jahrhundertelangen, stetigen Entwicklung seit 1000 v. Chr. recht schnell vollzogen haben. Während mehr als dreitausend Jahren war die bedeutendste Veränderung die Verlagerung der Saunen vom (vermuteten) Boden und von gegrabenen Gruben zu Blockhäusern. Die Blockhäuser entwickelten zunächst Eckaussparungen und später die Verwendung von Langrillenbeschlägen, die die Isolierung des Gebäudes erheblich verbesserten.

Ende des 18. Jahrhunderts, als der italienische Abenteurer Giuseppe Acerbi seine Reise durch Finnland in Richtung des Eismeeres im Norden antrat, waren alle wichtigen Elemente der finnischen Saunabauten und Badekultur fest etabliert. Seine farbenfrohen Aufzeichnungen beschreiben, was er in einer finnischen Sauna erlebte. Sein Bericht lautet wie folgt:

> *Fast alle finnischen Bauern haben ein kleines Haus, das eigens für ein Bad gebaut wurde: Es besteht nur aus einer kleinen Kammer, in deren innerstem Teil eine Reihe von Steinen platziert sind, die mit Feuer erhitzt werden, bis sie rot werden. Auf diese so erhitzten Steine wird Wasser geworfen, bis die Gesellschaft darin in eine dicke Dampfwolke verwickelt ist. In diesem innersten Teil ist die Kammer in zwei Stockwerke aufgeteilt, um eine größere Anzahl von Personen in diesem kleinen Raum unterzubringen; und da es in der Natur des Hitzedampfes liegt, aufzusteigen, ist das zweite Stockwerk natürlich das heißeste. Männer und Frauen benutzen das Bad in*

*aller Öffentlichkeit, ohne sich zu verhüllen oder zu kleiden, oder im Geringsten von irgendwelchen Gefühlen der Zuneigung beeinflusst zu sein.*

*... es gibt kein anderes Fenster als ein kleines Loch und kein Licht, das nicht aus irgendeinem Spalt im Dach des Hauses oder aus den Spalten zwischen den Holzstücken, aus denen es gebaut ist, eindringt.*

*... Ich konnte kaum meinen Sinnen trauen, als ich feststellte, dass diese Leute zusammenbleiben und sich eine halbe Stunde lang, manchmal sogar eine ganze Stunde lang, in derselben Kammer amüsieren, die auf 70 oder 75 Grad Celsius erhitzt ist.*

*...Die Finnen reiben sich die ganze Zeit, während sie in diesem heißen Bad sind, mit Ruten, die aus Birkenzweigen geformt sind, an jedem Teil ihres Körpers.*
*... Im Winter gehen sie oft nackt aus dem Bad, um sich im Schnee zu wälzen, wenn die Kälte 20 und sogar 30 Grad unter Null beträgt.*

Acerbi, 1802. *Reisen durch Schweden, Finnland,*
*und Lappland bis zum Nordkap.* XXII, S. 297

Der von Acerbi in dem obigen Zitat beobachtete Akt folgt sehr genau der Formel des heutigen finnischen Saunarituals: Schwitzen, Löyly machen, abkühlen und sich reinigen.

Ein glaubwürdiges Bild der Sauna aus späteren finnischen Quellen deutet darauf hin, dass eine Sauna ein multifunktionaler Ort war, der verschiedenen landwirtschaftlichen

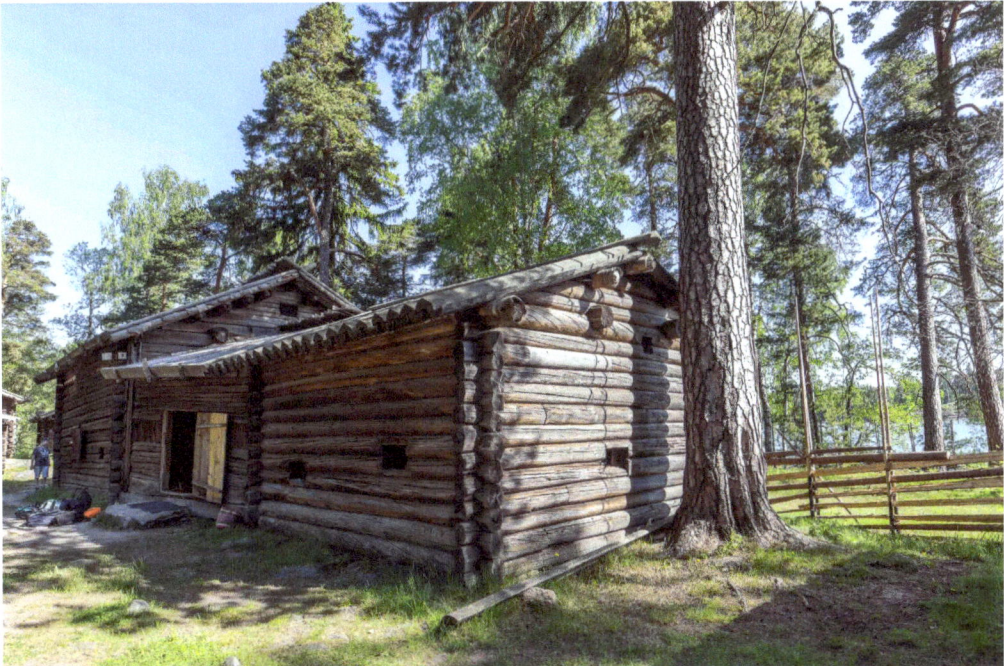

Abbildung 25. Niemelän torppa, ein Gebäude, das zum Freilichtmuseum Seurasaari in Helsinki gehört, hat eine der ältesten bekannten Saunen, die noch stehen und aus dem späten 18. Jahrhundert stammt.

Funktionen, „einem Krankenhaus und einer Apotheke", einer Behausung für Mensch und Tier, sowie der Lagerung diente. Wahrscheinlich hing es vom Wohlstand des Viertels ab, wie viele dieser Funktionen in einem einzigen Gebäude untergebracht werden mussten oder ob separate Gebäude errichtet werden konnten. Es ist jedoch klar, dass die landwirtschaftlichen Bedürfnisse, die mit der Nutzung von Wärme einhergingen, Menschen dazu zwangen, die Saunen lange Zeit auch für andere Aufgaben als das Baden zu nutzen. Die städtischen Saunen

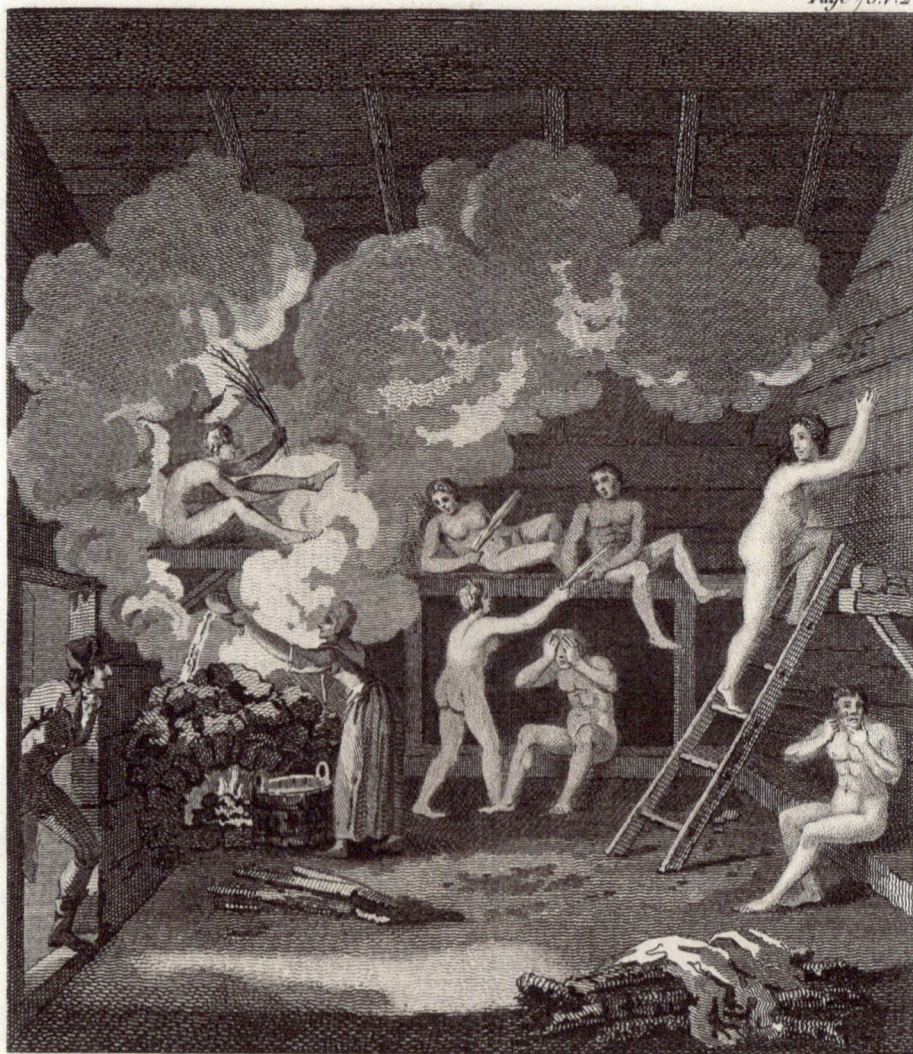

Abbildung 26. Finnisches Bad. Illustration aus Giuseppe Acerbis „Reisen durch Finnland".

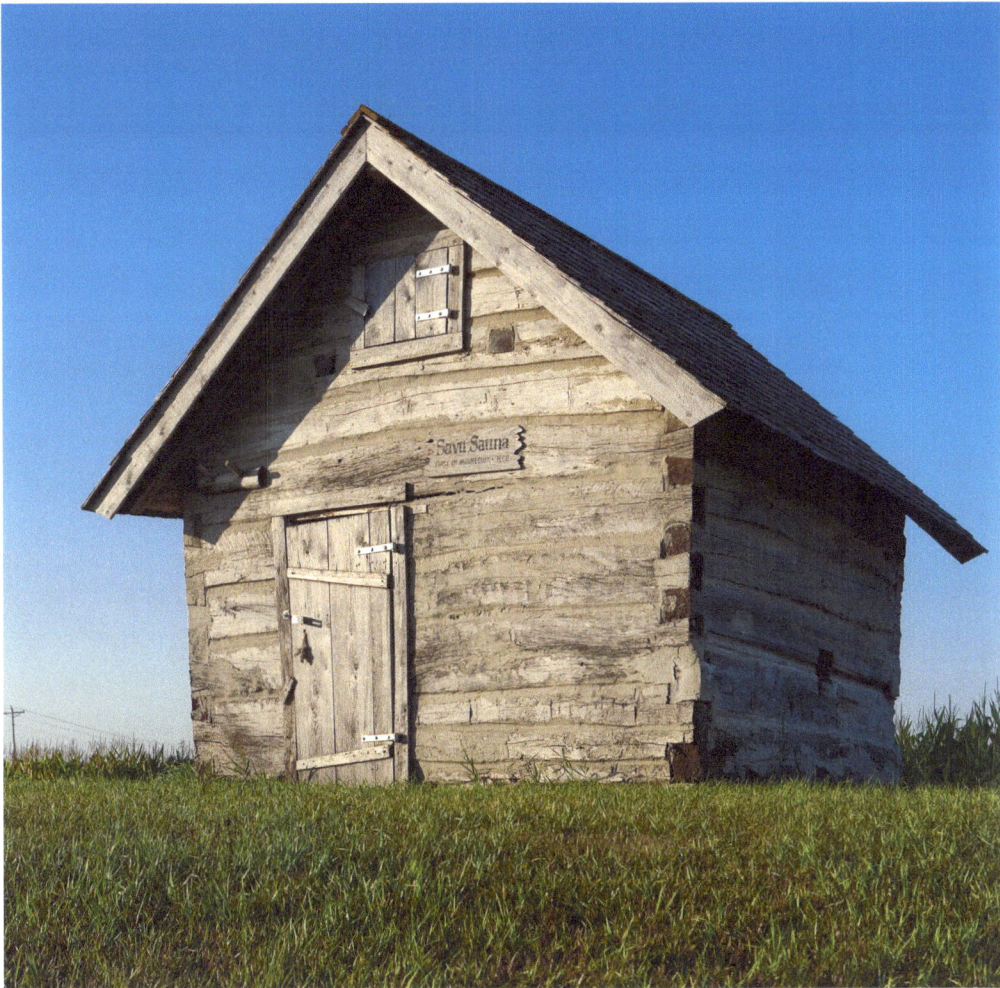

Abbildung 27. Finnische Einwanderer haben Saunen gebaut, als sie sich im Ausland niedergelassen haben. Diese Rauchsauna in der Nähe von Cokato, Minnesota, aus dem Jahr 1868 ist wahrscheinlich die älteste noch erhaltene, von Einwanderern gebaute Sauna in den USA. Foto © Aaron W Hautala, „The Opposite of Cold" – University of Minnesota Press.

dienten lange Zeit der menschlichen Sauberkeit, aber die Freizeitnutzung der Saunen setzte sich erst nach den 1950er Jahren durch, als die letzte Generation der Menschen in Finnland noch in Saunen geboren wurde. Von diesem Zeitpunkt an wurde die Sauna immer mehr zu einem Genuss und nicht mehr zu einer Notwendigkeit. So wurden Badezimmer mit Duschen erst in den 1970er Jahren zum Standard in kleinen Stadtwohnungen. Davor wurde von den Menschen erwartet, dass sie sich in einem Gemeinschaftsbad waschen, zum Beispiel in der Sauna des Wohnkomplexes oder in einer öffentlichen Sauna, die bis in die späten 1900er Jahre weit verbreitet war. In Finnland kam es im März 2020 zu einer Art Wendepunkt, als während der Covid-19-Pandemie mehrere Saunen in Wohnanlagen und alle öffentlichen Saunen für den allgemeinen Gebrauch geschlossen wurden. Unsere Untersuchungen ergaben, dass mehr als zwanzig Prozent der Menschen in Finnland daraufhin ihr Badeverhalten einschränkten. Dies zeigte deutlich, dass die Sauna nicht mehr eine lebenswichtige Funktion war, sondern eine Luxusdienstleistung. Meiner Meinung nach hat Finnland diesen Punkt aufgrund einiger wichtiger technologischer Innovationen erreicht.

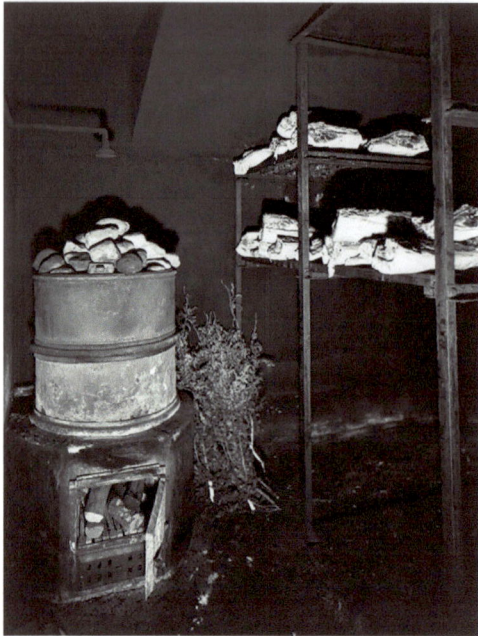

Abbildung 28. Trommelheizung in der Räucherkammer der Wurstfabrik Elanto in Helsinki, bereit zum Einsatz. Hier wird die Heizung als Räucherofen ohne Abzug genutzt. Foto: Stadtmuseum Helsinki, 1933. Fotograf unbekannt.

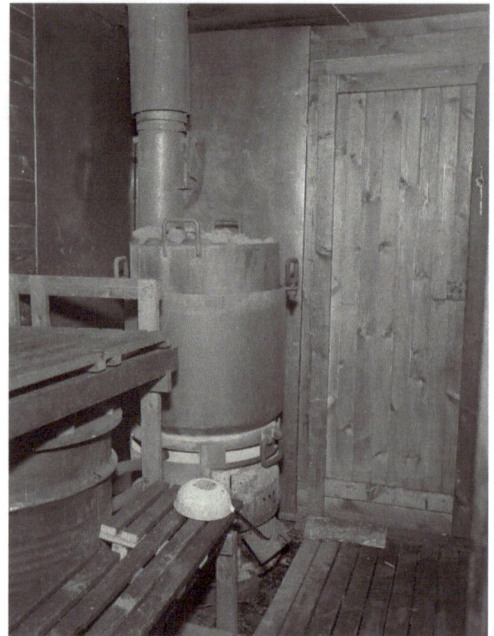

Abbildung 29. Die finnischen Streitkräfte haben die Idee gehabt, einen Holzofen zu entwickeln, der immer warm bleibt. Das Design hat auf einem bestehenden Ofen basiert und wurde in einer provisorischen, mobilen Sauna eingebaut, die zur Desinfektion genutzt wurde. Foto: Militärmuseum, Finnland.

## Sauna-Innovationen, die die finnische Sauna betreffen

Die finnische Sauna hat sich nicht über Nacht zu der Art von häuslicher Einrichtung entwickelt, die sie heute ist. Sie basiert auf bestimmten Perioden der Innovation. Im späten 18. Jahrhundert wurden die Rauchsaunen, mit ihren Brandgefahren, zunehmend durch Saunen mit Schornsteinen ersetzt. Dieser Trend setzte sich nicht schnell durch, da er den Saunabau komplizierter machte und für isolierte Saunen, die jahrhundertelang ohne Schornstein auskamen, wahrscheinlich unnötig erschien. An der Schwelle zum 20. Jahrhundert wurde eine neue Generation von Saunaöfen populär, die auf dem Vorhandensein eines Schornsteins aufbauten. Der so genannte ‚Pönttökiuas', ein Fassofen, war eine Erfindung, die durch das Stahlfass ermöglicht wurde. Mit kleinen Modifikationen des Stahlfasses oder einfach mit gefaltetem Blech in den Händen einer fähigen schmiedenden Person konnte ein einfacher Ofen gebaut werden. Dieser Ofen funktionierte als Rauchsaunaofen, oder er konnte mit einem Metallaufsatz versehen werden, der mit einem Schornstein verbunden war, so dass der Rauch abgeleitet werden konnte.

Die wichtigste dieser Innovationsphasen fand in den 1930er bis 1950er Jahren statt. Zwei wichtige Erfindungen wurden in Finnland gemacht. Zunächst wurde 1934 der holzbefeuerte Dauerbrandofen erfunden, 1938 dann der elektrische Saunaofen. Beide neuen Öfen trafen den Nerv der Saunanutzenden. Es ist unerheblich, ob diese Erfindungen zuerst in Finnland, in Schweden (elektrisch) oder in Russland (holzbeheizt) gemacht wurden, aber entscheidend ist, dass sie in den 1940er und 1950er Jahren in Finnland schnell und weit verbreitet waren und von lokalen Unternehmen entwickelt, hergestellt und verkauft wurden. Die vorangegangenen Generationen von Heizgeräten wurden von unabhängigen

Maurerinnen und Maurern sowie Schmiedinnen und Schmieden individuell gefertigt. Die neue Generation von Heizkörpern führte dazu, dass buchstäblich Hunderte von kleinen Geschäften ihre eigenen Heizkörpermarken bauten, die nach dem Prinzip der Massenproduktion hergestellt wurden. Eine echte Massenproduktion von Heizgeräten wurde erst gegen Ende des zwanzigsten Jahrhunderts möglich, als die Unternehmen wuchsen und sich mit anderen zusammenschlossen.

Der neue holzbeheizte Saunaofen unterschied sich nur in einem Punkt von den früheren: Die Brennkammer war von den Steinen isoliert, und die Rauchgase wurden durch Kanäle in den Schornstein geleitet (siehe Abb. 50, S. 75). Dies ermöglichte es, die Sauna während der Benutzung weiter zu heizen, im Gegensatz zu den früheren Öfen, die vor dem Baden aufgeheizt werden mussten. Der neue holzbefeuerte Ofen war praktisch: Er ließ sich schnell aufheizen und verbrauchte möglicherweise weniger Brennholz als die früheren Öfen. Die kurze Aufheizzeit war ein wichtiger Anreiz für die Saunabenutzung, da ältere Ofenmodelle stundenlange Aufheizzeiten benötigten, die während des Arbeitstages nur schwer aufzubringen waren, insbesondere in den schwierigen Zeiten nach dem Zweiten Weltkrieg, als Finnland erhebliche Kriegsreparationen an die Sowjetunion zahlen musste.

Nach dem Krieg wurden die Funktionen der Sauna weniger und konzentrierten sich auf die persönliche Sauberkeit und das Wohlbefinden. Die Verwendung eines holzbefeuerten oder elektrischen Durchlauferhitzer war für diese Aufgabe gut geeignet, da er den Saunaraum im Gegensatz zu den rußverschmierten Wänden der Rauchsauna weiß und sauber erscheinen ließ. Wenn heute von holzbefeuerten Öfen die Rede ist, denken die meisten Menschen in Finnland automatisch an diesen Ofentyp, obwohl es ihn erst seit weniger als hundert Jahren gibt. Das lässt erahnen, welch großen Einfluss er hatte. Ich glaube, dass auch der Zweite Weltkrieg dazu beigetragen hat, diese neue Art von Ofen populär zu machen, da die

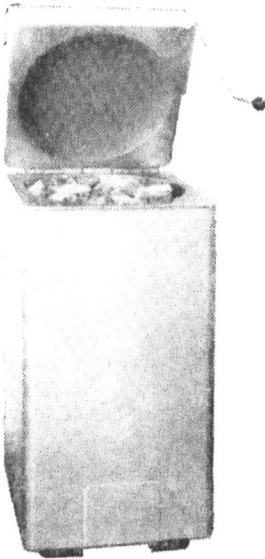

Te pidätte pehmeästä löylystä…

suomalaisen saunan hiostavan leppoisasta lämmöstä. Tässä Teille toive-kiuas

ASEAn uusi SKA 1 lämpöävaraava kiuas

Tämä sähkökiuas vastaa täysin kertalämmitteistä puukiuasta.

Valmistaja: Karjalan Sähkö Oy, Helsinki

Oy ASEA Ab

Helsinki,      Turku,          Kuopio,          Vaasa,
Citykäytävä    Maarlank. 1 B   Puijonk. 19—21   Hovioikeudenp. 15
Puh. 12 501    Puh. 26 020     Puh. 15 071      Puh. 61 50

Abbildung 30. Eine Anzeige von 1957 für einen neuen elektrischen Heizkörper mit Wärmespeicher, der einigen Modellen von 2021 ziemlich ähnlich ist. Die Anzeige betont, dass der elektrische Heizkörper einem Holzofen in nichts nachsteht und weder besser noch schlechter ist. Quelle: Sauna-Magazin.

43

finnischen Verteidigungsstreitkräfte eine Variante des Durchlauferhitzers für die Zwecke der Desinfektion während des Krieges entwickelten und einsetzten (siehe Abb. 29, S. 42). Dies geschah, um die Soldatinnen, Soldaten und ihre Kleidung von Körperläusen zu befreien, die *Typhus exanthematicus*, eine unter Kriegsbedingungen tödliche Krankheit, übertragen konnten. Der Erfolg der desinfizierenden Saunen machte dieses Konzept vermutlich allgegenwärtig und gewöhnte die junge Generation der heimkehrenden Menschen in Uniform an die neue, heiße und trockene Art der Saunaumgebung, die durch die Erfindung des neuen Ofens ermöglicht wurde.

Der elektrische Ofen war eine ebenso bahnbrechende Innovation. Technisch gesehen handelte es sich um ein einfaches Gerät: nur ein paar nach oben gerichtete Heizelemente (eine weitere Innovation des frühen 20. Jahrhunderts), die von einem Metallgehäuse umgeben waren, um die Saunasteine in der Nähe zu halten. Er hatte jedoch eine große Wirkung, denn er ermöglichte den Bau von Saunen an Orten, an denen holzbeheizte Öfen nicht installiert werden konnten, wie z. B. in städtischen Gebäuden. Damit begann ein Wandel in der Gestaltung von Wohngebäuden. Ab den 1940er Jahren wurde in Wohngebäuden zunehmend eine Sauna als Teil der Gemeinschaftseinrichtungen eines Mehrfamilienhauses eingeführt, ähnlich wie eine Waschküche. Ich habe mich darauf bezogen, als ich von Saunas in Wohnanlagen sprach. Aber das war nur der Anfang. In den 1970er Jahren begannen Architektinnen und Architekten damit, mittelgroße oder kleine elektrisch beheizte Saunen als Teil einzelner Häuser und Wohnungen einzubauen. Diese Bewegung erreichte ihren Höhepunkt in den späten 1990er Jahren, als fast jede neue Wohnung, vom kleinsten Studio bis zum größten Penthouse mit fünf Schlafzimmern, mit einer Sauna ausgestattet wurde. Diese Entwicklung verlief parallel zu anderen bädertechnischen Verbesserungen. Die Badezimmer in den finnischen Städten kamen im Laufe des zwanzigsten Jahrhunderts auf, Duschen wurden erst in den 1970er Jahren zur Standardausstattung. Vor diesem Fortschritt bestand die einzige Möglichkeit für die Arbeiterklasse, sich zu waschen, darin, eine öffentliche Sauna zu besuchen, da in den frühen 1900er Jahren nur Wohnungen der Oberschicht mit Badewannen ausgestattet waren.

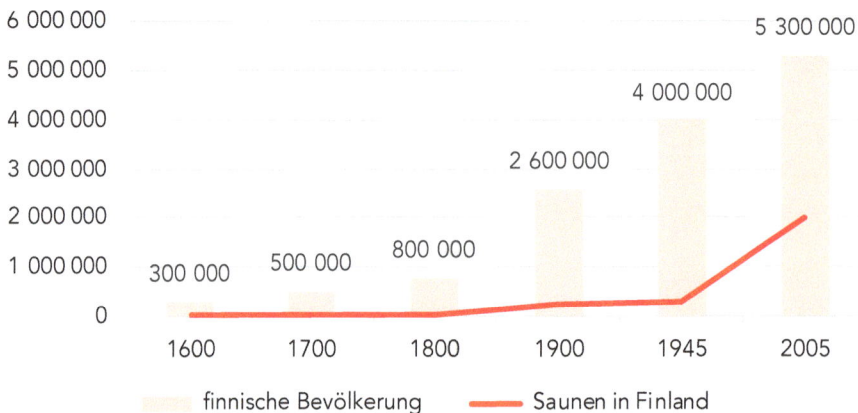

Abbildung 31. Die Entwicklung der Anzahl von Saunen in Finnland, eine Anpassung von Vuolle-Apiala, 2016.

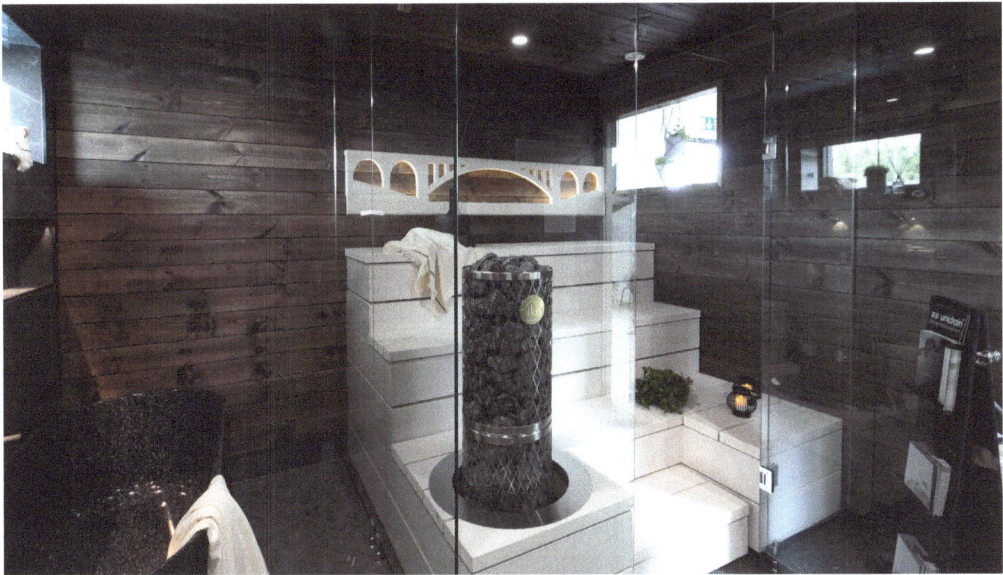

Abbildung 32. Moderne integrierte Saunen, wie die hier gezeigte, haben eine elektrische Heizung und eine mechanische Belüftung. Foto von der Wohnungsmesse 2019 in Kouvola, Finnland.

Diese beiden Ofeninnovationen trugen schließlich dazu bei, dass Saunabesitz und -betrieb für größere Gruppen von Menschen machbar wurden. Dies ebnete den Weg für einen starken Anstieg der Zahl der privaten Saunen in Finnland von Hunderttausenden auf über zwei Millionen. Nach diesem Anstieg war es nicht mehr so wichtig, die Sauna mit der Großfamilie, den Nachbarn oder Angestellten zu teilen, da immer mehr Menschen eine eigene Sauna besitzen konnten. Diese Entwicklung wirft die Frage auf, ob die finnische Saunakultur und die Qualität der Saunen mit dem rasanten Anstieg der Besucherzahlen mithalten konnten. Andererseits bedeutet die große Anzahl von Saunen, dass fast alle, unabhängig von Wohlstand und Einkommen, einfachen und erschwinglichen Zugang zu Saunen haben und die Gesellschaft insgesamt in den Genuss der mit der Sauna verbundenen gesundheitlichen Vorteile kommt.

Aus meiner Sicht hat der Elektroofen das Saunabaden am meisten verändert. Obwohl die neuen holzbeheizten Öfen die alten in vielerlei Hinsicht übertrafen, befreiten sie die Menschen nicht vollständig von der Mühe des Saunaheizens und der Verwaltung des Brennholzes, im Gegensatz zum Elektroofen. Die neue Elektrosauna neben dem Badezimmer lässt sich mit einem einzigen Knopfdruck aufheizen. Folglich wurde die Sauna durch die elektrische Beheizung zur Massenware. Ich glaube, dass beim Übergang zur elektrischen Sauna etwas vom Geist der ursprünglichen Saunen aus dem neunzehnten Jahrhundert verloren gegangen ist. Dies hat eine neue Generation von Saunabesuchenden, wie mich, wiederbelebt, die mit der Elektrosauna vertraut gemacht wurden und später andere, ältere Saunatypen suchten und schätzten.

Die letzte Neuerung, die für die elektrische Sauna in Verbindung mit bestimmten Gebäudetypen von Bedeutung ist, war die weit verbreitete Nutzung der mechanischen Belüftung (siehe Kapitel 4, S. 117). Parallel dazu wuchs die Zahl privater, integrierter Wohnsaunen rasch an (siehe Abb. 31, S. 44). Die Entwicklung begann in Finnland in den 1950er Jahren. In den 1980er Jahren war die mechanische Lüftung die einzige Lüftung, die in den staatlichen Baurichtlinien ausdrücklich empfohlen wurde. Dies war für die Saunen sowohl ein Segen als auch ein Fluch. Da integrierten Saunen mit elektrischen Öfen oft die natürlichen

Belüftungsmöglichkeiten fehlten, die holzbefeuerte Öfen in Kabinen hatten, hätte die mechanische Belüftung das Erlebnis der elektrischen Sauna erheblich verbessern können. Leider wurden die mechanischen Belüftungslösungen in der Vergangenheit oft nicht richtig geplant und gebaut. Dies kann den Saunagang eher verschlechtern als verbessern, da die Saunaluft zu stark ausgetrocknet und der Löyly geschwächt wird. Ich glaube, dass dies ein wichtiger Grund ist, warum viele Menschen in Finnland die holzbeheizten Saunen stark bevorzugen, auch wenn sie regelmäßig die Annehmlichkeiten der elektrisch beheizten Saunen genießen, die in öffentlichen Einrichtungen weit verbreitet sind.

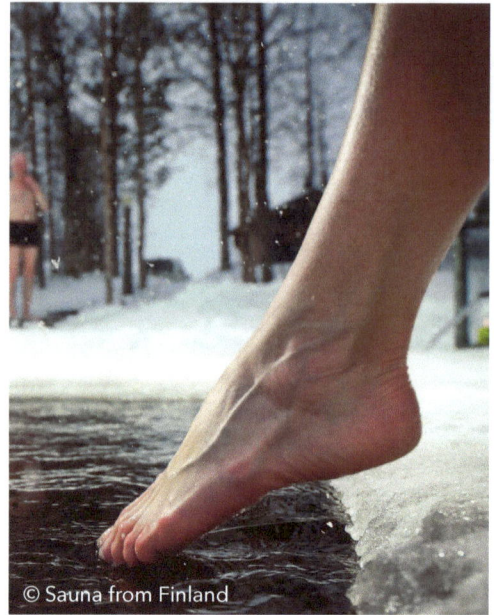
© Sauna from Finland

Seit dieser kurzen Zeit der Innovationen sind nur noch kleinere Erfindungen auf-getaucht. Dazu gehören ausgeklügelte Steuerungen für elektrische Öfen, die manchmal mit einem Smartphone bedient werden können, wärmespeichernde Öfen mit elektronischer Steuerung und Hybridöfen, aber die meisten dieser Änderungen waren kosmetischer Natur. Die meisten Neuerungen haben nur das Aussehen der Sauna und der Öfen verändert, nicht aber die Funktionsweise der finnischen Sauna. Insgesamt würde ich die finnische Sauna-Innovationsgeschichte mit dem Wettlauf im Weltraum vergleichen, bei dem die nicht-menschliche Mondlandung von 1959 seit über sechzig Jahren eine beispiellose Leistung darstellt.

# Die finnische Sauna als Quelle der Gesundheit

Das Banja-Baden „kann zwei Drittel der von der medizinischen Wissenschaft verschriebenen Medikamente ersetzen", behauptete der portugiesische Arzt António Ribeiro Sanches 1779 nach einer langen Studie der russischen Saunapraktiken (Übersetzung aus Pollock, 2019). Sein Buch war wahrscheinlich das erste umfassende wissenschaftliche Werk, das die Nutzung der Sauna mit medizinischem Nutzen und akademischer Glaubwürdigkeit in Verbindung brachte.

Auch viele Menschen in Finnland glauben seit langem an die Heilkraft der Sauna. Die Hitze der Sauna löst mehrere schnelle körperliche Veränderungen aus. Es gibt deutlich wahrnehmbare Ereignisse: steigender Herzschlag, erhöhte Temperatur der Haut, dann des Körperkerns, gefolgt von Schwitzen. Vor allem das Schwitzen wird traditionell als ein wichtiger Übertragungsmechanismus angesehen, der zum Beispiel eine Krankheit aus dem Körper entfernen kann.

Die Sauna ist in Finnland seit langem ein besonderer Ort der Heilung. Die Rauchsaunen waren dank ihrer Erhitzungsmethode und der anfänglich hohen Temperatur von Natur aus sterile Räume. Dies unterstützte ihre Rolle in den Kliniken vor dem Krankenhausaufenthalt, wo verschiedene Arten von Behandlungen, wie z. B. Quirlen und Schröpfen, durchgeführt wurden.

Warum ist Saunabaden gesund? Die wissenschaftliche Forschung der letzten Jahrzehnte hat einige Annahmen über verschiedene Arten von Gesundheitsvorteilen bestätigt. Es scheint am besten zu sein, die Vorteile des regelmäßigen Saunabadens mit den Vorteilen regelmäßiger körperlicher Betätigung zu vergleichen, und das nicht nur, weil das Saunieren wie ein moderates Training zu wirken scheint. Die Forschung hat gezeigt, dass Personen, die recht häufig, mindestens viermal pro Woche, in die Sauna gehen, die größten gesundheitlichen Vorteile haben, wie z. B. ein geringeres Risiko für Herz-Kreislauf-Erkrankungen und Schlaganfälle.

Neben den erwünschten Gesundheitseffekten gibt es auch neue Daten über die möglichen ursächlichen Mechanismen, die für diese Ergebnisse verantwortlich sind: vor allem Veränderungen im Kreislaufsystem und die Aktivierung von Hitzeschockproteinen. Trotz der jüngsten Fortschritte sind noch nicht alle positiven und möglichen negativen Auswirkungen des Saunabadens auf die Gesundheit bekannt, und die Mechanismen, die dafür verantwortlich sind, bleiben ein Rätsel. Sicher ist, dass eine gut funktionierende Sauna für unmittelbare Entspannung und Stressabbau sorgen kann, was an sich schon eine beachtliche Leistung ist.

In dem Maße, in dem Forschende auf der ganzen Welt die gesundheitlichen Auswirkungen des Saunierens untersuchen, erfahren wir mehr über gesundheitsfördernde Saunagewohnheiten. Auch wenn sich die Details noch ändern können, können wir sicher davon ausgehen, dass gut konzipierte und konstruierte finnische Saunen dazu beitragen, den größtmöglichen Nutzen für die Gesundheit zu erzielen. Wenn eine Sauna unerträglich ist, ist ihr potenzieller Nutzen vernachlässigbar.

## Weitere Lektüre

### Bücher und wissenschaftliche Quellen:

Aaland, 1978
Acerbi, 1801
Blåfield & Blåfield, 2019
Hannuksela & Ellahham, 2001
Hussain & Cohen, 2018
Hussain et al., 2019
Laatikainen, 2019
Liikkanen & Laukkanen, 2020
MacWilliams, 2014
Pearson, 2020
Pollock, 2019
Reinikainen, 1977
Sauna from Finland, 2020
Teeri, 1988
Valtakari, 1988
Vuolle-Apiala, 2016
Vuorenjuuri, 1967

### Internetquellen:

Das größte Saunazentrum der Welt: https://www.therme-erding.de/
Sauna-Aufguss-Weltmeisterschaften: https://www.aufguss-wm.com/de/
Der Internationale Saunaverband, Dachverband aller nationalen Verbände: https://saunainternational.net/
Die finnische Wetterstatistik: https://www.ilmatieteenlaitos.fi/vuositilastot
Nachrichten über eine Online-Studie der Boulevardpresse zum Thema Waschen vor dem Saunagang: https://www.is.fi/kotimaa/art-2000006503502.html

# Anleitung für die finnische Sauna von der Finnischen Sauna-Gesellschaft

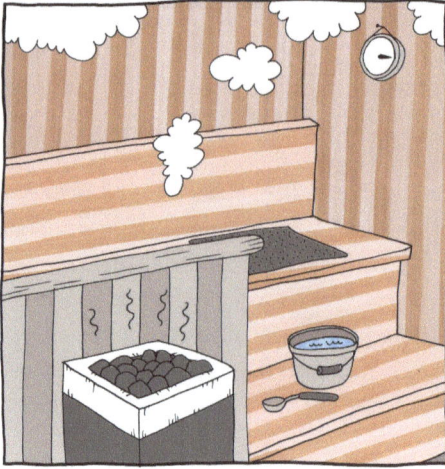

Eine Sauna ist ein heißer Raum. Die Lufttemperatur kann bis zu 100 Grad Celsius erreichen.

Die Sauna wird durch den Kiuas beheizt, eine Art Ofen, der mit Steinen gefüllt ist. Die Steine und der Ofen sind glühend heiß.

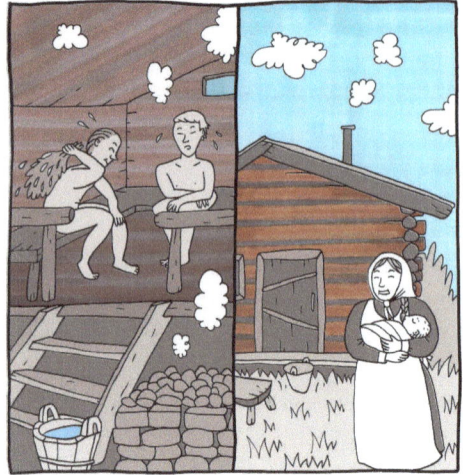

Als Institution ist die Sauna mehr als tausend Jahre alt und ein wichtiger Bestandteil der finnischen Kultur. In der Sauna waschen sich die Menschen und entspannen sich.

Früher war die Sauna der Ort, an dem man Kinder zur Welt brachte und die Toten wusch (dies war bis in die 1930er Jahre hinein üblich), da sie der sauberste Ort im Haus war. Deshalb hat die Sauna für die Finnen eine so tief verwurzelte Bedeutung.

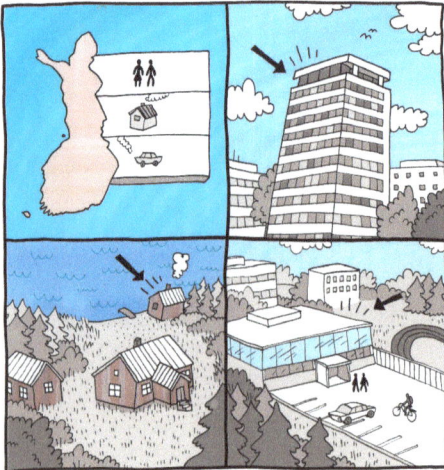

Fast alle haben eine Sauna zu Hause. In Finnland gibt es auch öffentliche Saunen: in öffentlichen Schwimmbädern, Sporthallen und als eigenständige Einrichtungen.

Die Menschen gehen einmal pro Woche in die Sauna, manchmal auch öfter.

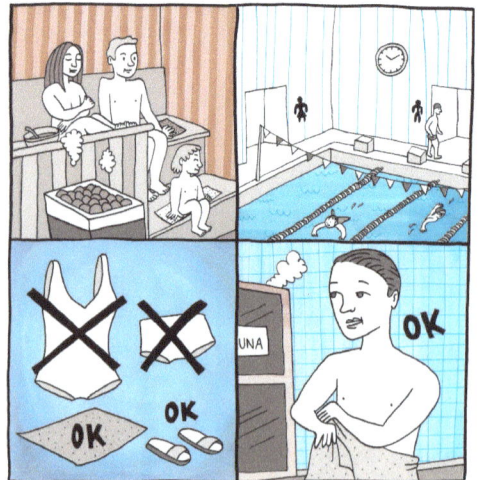

Finnische Familien gehen gemeinsam in die Sauna. Menschen aller Geschlechter, alle nackt. In öffentlichen Saunen gehen Menschen unterschiedlicher Geschlechter getrennt in die Sauna.

Auch in öffentlichen Saunen sind die Menschen nackt. Wenn Sie sich nackt unwohl fühlen, können Sie sich in ein Handtuch wickeln.

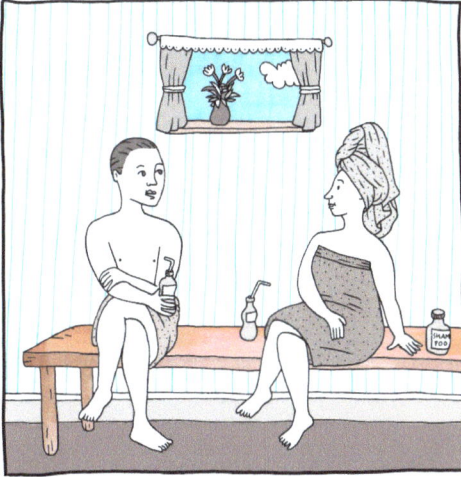

Normale Saunen haben nichts mit Sex zu tun.

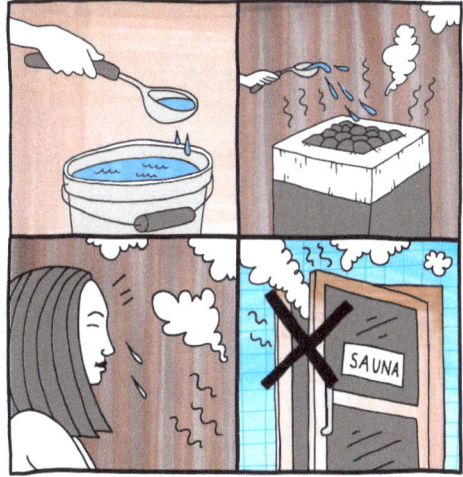

In der Sauna sitzt man und schüttet mit einer Kelle Wasser aus einem Eimer auf die heißen Steine. Das Wasser verwandelt sich in heißen Dampf (Löyly), also sei vorsichtig. Schütte nur Wasser auf die Steine, wenn alle das wollen.

Die Tür der Sauna bleibt geschlossen.

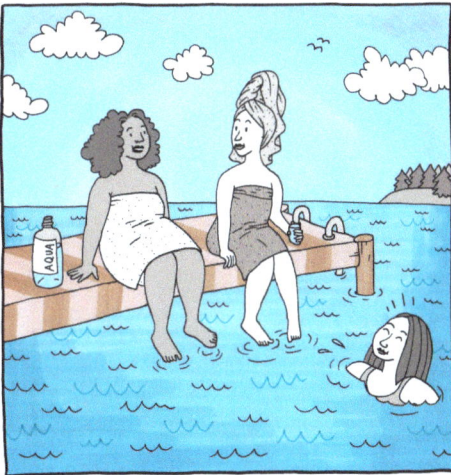

Zwischen den Saunagängen ist es gut, sich abzukühlen, zum Beispiel durch Duschen, im Freien sitzen oder im See oder Meer schwimmen. Alles, was den Körper kühlt, ist gut für Sie.

Denken Sie auch daran, viel Wasser zu trinken.

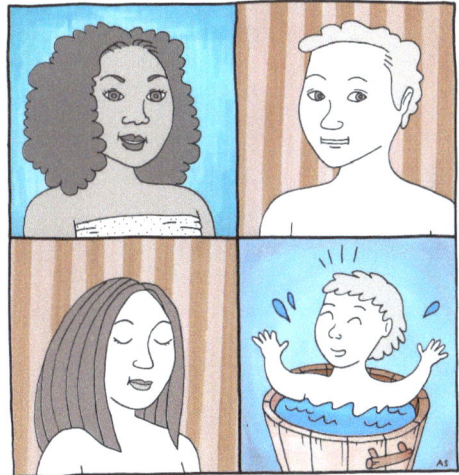

Genießen Sie den Löyly und nehmen Sie Rücksicht auf andere Saunagäste.

Willkommen in der Sauna!

SUOMEN SAUNASEURA
FINSKA BASTUSÄLLSKAPET
THE FINNISH SAUNA SOCIETY

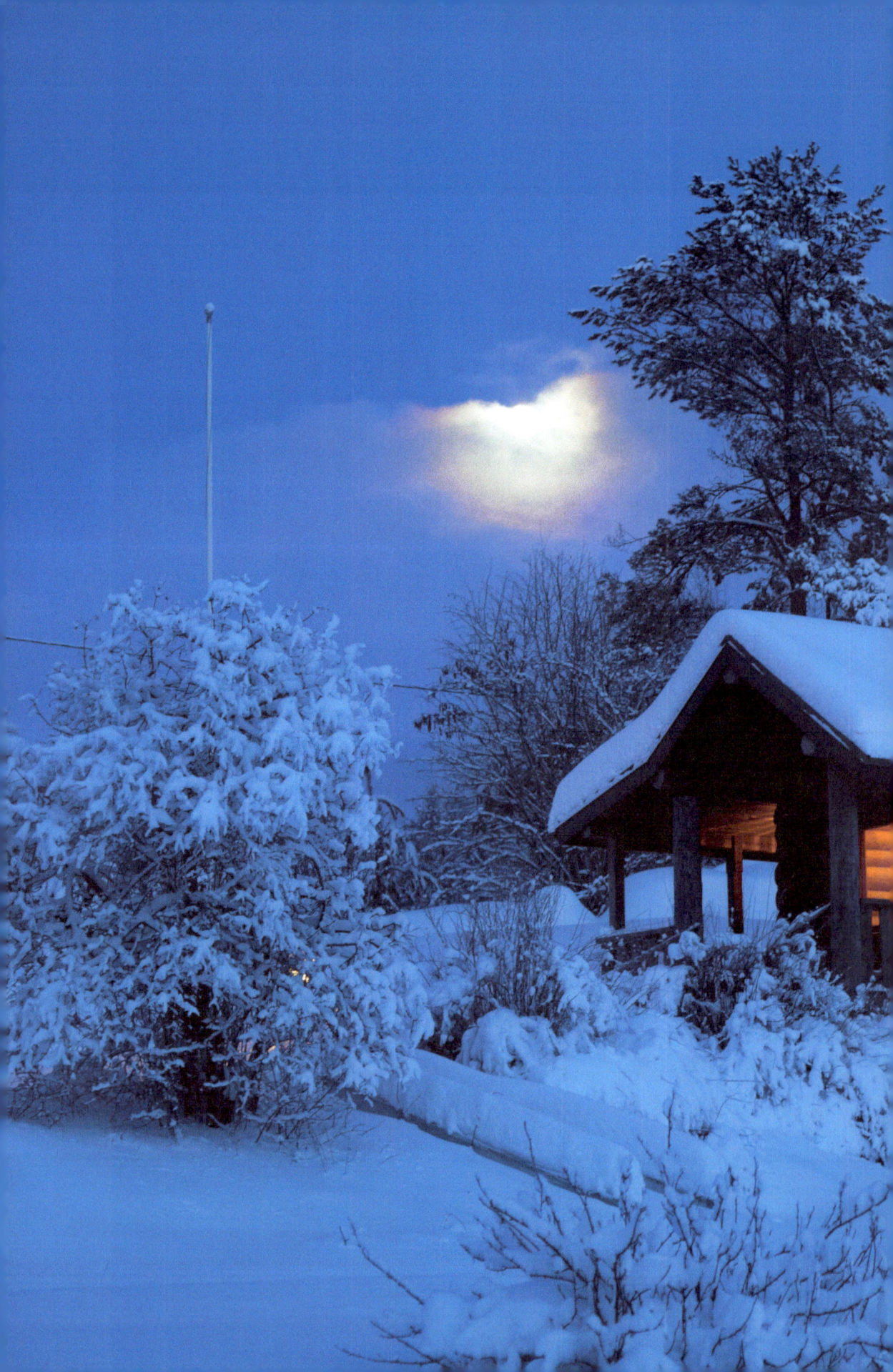

# 2.
# Die großartigen finnischen Saunen

In meiner Saunaphilosophie gibt es vier Elemente, die harmonisch aufeinander abgestimmt sein müssen, um den Weg für ein großartiges Saunaerlebnis zu ebnen. Das sind Wärme, Luftqualität, Inneneinrichtung und Saunakultur und -gesellschaft. Wenn Sie eine Sauna betreten, die alle diese Elemente in sich vereint, werden Sie sie lieben.

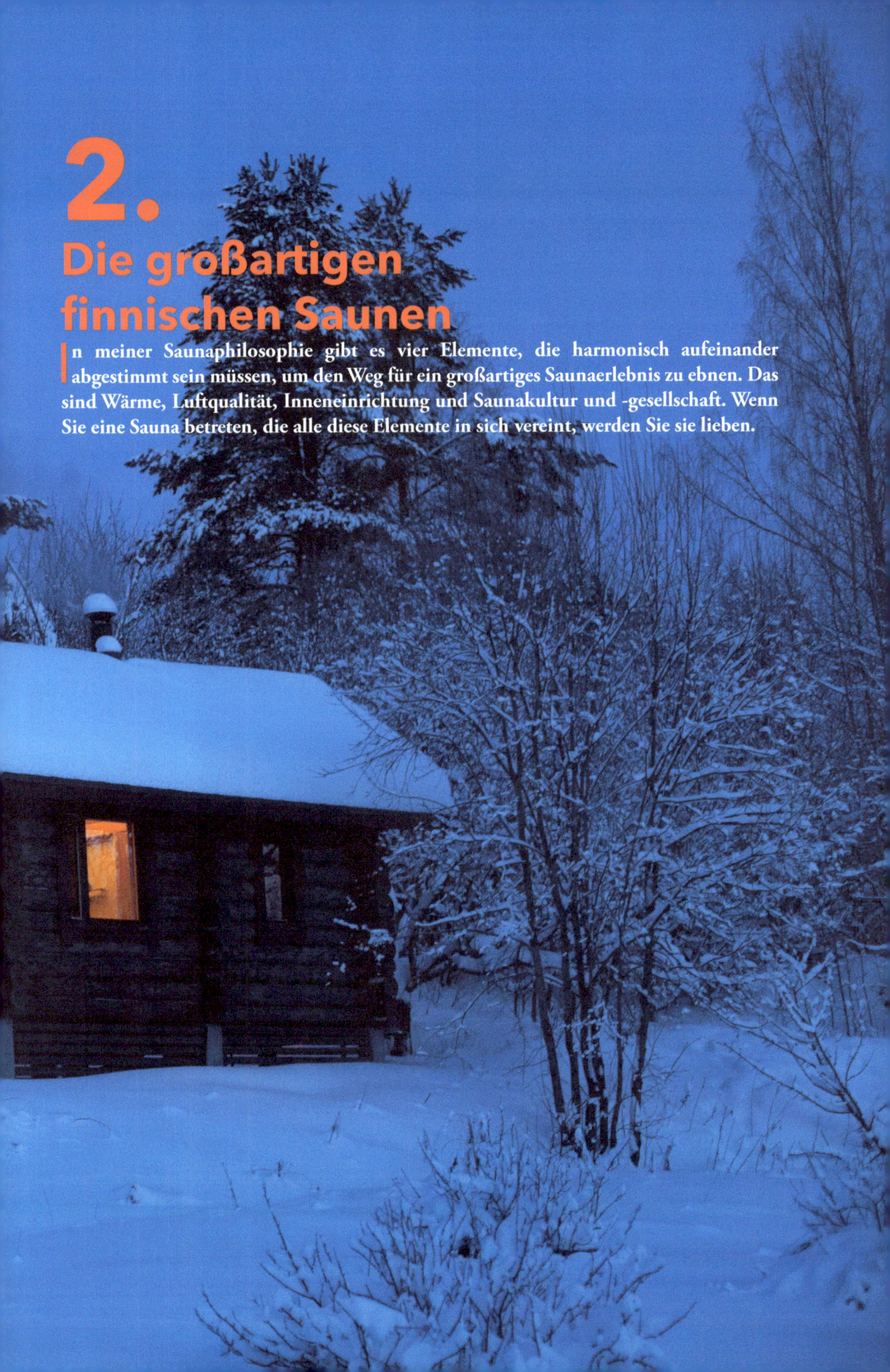

# Erkennen einer guten Sauna

Das beste Zeichen für eine gute Sauna ist der Grad des Komforts, den Sie in ihr erleben. Die besten Saunen sind bequem, sicher und einfach zu genießen. Die besten Saunen geben Ihnen das Gefühl, dass Sie sie gar nicht mehr verlassen wollen. Obwohl es mit ein wenig Erfahrung recht einfach ist, eine gute Sauna zu erkennen, bietet sie keine ausreichenden Anhaltspunkte für die Gestaltung. Meiner Erfahrung nach sollte man mindestens fünfzehn Minuten ohne Probleme in einer Sauna verbringen können. Weniger als fünf Minuten deuten auf ernsthafte Probleme oder völlig ungeeignete Bedingungen für Sie hin. Mehr als dreißig Minuten sind hervorragend und setzen voraus, dass Sie gut auf Ihren Flüssigkeitshaushalt achten.

Es gibt einige Werte, die die Finnen an der Sauna schätzen und die sie in einer Sauna vorfinden möchten. Laut mehreren Studien sind Sauberkeit und die Qualität des Löyly für die Finnen sehr wichtig. Dies kann durch verschiedene Maßnahmen erreicht werden. Der finnische Verband zur Förderung des Saunabadens Sauna from Finland setzt sich dafür ein, die Qualität finnischer Saunadienstleistungen in der ganzen Welt zu gewährleisten. Sie haben acht Grundwerte definiert, die in einem finnischen Saunaerlebnis vorhanden sein sollten und auch bei der Gestaltung hilfreich sind. Diese Werte sind:

- *Authentizität,*
- *Präsenz und Entspannung,*
- *Sauberkeit,*
- *Wohlbefinden und Gesundheit,*
- *multisensorische Erfahrung,*
- *Sicherheit,*
- *Kontrast, und*
- *Verantwortung.*

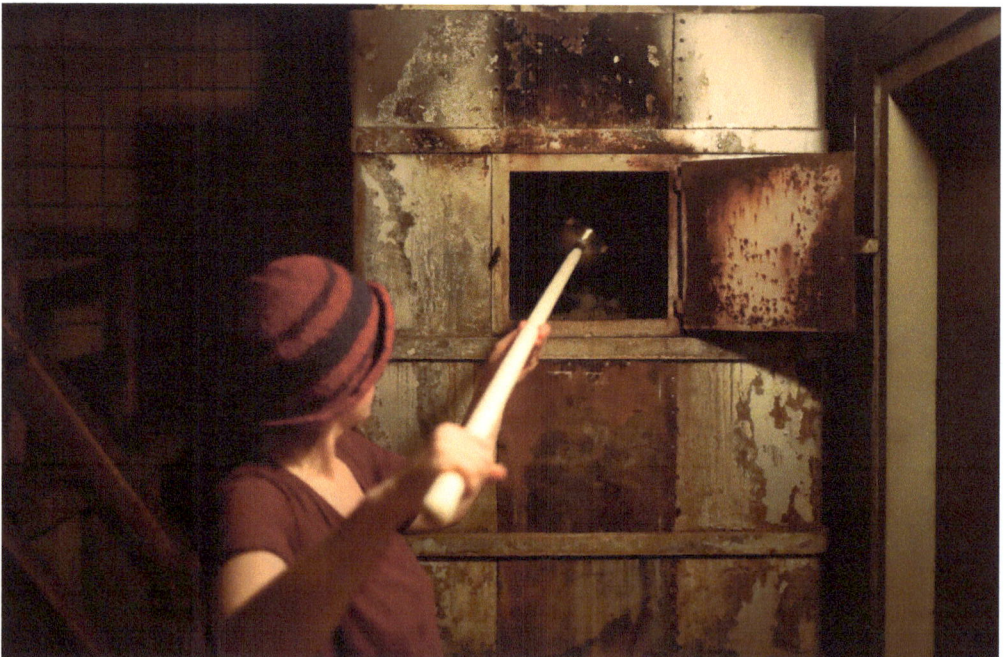

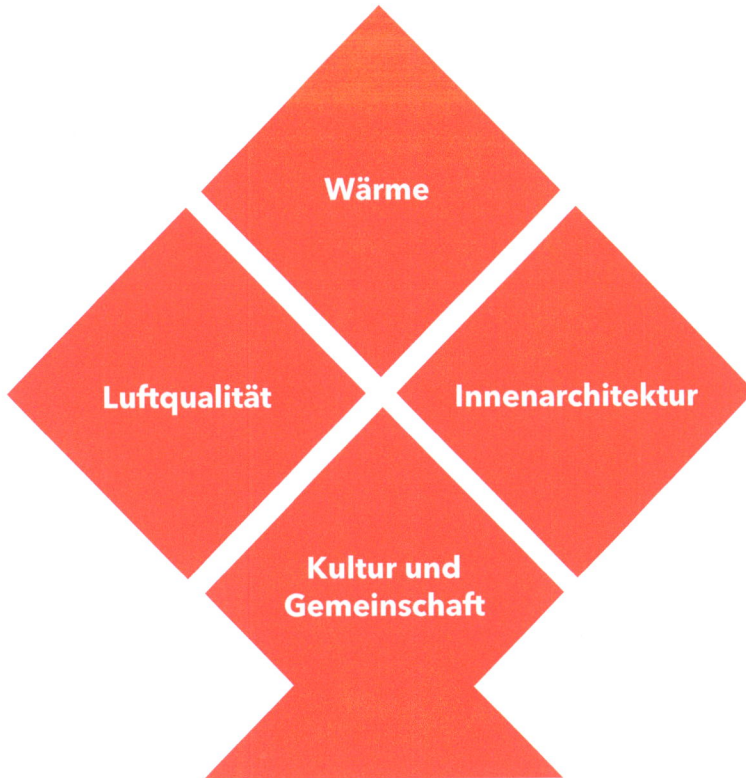

Abbildung 33. Das vierblättrige Kleeblatt-Modell für das Saunaerlebnis.

Im Großen und Ganzen ist es einfach zu verstehen, wie diese Werte zur finnischen Sauna passen. Die multisensorische Erfahrung bezieht sich beispielsweise auf die Tatsache, dass eine Sauna alle Sinne anspricht: Sehen, Riechen, Berühren (heiß/kalt), Schmecken (in geringem Maße) und Hören. Der Kontrast nimmt verschiedene Formen an. Die Sauna als Ritual steht im Kontrast zum Alltag, und das Wechselspiel von Schwitzen und Abkühlen während des Rituals bietet einen Kontrast in der Wärmewahrnehmung und der Körperreaktion: sich erweiternde und zusammenziehende Blutgefäße. Die Verantwortung erinnert uns daran, dass die finnische Saunatradition seit langem im Gleichgewicht mit der Natur steht. Die Sauna des einundzwanzigsten Jahrhunderts sollte weiterhin eine nachhaltige Quelle menschlicher Vitalität sein, eine ökologisch und sozial verantwortliche Einrichtung.

# Das vierblättrige Kleeblattmodell für gutes Saunadesign

In meinem Konzept der erlebnisorientierten Saunagestaltung stütze ich mich auf ein Modell mit vier Facetten. Ich nenne es das vierblättrige Kleeblatt des Saunaerlebnisses (Abb. 33, S. 53). In diesem Modell besteht das Saunaerlebnis aus der Wärme, der Luftqualität, der Inneneinrichtung und der Saunakultur und -gesellschaft. Der letzte Punkt ist nicht direkt von der Gestaltung abhängig, aber die Gesamtgestaltung trägt viel dazu bei, bestimmte kulturelle und soziale Ereignisse zu ermöglichen.

Das Element der Wärme ist der erste Teil des Saunaerlebnisses. Sie kann leicht mit einem Thermometer gemessen werden, aber Sie können sie auch sofort spüren, wenn Sie die Sauna betreten und sich auf eine Bank setzen. Die Tatsache, dass die Temperaturmessung in der Sauna einen Standardmesspunkt einen Meter über der obersten Bank hat, entspricht nicht der ganzen Wahrheit und ist kein angemessenes Maß für die Erwärmung der Sauna. Es ist wichtig, eine gleichmäßige Temperaturverteilung von der untersten bis zur obersten Sitzbank zu erreichen. Eine gute Luftqualität ist für die Freude am Saunieren entscheidend. Für Konstrukteure ist es schwierig, weil Luft unsichtbar und nicht greifbar ist. Sie werden die Unzulänglichkeiten der Luftqualität auf zweierlei Weise wahrnehmen. Bevor Sie die Sauna betreten, werden Sie vielleicht von dem Saunaduft begrüßt oder überrascht. Die schwerwiegenderen Probleme treten nach einigen Minuten in der Sauna auf. Sie können Übelkeit, Erstickungsgefühle oder andere Formen des Unbehagens verspüren, die normalerweise nicht mit starker Hitzebelastung in Verbindung gebracht werden; all dies ist ein deutliches Zeichen dafür, dass mit der Luft etwas nicht stimmt.

Das innenarchitektonische Element ist für jedermann am einfachsten zu erkennen und zu beurteilen. Ich benutze es, um alle übrigen Teile der Saunakabine zu kennzeichnen, die nichts mit Heizung oder Luft zu tun haben. Dazu gehört eine ganze Reihe von Details. Der Raum hat eine Decke, Wände, einen Boden, eine Öffnung, die von einer Tür verdeckt wird, und vielleicht ein Fenster. Saunaspezifische Beleuchtungs- und Sicherheitslösungen sind Standard. Obwohl die meisten Komponenten der Inneneinrichtung eine klare Funktion haben, lege ich besonderen Wert auf die Gestaltung der Bänke, die der Form der Decke folgen. Zusammen ermöglichen sie schließlich den vollen Genuss von Löyly und dem Saunaerlebnis.

Das Rätsel, das ich in diesem Buch löse, besteht darin, wie man die Lösungen für jedes dieser Elemente so kombiniert, dass ein großartiges finnisches Saunaerlebnis möglich wird. Viele Finnen sprechen gerne über die Qualität des Löyly als eine wesentliche Voraussetzung für eine großartige Sauna. Ich bin der Meinung, dass die Gestaltung einer Sauna nach den in diesem Buch vorgestellten Richtlinien, sowie die angemessene Nutzung und Pflege der Sauna und die Verwendung von wohlschmeckendem Wasser, mit einer ruhigen Hand zur Erzeugung von Löyly zu einem angenehmen Löyly führen, über den man sprechen kann.

## Nutzerbedürfnisse im Saunadesign

Die Planung und der Bau einer Sauna sollten darauf abzielen, etwas Erstaunliches für die Menschen zu schaffen, die sie benutzen. In meiner Design-Philosophie glaube ich nicht, dass es eine perfekte Sauna gibt, die für alle passt. Es mag Saunen geben, die im Allgemeinen sehr gut für die meisten Menschen geeignet sind, und ich erkläre deren Design in diesem Buch, aber ich denke, dass spezielle Bedürfnisse und Vorlieben berücksichtigt werden müssen, insbesondere wenn Sie eine Sauna für sich selbst planen.

Wie findet man die beste Sauna für sich selbst? Sie brauchen einige Erfahrung mit Saunen, wenn Sie Ihre Vorlieben kennenlernen wollen. Versuchen Sie, so viele verschiedene Saunen wie möglich auszuprobieren, bevor Sie einen Auftrag erteilen oder ein Projekt in Angriff nehmen. Meiner Meinung nach ist es unmöglich, seinen persönlichen Geschmack zu entwickeln, wenn man nicht aus erster Hand verschiedene Saunatypen und Temperatur- und Feuchtigkeitsbedingungen erlebt hat. In Finnland stelle ich zum Beispiel fest, dass es anstelle des ‚Standardtemperaturbereichs' von 75 °C bis 105 °C Menschen gibt, die die Sauna bei

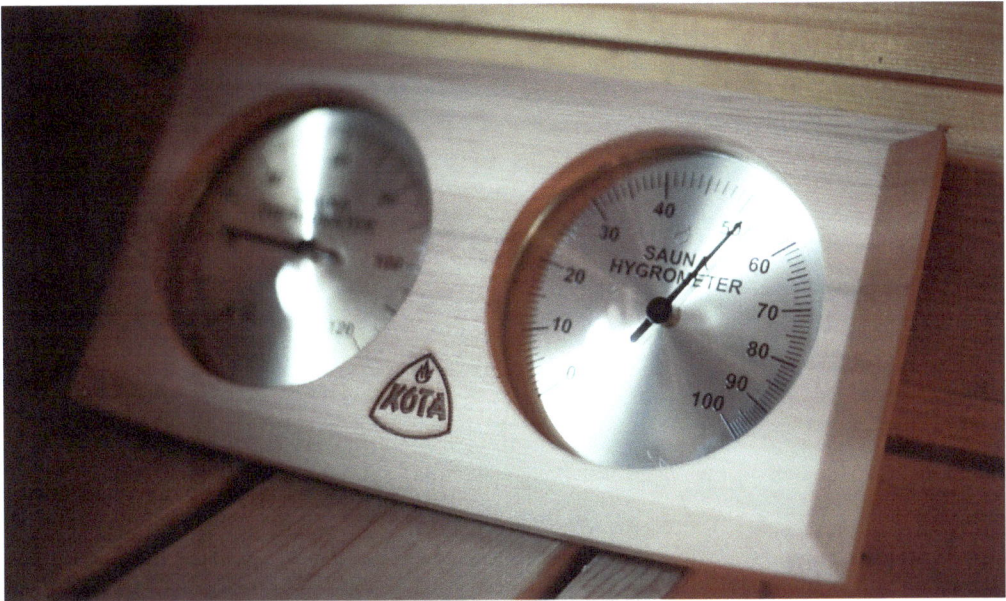

Abbildung 34. Sauna-Thermometer und Hygrometer zeigen, wie das Klima in der Sauna ist. Finnische Thermometer gehen normalerweise bis 120 °C.

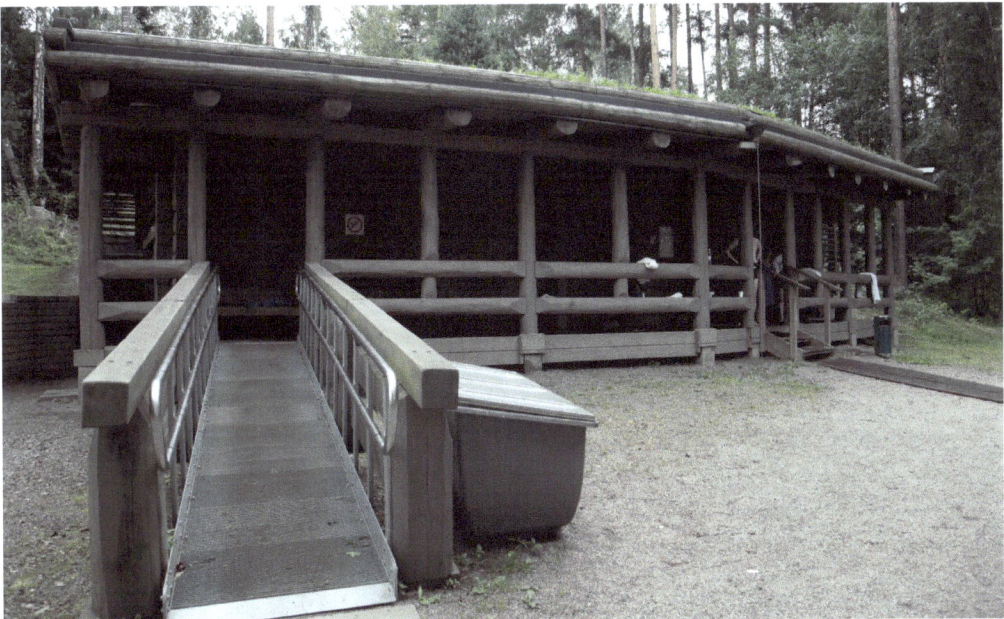

Abbildung 35. Das große Rauchsaunagebäude in Kuusijärvi, Vantaa.

sehr milden Temperaturen (55 °C bis 65 °C) genießen, und solche, die nur bei sehr hohen Temperaturen (über 100 °C), hoher Luftfeuchtigkeit oder sehr trockener Luft saunieren. Würden Sie vor dem Versuch wissen, zu welcher Gruppe Sie gehören?

Ich weiß, dass es außerhalb Finnlands nicht einfach ist, Saunaerfahrungen zu sammeln. Außer in den Staaten des Mittleren Westens der USA, wo man dank finnischer Einwanderinnen und Einwanderer Teile einer Saunatradition vorfindet, sind echte finnische Saunas weltweit nicht auffallend. Selbst in Finnland ist es schwierig, verschiedene Saunatypen zu finden,

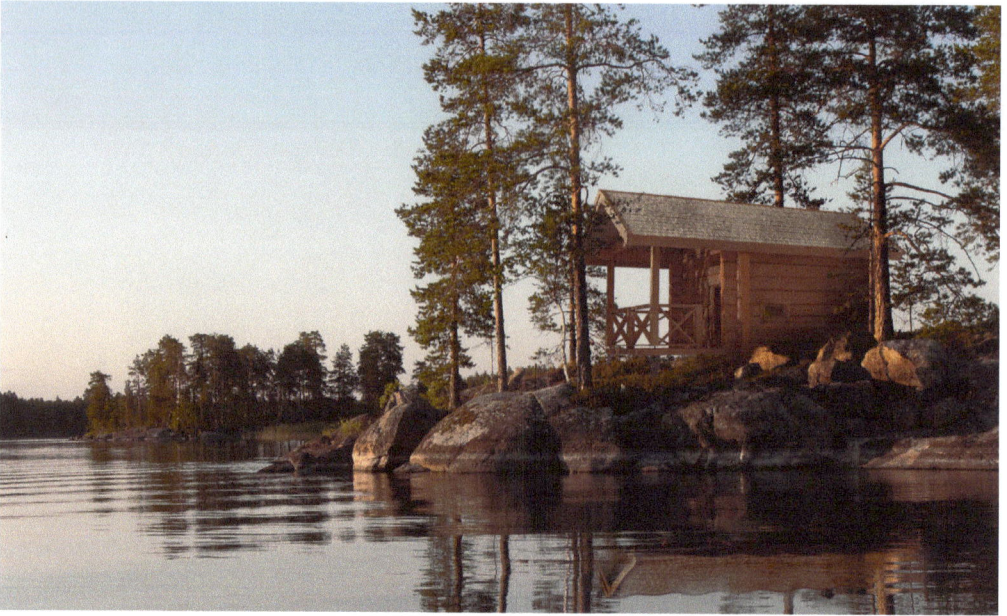

Abbildung 36. Eine Saunahütte am See. Diese schöne Szene gefällt den meisten Finnen und wurde vom Autor Jarmo Hiltunen am Computer erstellt, basierend auf einem Entwurf von Risto Vuolle-Apiala. © Jarmo Hiltunen.

und es erfordert eine gewisse Entschlossenheit. Ironischerweise finden sich die viel-fältigsten Saunatests in Mitteleuropa und im Baltikum, wo es öffentliche „Saunawelten" gibt, in denen mehrere verschiedene Arten von elektrisch beheizten Saunen zu finden sind. Aber nur in Finnland findet man eine große Auswahl an holzbeheizten Saunen, Rauchsaunen und Saunakabinen, die öffentlich zugänglich sind. Das Erholungszentrum Kuusijärvi in Vantaa (Großraum Helsinki) ist beispielsweise ein solcher Ort. Obwohl eine Reise nach Finnland in der Welt nach dem Covid Spaß machen und möglich sein könnte, verstehe ich, dass dies nicht für jede saunainteressierte Person möglich ist, und Sie sollten nach Möglichkeiten in der Nähe Ihres Wohnorts suchen. Das Suchen und Fragen im Internet kann dabei helfen, sowie das Surfen nach öffentliche Saunakarten (siehe S. 69). Auf Facebook gibt es beispielsweise zahlreiche Diskussionsgruppen zum Thema Sauna, die Sie zu einer Sauna führen können, die von Gleichgesinnten betrieben wird.

# Finnische Saunatypen und ihre Umgebung/Die ersten Entscheidungen für das Design einer Sauna

Das Wahrzeichen der finnischen Sauna ist eine aus massiven Holzstämmen gebaute Hütte. Sie badet im Licht des Sonnenuntergangs am Strand eines einsamen, abgelegenen Sees irgendwo im ländlichen Finnland (siehe Abbildung 36, S. 54). Der finnische Historiker Erkki Fredriksson behauptet, dass dieser Saunatyp tatsächlich der Einzige ist, der unbestreitbar im späten neunzehnten Jahrhundert in Finnland erfunden wurde. Diese Traumsaunen gibt es überall in Finnland, obwohl die Raumordnungsvorschriften seit Jahrzehnten verbieten, neue Gebäude in Küstennähe zu errichten. Aber diese ideale Saunakabine ist beileibe nicht die einzige Art von Sauna, die in Finnland verbreitet ist. Wie wir aus der Geschichte gelernt haben, wurden in den letzten hundert Jahren Saunaräume in alle Arten von Gebäuden integriert.

# Gute Lage, perfekter Standort für ein Saunagebäude

Die Eignung eines Standorts für eine Saunakabine lässt sich anhand der folgenden Fragen ermitteln:

1. Wo kann man Wasser finden?
2. Befindet sich die holzbeheizte Sauna in sicherer Entfernung von anderen Gebäuden?
3. Wie ist die Aussicht aus der Sauna?
4. Soll das Gebäude Privatsphäre und Schutz vor Witterungseinflüssen bieten?
5. Wie fügt sich das Gebäude in den äusseren architektonischen Gesamtplan ein)?
6. Ist Strom aus dem Netz verfügbar?

Sowohl die Bequemlichkeit als auch die Anpassung an die Umweltbedingungen haben den Standort von Saunagebäuden geprägt. Ein einfacher Zugang zu frischem Wasser war schon immer wichtig, besonders, bevor es fließendes Wasser aus dem Wasserhahn kam. Daher wurden Saunen in der Nähe von Flüssen, Teichen, Quellen oder einem Brunnen gebaut. Laut dem Autor Risto Vuolle-Apiala, befanden sich die Saunen aus Bequemlichkeit in der Nähe von Bauernhäusern (Hunderte von Metern) und nicht absichtlich weiter entfernt an Flüssen oder Seen. Die Vorderseite einer Sauna war in der Regel anderen Gebäuden zugewandt, was die Sichtbarkeit gegenüber der Privatsphäre förderte. Heiße Quellen gibt es in Finnland nicht, und so war die Sauna lange Zeit einer der wenigen Orte, an denen es heißes Wasser gab. Süßwasser wurde nicht nur zum Baden und Wäschewaschen verwendet, sondern auch zum Saunabaden und zur Zubereitung von Löyly.

Die nächstgrößere Sorge bei der Standortwahl war der Brandschutz. Noch heute, Hunderte von Jahren nach dem ersten Urteil, verlangen die finnischen Vorschriften, dass eine Rauchsauna in einem sicheren Abstand (15 m) von anderen Gebäuden auf dem

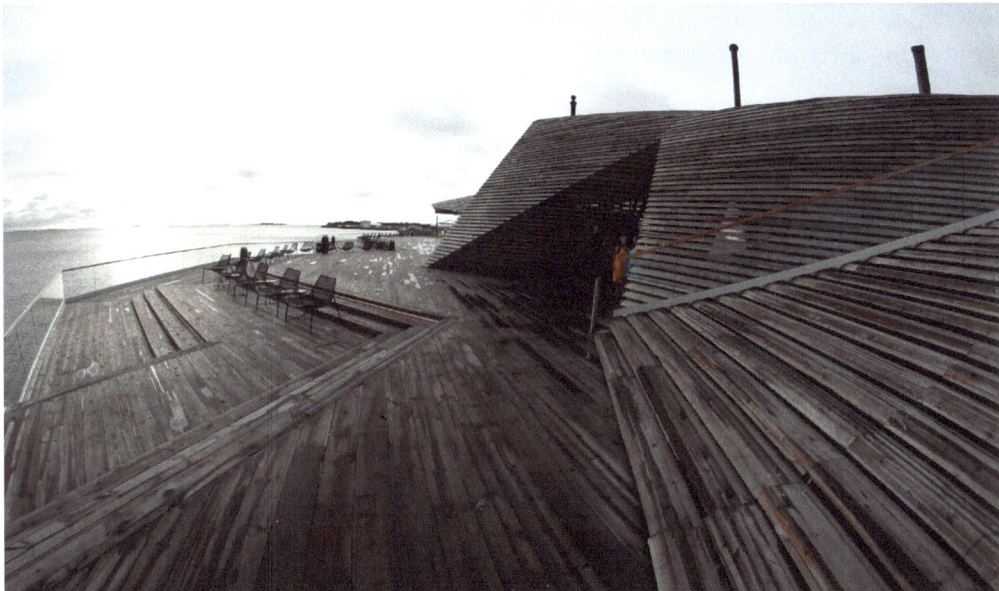

Abbildung 37. Löyly Helsinki, entworfen von Avanto Architects und fertiggestellt im Jahr 2015, ist ein echtes Highlight der finnischen Holzarchitektur. Dieses Gebäude ist eine kühne Ergänzung der städtischen Umgebung und fügt sich harmonisch in die Uferlinie ein, statt sich in die Umgebung der unscheinbaren Nachbargebäude einzufügen.

Grundstück und sogar noch weiter von fremden Grundstücken (20 m) errichtet werden muss. Der dritte Standortgrundsatz stammt vom Saunaarchitekten Pekka Tommila aus dem 20. Jahrhundert und besagt, dass Saunen nach Westen oder Südwesten (in der südlichen Hemisphäre nach Nordwesten) ausgerichtet sein sollten, damit abends angenehmes Licht durch die Tür oder auf die Terrasse fällt. Die vierte Frage erinnert uns an die Bedürfnisse nach Komfort und Privatsphäre. Die Ausrichtung ist umso wichtiger, wenn der Standort sehr windig oder sehr öffentlich ist. Das Gebäude kann dazu dienen, Schutz und Privatsphäre vor starkem Wind, Regen oder einfach vor den Blicken der Passanten zu bieten. Neben dem Unbehagen der Menschen erhöht der Wind den Energiebedarf des Gebäudes und beeinflusst die Funktionsweise der Belüftung und Heizung in einer holzbeheizten Sauna, die auf natürliche Belüftung angewiesen ist. Daher sollten die vorherrschende Windrichtung und der Sonnenverlauf berücksichtigt werden.

Die fünfte Überlegung zum Standort ist diejenige, die ein Architekt wahrscheinlich zuerst anstellen würde: Wie fügt sich das Saunagebäude in die Umgebung ein, in die Natur und in andere bestehende Gebäude? Wie wird es von außen aussehen? In diesem Buch zeige ich einige Beispiele von Saunagebäuden in Finnland, aber ich beurteile ein Buch im Allgemeinen nicht nach seinem Umschlag und glaube, dass es viel wichtiger ist, was drin ist, als wie es von außen aussieht.

Die letzte Frage des Standorts betrifft die Verfügbarkeit von Strom. Davon hängt ab, welche Heizungs-, Wasser- und Beleuchtungslösungen genutzt werden können. Ähnlich wie bei der Wasserversorgung kann Strom in der Regel fast überall installiert werden, aber der Preis kann in ländlichen Gebieten erheblich sein. Während netzunabhängige Beleuchtungslösungen und tragbare Duschen den Bedarf an einem Festnetzanschluss verringert haben, benötigen elektrische Heizungen in der Regel mehr Strom, als Photovoltaikmodule und Batterien kostengünstig bereitstellen können. Im Jahr 2020 demonstrierte ein in den Schweizer Alpen gebauter Prototyp namens Lytefire, dass Solarkollektoren eine Wärmeleistung von bis zu 40 kW erzeugen und diese Energie zur Erwärmung einer speziellen Art von ‚Sauna' nutzen können. In Anbetracht der Einschränkungen bei der Nutzung der Solarenergie aufgrund

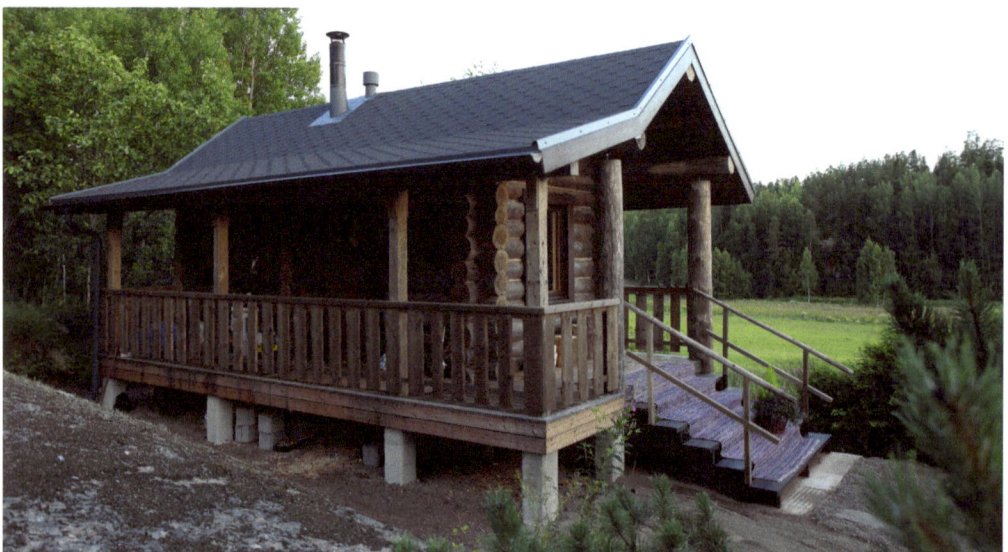

Abbildung 38. In meiner Suvikallio-Hütte gibt's eine lange, überdachte Veranda oder Terrasse, die auf eine abgeschiedene Seite des Gebäudes geht und so für Privatsphäre und Schutz sorgt.

jahreszeitlicher und klimatischer Schwankungen ist die Option, die Solarenergie für die Beleuchtung oder die Erwärmung des Badewassers anstelle des Saunaraums zu nutzen, derzeit eher realistisch.

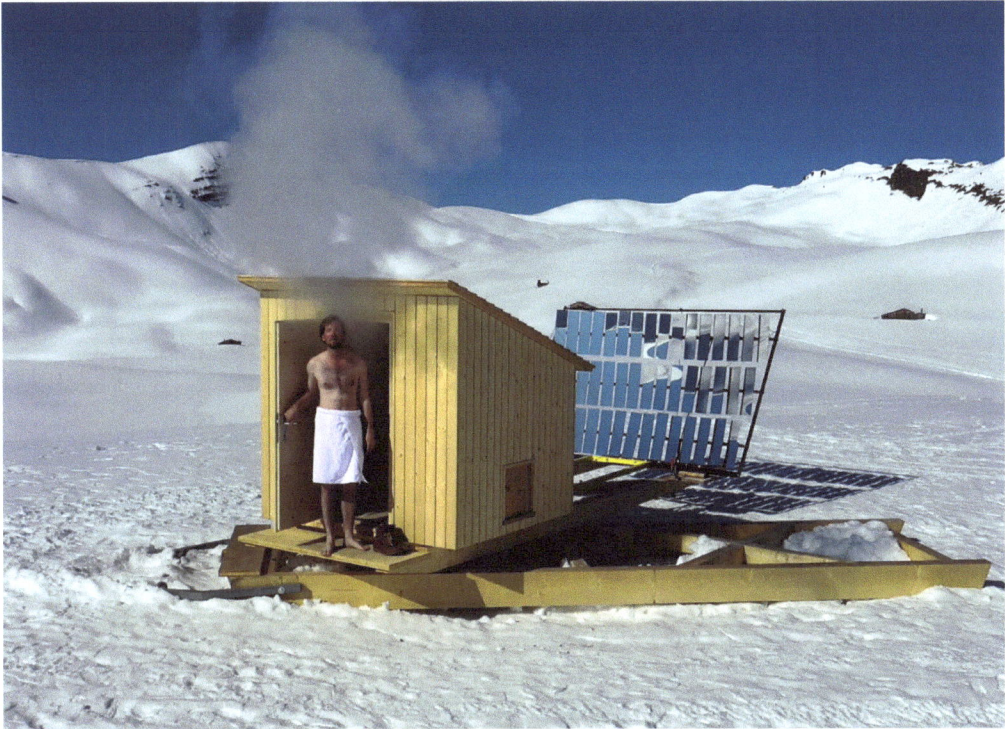

Abbildung 39. Die Lytefire-Sauna, ein solarbetriebener Prototyp aus der Schweiz, entspricht zwar nicht ganz den finnischen Standards, ist aber ein mutiger Neuanfang. Die Sauna hat eine große Anlage aus Sonnenlichtkonzentratoren, die das Sonnenlicht durch ein Fenster auf einen Steinhaufen lenken. Um die Energie zu optimieren, kann das Gebäude gedreht werden, wenn sich die Position der Sonne ändert. © Lytefire 2020. Foto: Urs Riggenbach.

## Eine Sauna in Ihrem Haus?

Die meisten finnischen Einfamilienhäuser und Wohnungen verfügen über eine integrierte Sauna, sodass ein separates Saunahaus ein unnötiger ‚Luxus' ist. Die Integration einer Sauna in den Hausplan ist bei Neubauten einfach, aber auch eine Nachrüstung ist möglich, sofern die in Kapitel 6 beschriebenen Anforderungen an Belüftung und Hygiene erfüllt werden können. Die Einrichtung eines neuen Nassbereichs (mit hoher Temperatur) muss mit Bedacht erfolgen, da sie Probleme mit sich bringen kann, wenn nicht alle Arten von Wasser (flüssig und gasförmig) ordnungsgemäß behandelt werden. In integrierten finnischen Saunen findet man in der Regel einen Elektroofen, aber auch ein Holzofen ist möglich, insbesondere wenn bereits ein Abzug (in der Regel ein gemauerter Schornstein) vorhanden ist. Die nachträgliche Installation eines Abzugs ist ebenfalls möglich, aber die hohen Temperaturen der Abgase aus dem Ofen stellen eine Brandgefahr dar, die in Finnland jährlich mehrere Brände verursacht.

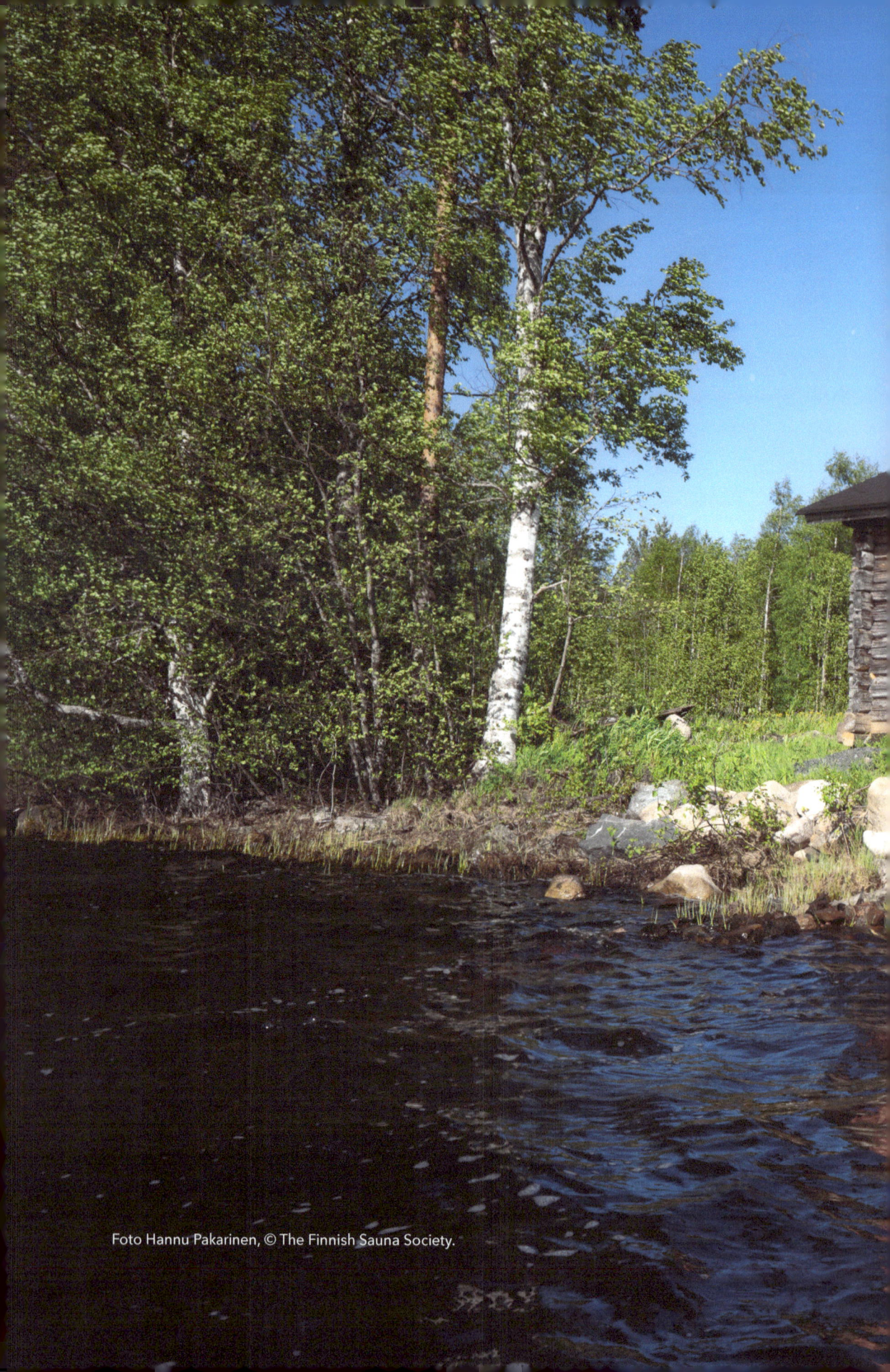

Foto Hannu Pakarinen, © The Finnish Sauna Society.

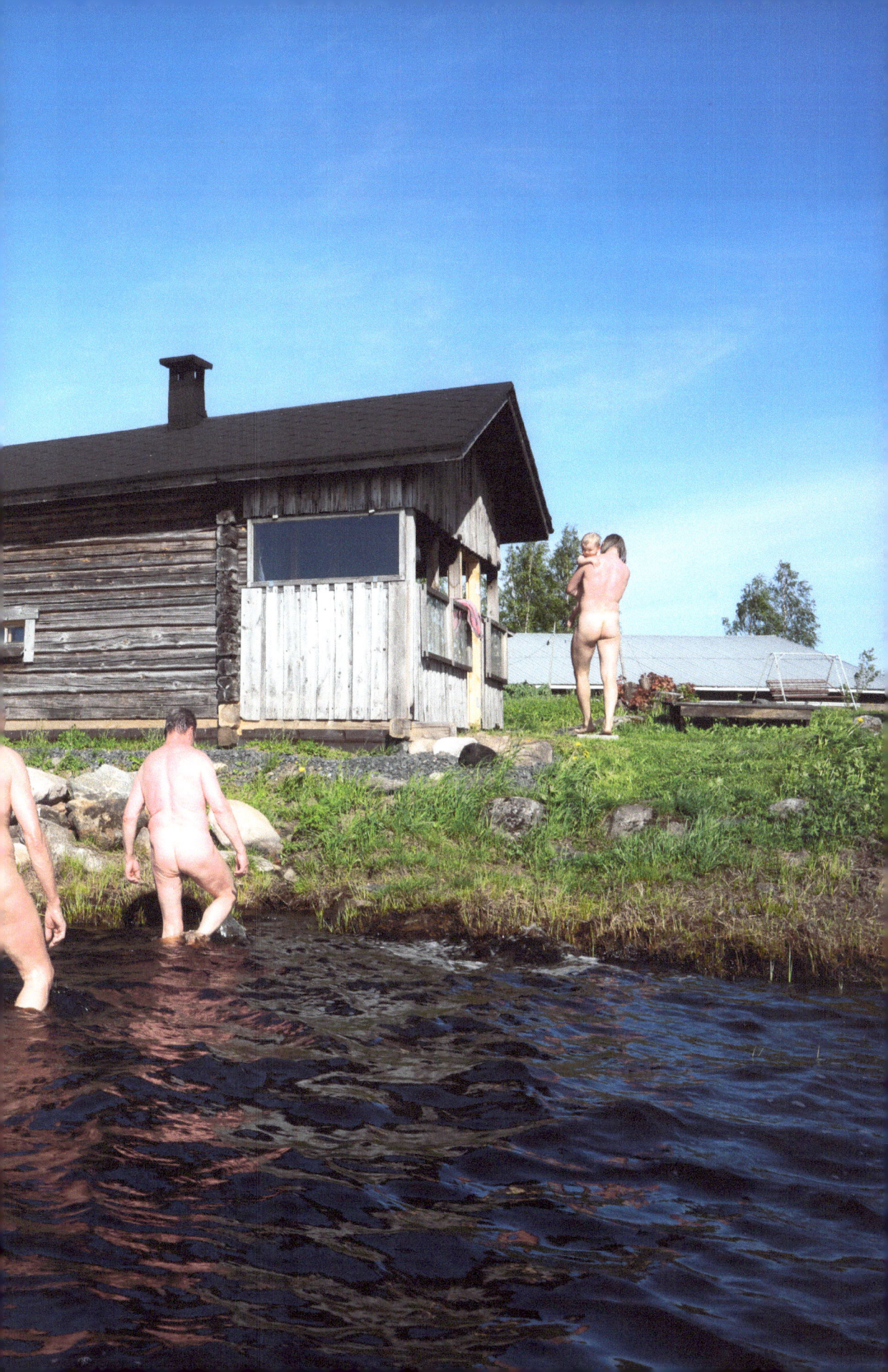

# Wie groß sollte Ihre Sauna sein?

Die richtigen Saunamaße hängen von zwei Entscheidungen über die Gestaltung ab:

- Anzahl der Badegäste
- Größe der Räume, in denen die Sauna betrieben wird

Die Größe der finnischen Saunakabine richtet sich nach der Anzahl der Personen, die bequem auf einmal in die Sauna passen sollten. Man geht davon aus, dass etwa ein halber Quadratmeter pro Saunagast benötigt wird, wenn die Saunagäste auf der Saunabank sitzen. Ich empfehle, genügend Platz zu haben, um auf der obersten Bank auf dem Rücken zu liegen, so dass die Bänke mindestens ein 200 cm langes Stück umfassen sollten. Auch für die Stufen, die zu den Bänken führen, und für den Saunaofen muss Platz eingeplant werden, da er den Brandschutzanforderungen entspricht. Abgesehen von diesen kapazitätsbezogenen Berechnungen gibt es keine absolute Mindestgröße für eine Sauna. Die meisten finnischen Saunas bieten Platz für mindestens vier Personen. Dies ist schwer zu erreichen, wenn nicht mindestens 4 m2 Platz zur Verfügung stehen (z. B. 2 m x 2 m). Kleinere Saunen sind möglich, aber ich empfehle sie nicht.

Geräumige Saunen sind zu empfehlen. Viele Ofentypen geben eine hohe Strahlungswärme ab, die zu einem unangenehmen Gefühl in der Sauna führt, wenn man zu nahe am Ofen sitzt. Ich empfehle daher eine Mindestgröße von 6 m2 (z. B. 2,4 m x 2,5 m). Alte finnische Rauchsaunen waren häufig 3 m x 3 m groß, um den großen Ofen und eine große Familie unterzubringen. Auf der anderen Seite begrenzen die Anforderungen an die Heizung (Geschwindigkeit und Temperatur) die vernünftige Größe der Sauna. Wenn Sie eine 20 m2 große Sauna für vier Personen bauen, wird das einen hohen Preis für die Heizzeit und die Stromrechnung bedeuten. Wie wir später erfahren werden, kann die Stromversorgung großer elektrisch beheizter Saunen sehr schwierig sein, wenn der Standort nicht auf einen hohen Stromverbrauch vorbereitet ist (z. B. Verfügbarkeit von Drehstrom). Daher bin ich bereit, für elektrisch beheizte, integrierte Saunen einen Raum von 4 m2 vorzusehen.

Das Volumen des Saunaraums ist ebenfalls sehr wichtig. Eine angemessene Deckenhöhe ermöglicht es, die Saunabänke oberhalb der Oberkante des Saunaofens zu errichten. Dies folgt einer Empfehlung, die als ‚Löyly-Gesetz' bezeichnet wird, und soll eine gleichmäßige Temperaturverteilung über den Saunagästen zugewiesenen Raum gewährleisten. Wenn Sie

| Minimum für... | Metric |
|---|---|
| Empfohlene Grundfläche, Kabine | 6 m² |
| Passende Maße | 2.4 m x 2.5 m |
| Empfohlene Deckenhöhe | 2.5 m |
| Empfohlenes Volumen | 15 m³ |
| Empfohlene Grundfläche, integriert | 4 m² |
| Passende Maße | 2m x 2m |
| Empfohlenes Volumen, integriert | 10 m³ |

Tabelle 2. Empfohlene Maße für finnische Saunakabinen.

eine neue Sauna bauen, sollten Sie beachten, dass Sie die Decke später immer noch absenken und das Volumen verringern können; das Gegenteil ist jedoch schwierig.

Was ist also eine gute Deckenhöhe? Ich würde sagen, 250 cm. Dann sollte die oberste Bank maximal 120 cm und mindestens 100 cm unter der Decke sein. Wenn Sie die 120 cm ab der obersten Bank überschreiten, verschwenden Sie Energie und vermindern das Dampferlebnis.

Nimmt man die Innenmaße zusammen, so ergibt sich, dass 15 m3 ein guter Richtwert für eine geräumige Saunakabine für vier Personen ist. Es gibt viele Ofenoptionen, um eine Sauna dieser Größe zu erwärmen. Persönliche Vorlieben können zur Anpassung der Maße herangezogen werden, aber halten Sie die Änderungen in einem vernünftigen Rahmen, es sei denn, Sie haben alle Lektionen dieses Buches tief verinnerlicht.

Sollte man nicht einfach die größte Sauna bauen, in die man hineinpasst oder die man sich leisten kann? Ich persönlich bevorzuge mittelgroße Saunen, weil ich gut kontrollierte, dynamische Aufgüsse schätze, die von mild bis stark reichen. Der Grund dafür ist, dass je größer das Volumen der Sauna ist, desto mehr Wasser muss aufgetragen werden, um einen ebenso starken Löyly zu erzeugen, und ein größerer Ofen ist erforderlich. In einer russischen Banja namens Seleznevskie (Селезневская улица) war ich in einer riesigen ‚Sauna', in der mehrere große Eimer Wasser in einen großen Ofen von der Größe eines Geländewagens geworfen wurden. Ich kann mir gar nicht vorstellen, wie viel Arbeit hinter der Beheizung dieses Monstrums steckt.

## Räume zur Unterstützung der Sauna

Der Saunaraum ist selten der einzige Raum in einer modernen finnischen Sauna. Bade- und Umkleideräume, Toiletten und der Zugang zum Außenbereich sind wichtig für ein perfektes Saunaerlebnis. Die Kapazität dieser Nebenräume sollte der des eigentlichen Saunaraums entsprechen. Pekka Tommila empfiehlt, dass der Baderaum fünfzig Prozent

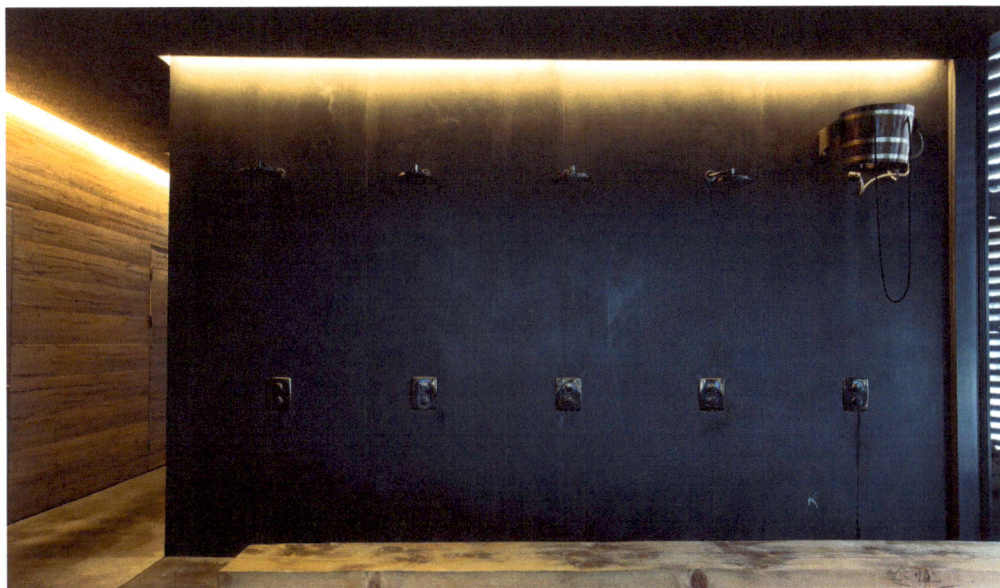

Abbildung 40. Ein Duschbereich in der öffentlichen Sauna Löyly Helsinki, der von allen Personen genutzt werden kann.

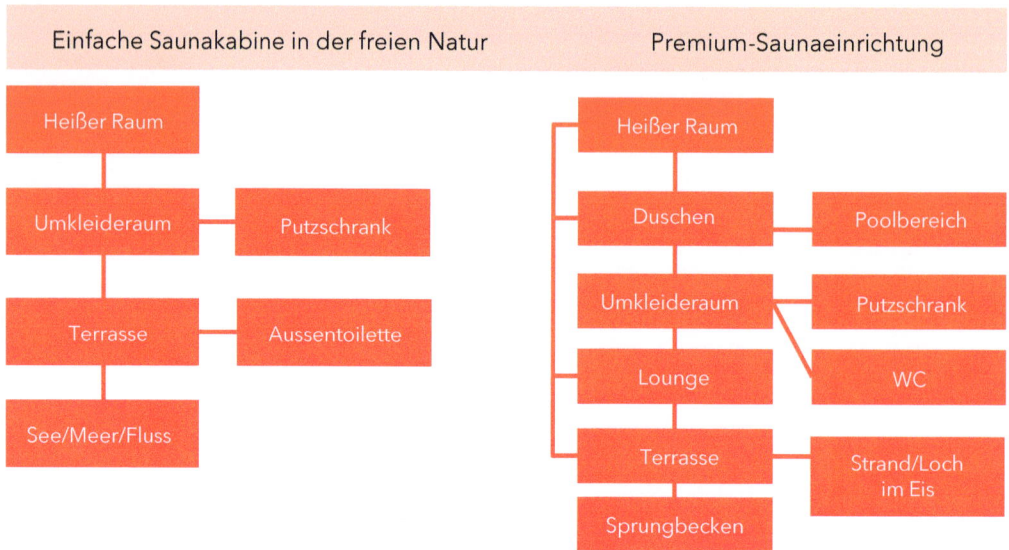

| Einfache Saunakabine in der freien Natur | Premium-Saunaeinrichtung |
|---|---|

**Einfache Saunakabine in der freien Natur**

- Heißer Raum
- Umkleideraum — Putzschrank
- Terrasse — Aussentoilette
- See/Meer/Fluss

**Premium-Saunaeinrichtung**

- Heißer Raum
- Duschen — Poolbereich
- Umkleideraum — Putzschrank
- Lounge — WC
- Terrasse — Strand/Loch im Eis
- Sprungbecken

Abbildung 41. Beispiele für Raumkombinationen, die eine einfache oder hochwertige Saunaanlage bilden.

größer sein sollte als der Aufgussraum, und der Umkleideraum doppelt so groß wie der Aufgussraum. Wenn man mit dem minimalen Warmraum von 4 m2 beginnt, braucht man einen 6 m2 großen Baderaum und einen 8 m2 großen Umkleideraum. Das macht insgesamt eine 18 m2 große Fläche. Toilette und Schränke sorgen für weiteren Platz. Das hört sich vielleicht viel an, ist aber gerechtfertigt, wenn man bedenkt, wie viel Zeit man außerhalb der warmen Stube verbringt. Wenn Sie diese Empfehlung befolgen, wird sich Ihre Sauna geräumig und nicht überfüllt anfühlen. Wenn Ihre Sauna nie mehr als zwei Personen beherbergt, können Sie die Nebenräume natürlich entsprechend anpassen, aber unterschätzen Sie ihre Bedeutung nicht.

Die Liste der möglicherweise nützlichen unterstützenden Räume umfasst:

- Badezimmer mit Duschen
- Umkleidekabine
- Toiletten
- Putzschrank
- Lounge, ein Zimmer mit Kamin
- Pool
- Außenbereiche

Ich werde mit dem letzten Punkt beginnen. Der Zugang zum Freien ist entscheidend. So kann man sich auf natürliche und effiziente Weise abkühlen und eine Verbindung zur Natur herstellen. Wenn das Klima so unbarmherzig ist wie in Finnland, sollte man eine überdachte Terrasse neben der Eingangstür haben, um den Sprung an die erfrischende Außenluft angenehmer zu gestalten (siehe Abb. 38, S. 58). Dies gibt Badenden die Möglichkeit, nach draußen in den strömenden Regen zu gehen oder in die Schneedecke zu springen, wenn ihnen danach ist; aber es ist nicht die einzige Möglichkeit.

Ein Umkleideraum ist sehr zu empfehlen, wenn Sie die Sauna das ganze Jahr über betreiben wollen (an einem Ort, an dem jahreszeitliche Schwankungen gelten). Wenn die

Sauna nur im Sommer genutzt wird, sollten Sie darauf achten, dass es einen trockenen Raum zum Aufhängen von Kleidung und Handtüchern gibt, auch wenn alle anderen Räume weggelassen werden. Die übrigen Räume sollten je nach Ambitionen, Budget und Platzangebot in die Planung einbezogen werden. Dabei sollte jedoch die spezifische Funktion jedes Raumes berücksichtigt werden: Wenn man ihn weglässt, wo wird die Aktivität stattdessen stattfinden? Zum Beispiel könnte das Badezimmer der Saunahütte im Hauptgebäude untergebracht werden. In Abbildung 41 wird beschrieben, wie die Einrichtungen miteinander verbunden sind.

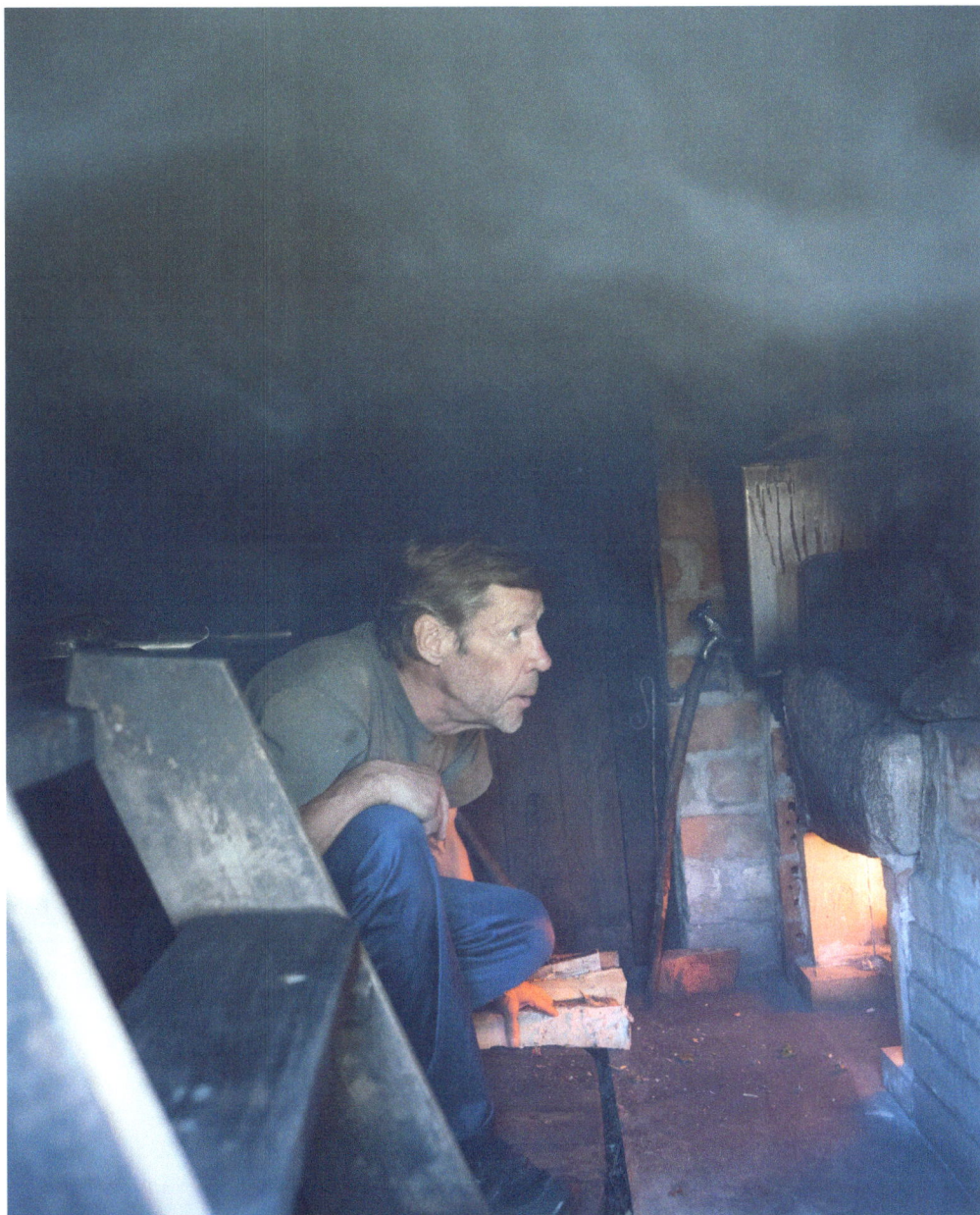

Abbildung 42. Der typische Geruch und das Aussehen einer Rauchsauna kommen von der Art, wie sie beheizt wird. Der Rauch kommt vorübergehend in den Saunaraum und hinterlässt seine Spuren auf den Oberflächen. Foto: Hannu Pakarinen © Finnische Saunagesellschaft.

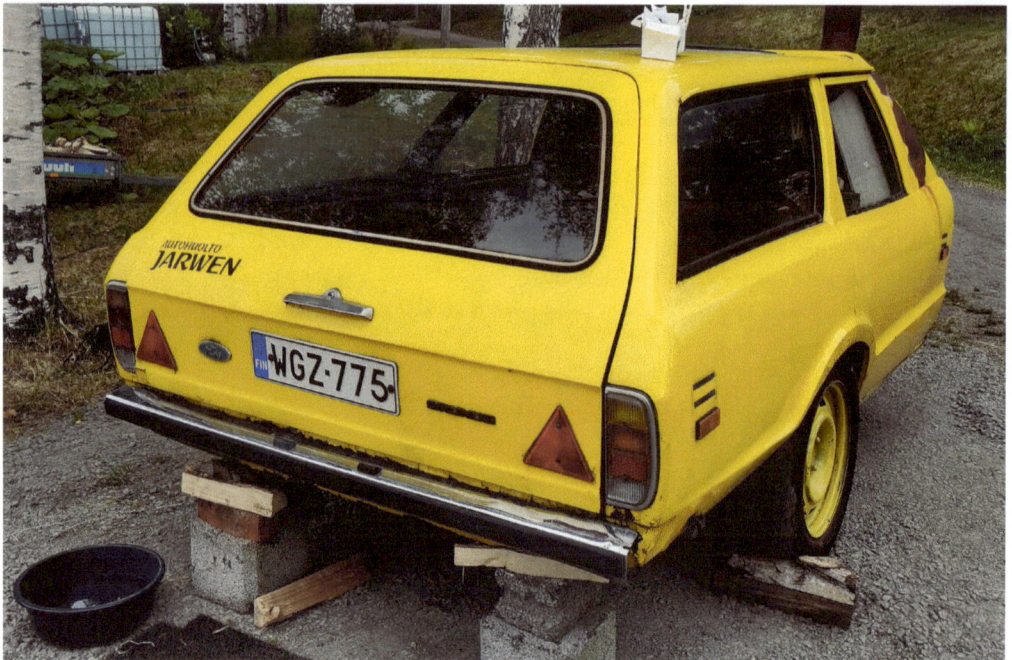

Abbildung 43. Im hinteren Teil dieses Ford-Kombis aus den 1970er Jahren gibt's eine Sauna.

# Welche Art von Sauna ist die beste: Elektro-, Holz- oder Rauchsauna?

Die Vielfalt der Saunas in Finnland ist überwältigend. Es gibt Saunen, die in die fantastischsten Orte eingebaut sind. Dazu gehören Zelte, Anhänger, ausgemusterte Armee-fahrzeuge, Erntemaschinen, Telefonzellen, alte Autos, Riesenradgondeln, Skiliftgondeln, Schiffscontainer, Iglus, U-Boote, Eisbrecher, Weinfässer und andere. Die Vielfalt im Erscheinungsbild der Saunen täuscht darüber hinweg, dass es gar nicht so viele verschiedene Saunatypen gibt, wenn man sie unter dem Gesichtspunkt der Erfahrung betrachtet. Meiner Meinung nach muss eine Sauna von innen nach außen klassifiziert werden, nicht von außen nach innen. Wenn die Sauna als Quelle der Entspannung, des Wohlbefindens und der Reinigung betrachtet wird, müssen wir uns auf die Qualitäten konzentrieren, die den größten Unterschied für das Gesamterlebnis ausmachen, und nicht nur darauf, wie die Anlage von außen aussieht.

Die Finnen kennen nur zwei Haupttypen von Saunen, die Puusauna und Sähkösauna genannt werden. Sie können grob als holzbefeuerte Sauna und elektrische Sauna übersetzt werden. In beiden Fällen leitet sich der Charakter der Sauna von der Art des Heizens ab, entweder mit Holz oder mit Strom. Es gibt auch eine Minderheit von Saunabegeisterten, die auf den Namen Savusauna (Rauchsauna) schwören, die in Anlehnung an das 19. Jahrhundert auch als „die ursprüngliche Sauna" bezeichnet wird. Für diese drei Saunen gibt es eine klare Präferenzordnung: Die Rauchsauna wird von vielen Liebhabern als die beste Sauna angesehen, gefolgt von anderen holzbefeuerten Varianten. Fast alle Finnen halten die Elektrosauna für die schlechteste, sowohl aus oberflächlichen als auch aus gerechtfertigten Gründen, obwohl einige die Rauchsauna meiden. Meiner Meinung nach zeigen diese Präferenzen eine Vorliebe für Originalität und Authentizität sowie die Wertschätzung eines langsamen, möglicherweise mühsamen Saunagangs gegenüber dem Komfort einer modernen elektrisch beheizten Sauna.

Die Debatte über das Für und Wider von Elektro- und Holzheizungen werde ich im Kapitel über Wärme ausführlich behandeln. Kurz gesagt, meiner Meinung nach spielt der Ofen nur eine kleine Rolle, und ich glaube nicht, dass es einen großen Unterschied macht, ob man die Sauna als solche mit Brennholz oder mit Strom heizt. Nur die Rauchsauna unterscheidet sich von den anderen Saunen. Unabhängig von der Stromquelle macht die Wahl des Ofens jedoch keinen Unterschied, wenn bei der Planung einer Sauna nicht alle Blätter des vierblättrigen Kleeblattes berücksichtigt werden.

Einige Heizungsentscheidungen haben jedoch eine große Auswirkung. Dies gilt für die Rauchsauna als ein Beispiel für einflammige Wärmespeicheröfen/Saunen, die einige wichtige Unterschiede zu anderen Heizungsarten mit sich bringen. Diese Unterschiede wirken sich auf den gesamten Saunaraum aus, und zwar viel stärker als alles andere. Zum einen bewirken sie, dass die Temperatur der Sauna und der Saunasteine unmittelbar nach dem Aufheizen am heißesten ist. Das wiederum bedeutet, dass alle Materialien in der Sauna, die negativ auf die hohe Temperatur reagieren könnten, dies tun und dann verschwinden, bevor die Badegäste den Raum betreten. Bei Heizlösungen, die ihre maximale Heizleistung und Temperatur während des Badens haben (wie die typischen holzbefeuerten und elektrischen Öfen), ist die Situation anders und kann zu negativen Auswirkungen führen.

## Besondere Bedürfnisse: Baden, Reinigung, Heizung und Entwässerung

Beim Saunabaden geht es nicht nur um die Erzeugung von Dampf. Wie wir aus der Geschichte erfahren haben, war die Sauna in Finnland jahrtausendelang der einzige Ort, an dem man sich richtig reinigen konnte. Das Schwitzen, das Quirlen und die Verfügbarkeit von heißem Wasser waren allesamt Teil dieses Prozesses. Obwohl heutzutage die meisten Saunen über ein angrenzendes Bad mit Duschen verfügen, müssen einfache Saunakabinen immer noch die Möglichkeit bieten, dass die Benutzerinnen und Benutzer sich waschen

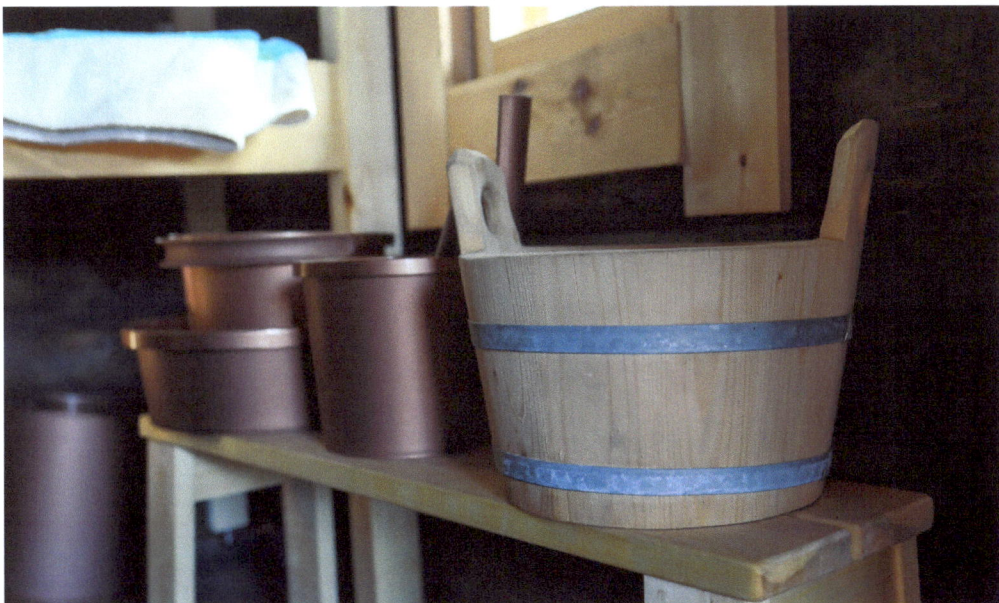

Abbildung 44. Waschutensilien in der Saunahütte von Suvikallio, der Sauna des Autors.

können. Dazu gehört die Notwendigkeit, Wasser zu erwärmen, Platz für Waschutensilien und Wassertanks zu schaffen und den Waschvorgang selbst durchzuführen.

Die Saunakabine muss sauber gehalten werden, sonst wird sie nicht zu einer Quelle der Freude. Auch die Ablage für Reinigungsmittel muss geplant werden. Wenn Sie eine freistehende Saunakabine haben, sollten Sie sich Gedanken darüber machen, wo die Bürsten, Besen und anderen Utensilien aufbewahrt werden. Das nimmt zwar nicht viel Platz in Anspruch, aber wenn man keinen Platz dafür vorsieht, sind sie zur falschen Zeit am falschen Ort und verschwinden, wenn man sie eigentlich braucht.

Bei der Planung von holzbeheizten Saunen sollte die Lagerung von Brennholz und die Bequemlichkeit des Heizens berücksichtigt werden. Die Grundvoraussetzung ist, dass es einen Platz gibt, an dem mindestens die tägliche Holzmenge trocken gelagert werden kann. Wenn dieser Brennstoff in die Nähe des Ofens gebracht wird, muss Platz vorhanden sein, um ihn abzulegen und den Ofen sicher zu betreiben. Es wird mindestens ein halber Quadratmeter vor dem Ofen benötigt, möglicherweise auch mehr. Beachten Sie, dass beim Hantieren mit Brennholz immer etwas Abfall zurückbleibt, so dass auch hier die Reinigung berücksichtigt werden muss. Die Lagerung muss entsprechend den örtlichen Gesetzen und Gepflogenheiten erfolgen. Die finnische Gesetzgebung ist zum Beispiel recht streng und verbietet die Lagerung von gestapeltem Brennholz an den Außenwänden eines Gebäudes, was allerdings in Norwegen und Deutschland üblich ist. Dies hindert die Finnen jedoch nicht daran, Brennholz unter den Giebeln zu lagern, die nur knapp unter dem ausgebauten Dach liegen.

Der letzte unsichtbare, aber entscheidende Aspekt ist das Abwasser oder die Hygiene. Während des Saunabadens kann eine einzelne Person durch Schwitzen und Waschen eine beträchtliche Menge an Fett durch abgestorbene Haut ausscheiden. Je häufiger und beliebter die Sauna ist, desto mehr Abfall fällt an. Wo landet dieses tote Gewebe? Auf den Bänken, auf dem Boden und schließlich im Abfluss. Je mehr Wasser Sie verbrauchen, desto dringlicher ist es, es aufzufangen und ordnungsgemäß zu entsorgen. Es gilt das gleiche Prinzip wie bei Brennholz: Beachten Sie die örtlichen Vorschriften und den gesunden Menschenverstand.

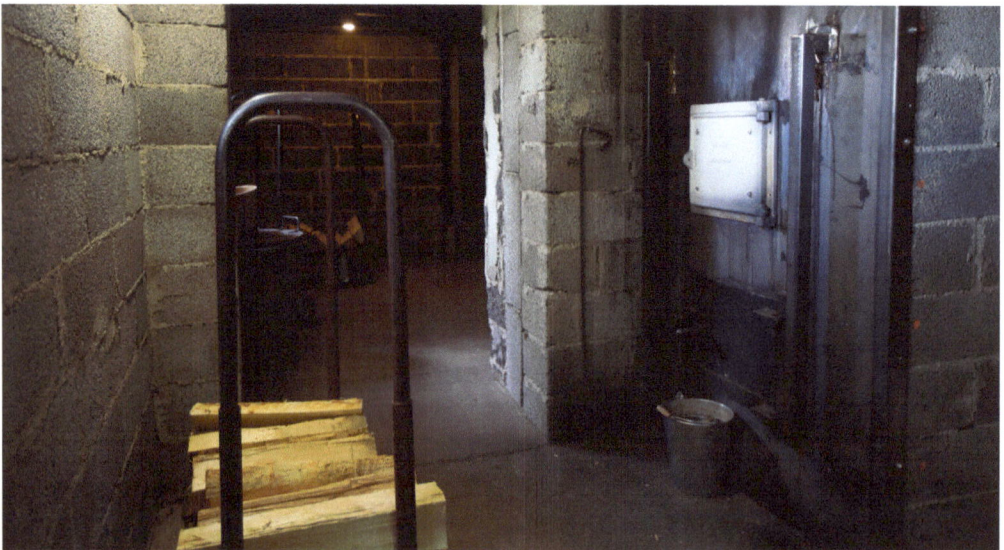

Abbildung 45. Das Saunazentrum der Finnischen Saunagesellschaft hat ein cooles System zum Lagern und Heizen von der riesigen Menge an Brennholz, die fast jeden Tag im Keller des Saunakomplexes verbraucht wird.

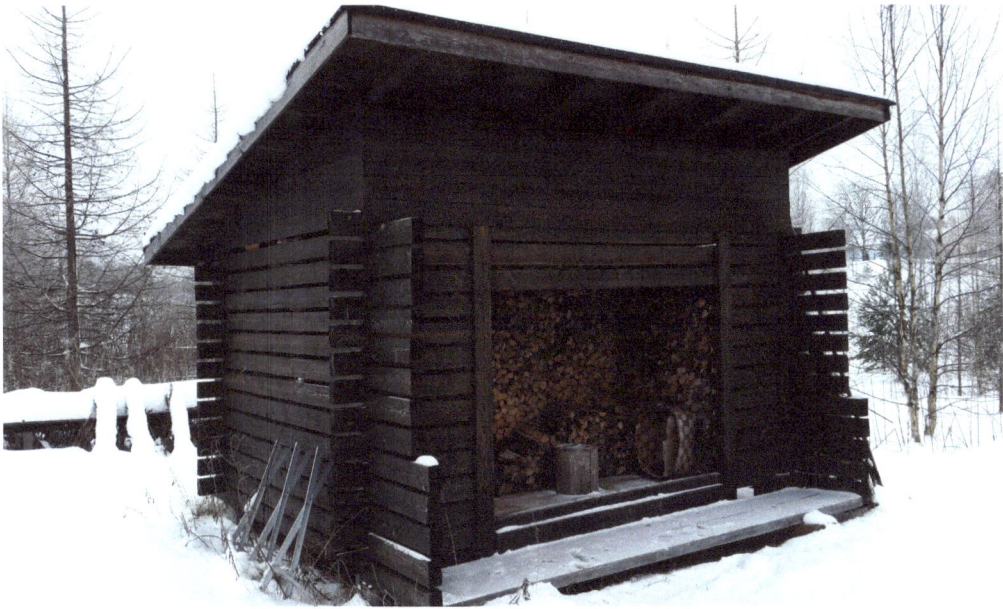

Abbildung 46. In Finnland ist es üblich, Brennholz in einem speziellen Schuppen zu lagern, der ein bisschen von den anderen Gebäuden entfernt ist. Ein intaktes Dach, das das Brennholz vor direktem Regen schützt, ist wichtig.

Lassen Sie nicht zu, dass Dinge, die nicht in die Natur gehören, dort landen. Ordnungsgemäße Abwasserkanäle tragen auch dazu bei, die Sauna hygienisch zu halten; sie bekämpfen schlechte Gerüche, die von Bakterien ausgehen, die sich in den Becken mit abgestandenem, schmutzigem Wasser vermehren.

# Besondere Anforderungen für öffentliche Saunas

In Finnland besteht der größte Unterschied zwischen einer öffentlichen und einer privaten Sauna in ihrer Größe. In privaten Saunen finden selten mehr als acht Personen Platz, während in öffentlichen Saunen leicht mehr als sechzehn Personen Platz finden. Ansonsten gelten für die Gestaltung der verschiedenen Saunatypen die gleichen Grundsätze. Allerdings sind die Anforderungen an die Nebenräume in einer öffentlichen Sauna viel höher, obwohl in öffentlichen Saunen die Notwendigkeit, soziale Interaktionen zu berücksichtigen, stets präsent ist. Alle öffentlichen finnischen Saunen des 20. Jahrhunderts verfügen über mehrere Saunaräume (manchmal nach Geschlechtern getrennt), Duschen und getrennte Toiletten für verschiedene Geschlechter, möglicherweise auch über einen Aufenthaltsraum, eine Rezeption und einen Abstellraum für alle benötigten Utensilien: Handtücher, Hausschuhe und so weiter. Die Räume für die verschiedenen Gruppen sind in der Regel fast identisch. Die öffentlichen finnischen Saunen des 21. Jahrhunderts verfügen über gemeinsam genutzte Saunen und werden von einem Restaurant oder einer Bar begleitet, die auch die Saunaabteilung bedienen.

Abgesehen von der Größe müssen öffentliche Saunen den Besuchenden ein Gefühl der Sicherheit vermitteln, wie es in privaten Saunen der Fall ist. In finnischen Saunen wird dies durch sichere Schließfächer und die Trennung der Geschlechter erreicht. Im Gegensatz dazu kann man in einigen öffentlichen russischen Banjas seine Wertsachen an einer Garderobe aufbewahren. Kürzlich renovierte Banjas können auch moderne Schließfächer haben. Letztendlich geht es bei der Sicherheit mehr um Vertrauen als um Schlösser, und es

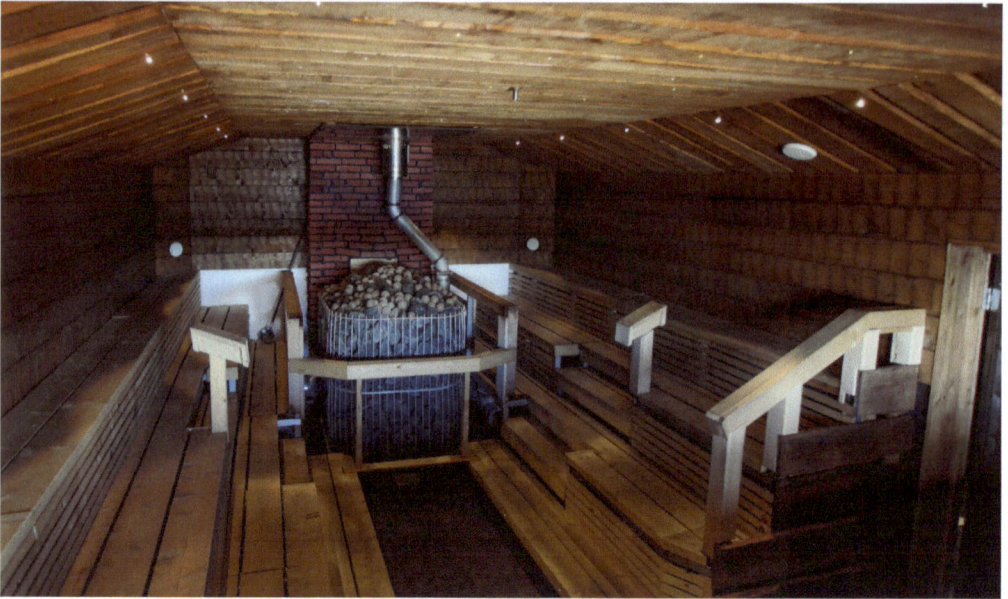

Abbildung 47. Die öffentliche Sauna Tykkimäki in Kouvola, Finnland, hat 2018 aufgemacht. In ihrem großen Saunaraum können über 50 Personen Platz finden.

hängt viel von den allgemeinen Erwartungen der Menschen ab, wie Sie als Designer dieses Gefühl unterstützen können. Berücksichtigen Sie immer die örtlichen Erwartungen und Gepflogenheiten.

# Der Lebenszyklus der Sauna

Eine gut gebaute Saunakabine kann Hunderte von Jahren überdauern. Im Vergleich dazu kann eine schlecht konstruierte Sauna schon nach wenigen Monaten Alterungserscheinungen zeigen und eine Wartung erfordern. Neben einem guten Design und einer sorgfältigen Konstruktion muss jede Sauna gewartet werden, um in einem guten Betriebszustand zu bleiben. In der folgenden Tabelle sind die typischen Wartungsaufgaben und -zyklen aufgeführt, wobei die Wartungsintervalle für eine Saunakabine in Familiengröße

| Aufgabe | Wartungsintervall |
|---|---|
| Aufräumen und Trocknen | Jedes Mal nach dem Gebrauch |
| Gründliche Reinigung, Schutzbehandlung | Vierteljährlich |
| Überprüfung der Saunaöfen und Saunasteine | Einmal pro Jahr |
| Ersetzen beschädigter Saunasteine | Alle zwei Jahre |
| Ersetzen des Ofens | Alle zehn Jahre |
| Ersetzen der Wandverkleidung, Renovieren oder Ersetzen der Bänke | Zehn bis zwanzig Jahre |
| Komplette Renovierung, einschließlich Überprüfung der Dampfsperren und Isolierung | Zwanzig bis dreißig Jahre |

Tabelle 3. Saunawartungsarbeiten und ihre Wartungsintervalle in einer Familiensauna, die zweimal pro Woche genutzt wird.

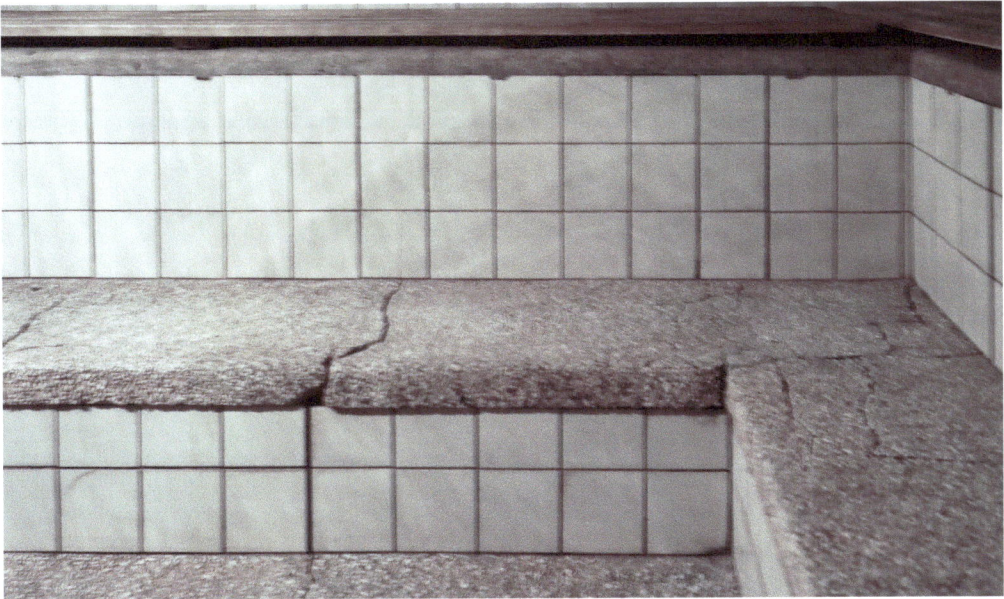
Abbildung 48. Beton-Sitze sind langlebig, jedoch können sie nach jahrelangem Gebrauch irgendwann beschädigt werden.

angegeben sind, die zweimal pro Woche benutzt wird. Bei einer häufiger genutzten Sauna werden die Wartungsintervalle kürzer sein.

Wie aus Tabelle 3 hervorgeht, haben die verschiedenen Saunakomponenten unterschiedliche Lebenszyklen und Wartungsintervalle. Nur die Außenwände werden als Teil einer dauerhaften Struktur betrachtet. Holzfußböden, Fenster, der Saunaofen und sogar Betonoberflächen müssen nach jahrzehntelangem Gebrauch gewartet werden.

## Weitere Lektüre

### Bücher und wissenschaftliche Quellen
Nordskog, 2010, Tommila, 1994, Rakennustieto, 2017, Liikkanen, 2019, Sauna from Finland, 2021

### Internetquellen:
Die Werte der finnischen Sauna von Sauna from Finland: https://saunafromfinland.com/core-values-of-the-authentic-finnish-sauna-experience/
Solarbetriebene Heizgeräte: https://lytefire.com/en
Wasserstoffsauna-Projekt: https://cefmof.org/hydrogen-sauna-project-2/

### Online Sauna Maps
SaunaAtlas (Finnland): https://app.saunaatlas.com/
SaunaTimes (USA): https://www.saunatimes.com/best-public-saunas/?
VisitSauna (Europa): https://visitsauna.com/saunas/
SaunaTee (Estland): https://saunatee.ee/en
SaunaKart (Norwegen): https://www.norgesbadstulaug.no/badstukart
Sauna Ikitai mobile App (Japan)

# 3.

## Wärme

Die Wärme der Sauna wird vom ganzen Körper, vom Kopf bis zu den Zehen, wahrgenommen. Obwohl die Wärme selbst ein unsichtbares Element des Saunaerlebnisses ist, sind der Saunaofen und die Saunasteine in der Regel sehr auffällige Elemente in einer finnischen Sauna.

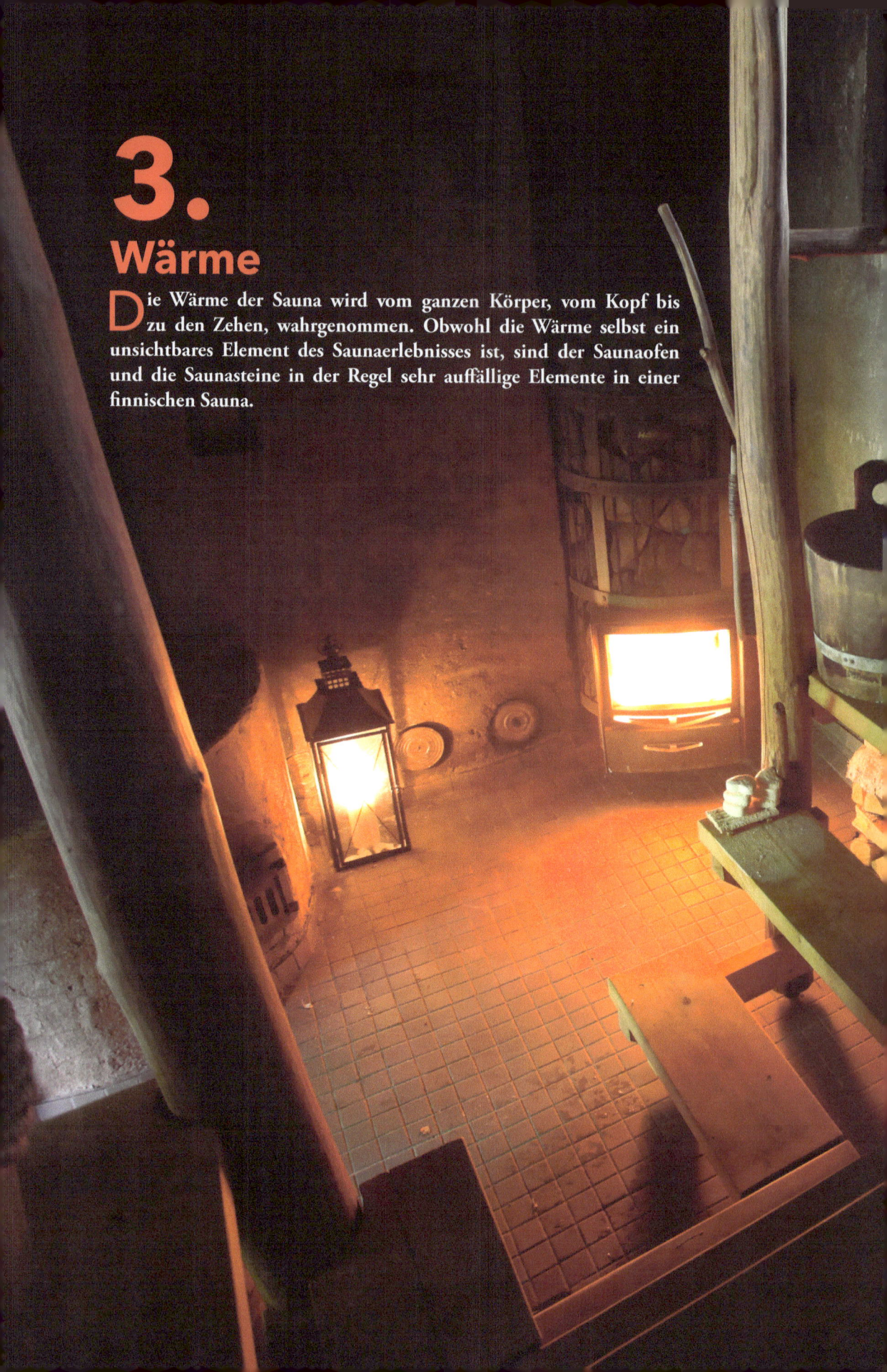

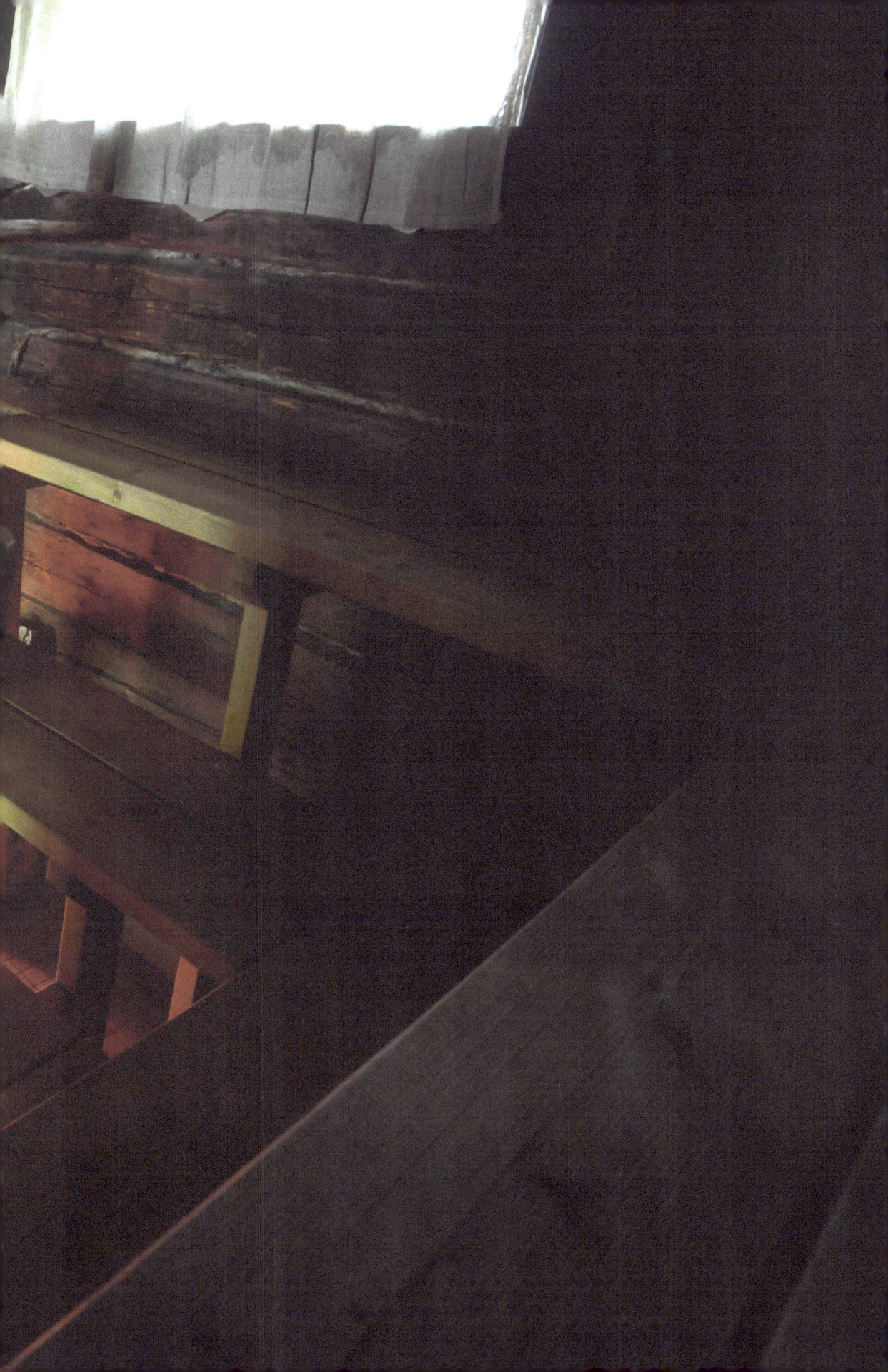

Seit der Erfindung des Feuers ist die Wärme eines der ursprünglichen Mittel zum Überleben der Menschen. Im Zusammenhang mit der finnischen Sauna ist Wärme etwas, das wir im Überfluss erwarten und begrüßen. Es gibt mehrere Faktoren, die beeinflussen, wie Menschen Wärme wahrnehmen. Der Körper ist in der Lage, sowohl die Hauttemperatur als auch Schwankungen der Körperkerntemperatur wahrzunehmen. Er ist auch in der Lage, diese Temperaturen zu stabilisieren und uns zu alarmieren, damit wir unsere Füße benutzen, um extremen Bedingungen zu entkommen. Die empfindlichsten Bereiche für Wärme- und Kälteempfindungen befinden sich am Oberkörper, am Kopf sowie an den Füßen und Händen.

Menschen sind Warmblüter und brauchen Mechanismen, um sich je nach Umweltbedingungen abzukühlen oder aufzuwärmen. Wir haben viele clevere Methoden erfunden, um uns vor übermäßiger Hitze zu schützen, darunter das Eintauchen in kaltes Wasser, das Vermeiden direkter Sonneneinstrahlung, das Tragen von Schutzkleidung und Klimaanlagen. Ein wichtiger Mechanismus ist jedoch in jedem Körper eingebaut. Schwitzen hilft, mit übermäßiger Hitze fertig zu werden. Wenn winzige Wasserpartikel von der Hautoberfläche verdunsten, kühlt sich die Haut ab, denn der Übergang von Wasser von flüssig zu gasförmig erfordert Wärmeenergie (Verdampfungswärme), die der Haut weitgehend entzogen wird. Während dieses Prozesses scheidet der Schweiß auch verschiedene Arten von Mineralien und andere Körperabfälle aus, von denen einige als nützlich angesehen werden, um sie loszuwerden.

Genug davon, was wir tun können, um uns abzukühlen; für eine Person, die Saunen konstruiert, ist es wichtig zu verstehen, welche Faktoren für die Erwärmung in einer Sauna verantwortlich sind. Es gibt vier Mechanismen, die zur gesamten Wärmebelastung der Saunanwendenden beitragen:

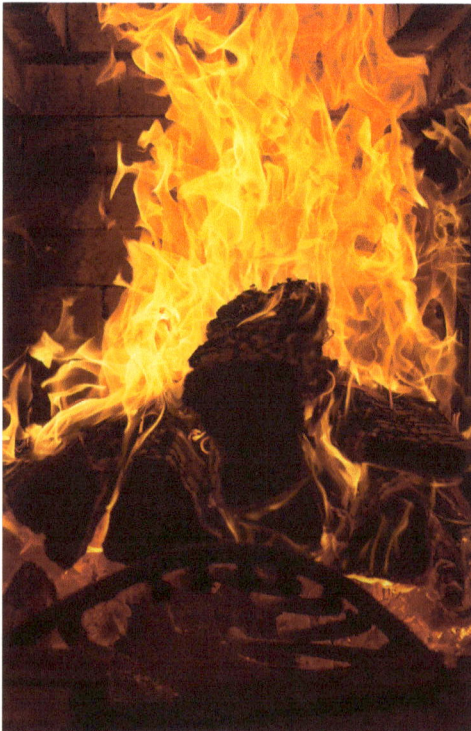

- *Strahlungswärme,*
- *leitende Wärme,*
- *Konvektionswärme, und*
- *Kondensationswärme.*

Strahlungswärme ist die vorherrschende Art von Wärme in einer Sauna. Wenn die Sauna auf z. B. 80 °C aufgeheizt wird, beginnen alle aufgewärmten Oberflächen Wärme abzustrahlen. Tatsächlich unterscheidet sich das Wärmestrahlungsprofil in einer finnischen Sauna nicht wesentlich von dem in Infrarotkabinen. Die Intensität der Strahlung steht in einem nichtlinearen Verhältnis zur Temperatur der Quelle. Das bedeutet, dass wir leicht Temperaturunterschiede wahrnehmen können, die auf eine mangelnde Erwärmung (z. B. eine ungleichmäßig beheizte Sauna) oder eine zu starke Strahlung des Ofens zurückzuführen sind. Um die Strahlungswärme als angenehm zu empfinden, sollte die Strahlung gleichmäßig am ganzen Körper ankommen. Strahlungswärme wird auch von der nackten menschlichen Haut am besten absorbiert.

Bei der konduktiven Wärmeübertragung tauschen zwei Oberflächen durch direkten Kontakt Energie aus. In der Sauna findet der Hauptkontakt mit der Bank statt. Wegen der hohen Temperaturen decken wir die Bänke normalerweise ab, um uns vor übermäßiger Wärmeleitung zu schützen. Wenn die Sauna sehr heiß ist, brauchen wir möglicherweise Hausschuhe, um unsere empfindlichen Zehen vor dem Kontakt mit den heißen Oberflächen zu schützen.

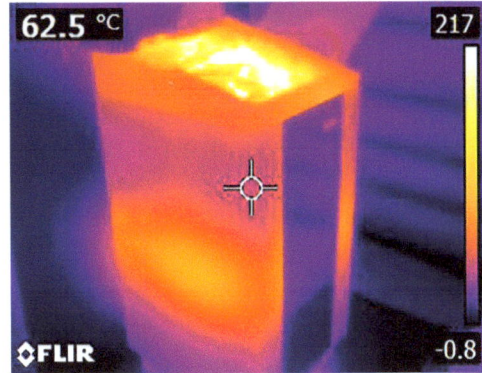

Abbildung 49. Die starke Strahlung des Heizgeräts wird in einem Infrarotbild sichtbar.

Konvektive Wärmeübertragung findet statt, wenn die Umgebungsluft unsere Haut erwärmt oder beim Atmen in unsere Atemwege gelangt. Physikalisch gesehen handelt es sich um eine Variante der Konduktion: Saunaluft und menschlicher Körper, ein Gas und eine feste Masse. Konvektion ist für die Gesamtwärmebelastung der Sauna fast ebenso wichtig wie Strahlungswärme. Wie warm sich die Luft anfühlt, hängt von der Lufttemperatur und ihrer Bewegungsgeschwindigkeit ab. Wenn Sie es wagen, einer anderen saunierenden Person Luft ins Ohr zu blasen, kann dies leicht ein brennendes Gefühl hervorrufen. Das liegt nicht daran, dass sich Ihre Lungen mit heißer Luft füllen würden, sondern daran, dass durch die Luftbewegung die durch Wärmeleitung abgekühlte Grenzschicht von der Haut entfernt wird, sodass die Wärme der Saunaluft effektiver mit der Haut interagieren kann. Solche Tricks sind

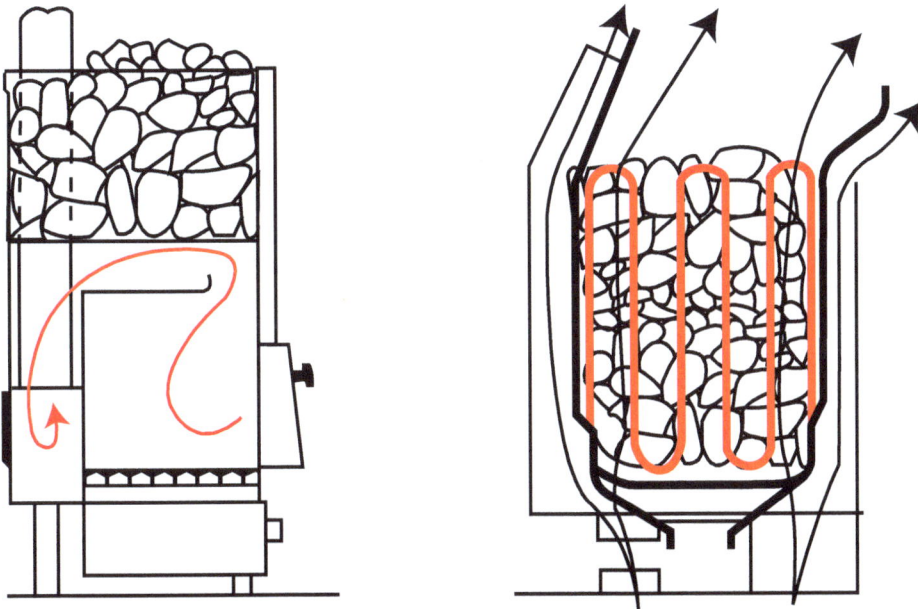

Abbildung 50. Funktionsschema eines kontinuierlich befeuerten Holzofens (links) und eines Elektroofens (rechts). Im Elektroofen strömt aufsteigende Luft durch die Steine und das Metallgehäuse und überträgt dabei Wärme.

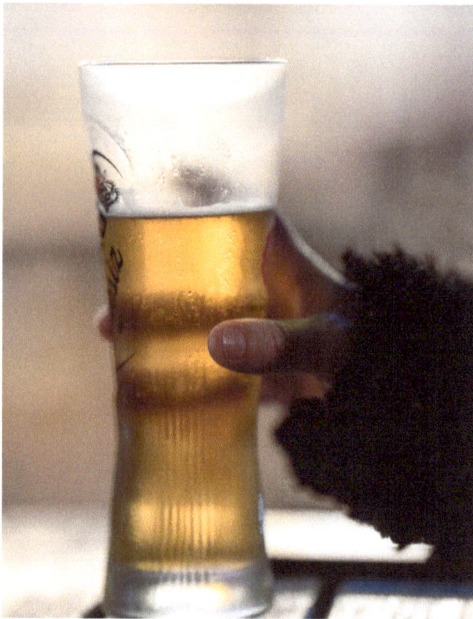

Abbildung 51. Die Getränke schwitzen nicht, oder doch? Wenn ein kaltes Objekt in eine warme Umgebung gebracht wird, kommt es häufig zur Kondensation von Wasser. Foto von engine akyurt, Unsplash.com.

zwar nicht Teil des finnischen Saunarituals, und die Luft bewegt sich zu langsam, um bemerkt zu werden, aber sie werden bei der Erzeugung von Löyly angewendet.

Die Kondensationswärme ist das letzte physikalische Prinzip, das man braucht, um die Geheimnisse von Löyly zu verstehen. Die Kondensation ist das Gegenteil der zuvor beschriebenen Verdampfung. Es handelt sich um einen Prozess, bei dem sich Gas in Flüssigkeit verwandelt und die gleiche Wärmeenergie freisetzt, die für die Verdampfung benötigt wurde. In einer Sauna kommt es zur Kondensation, wenn die mit Löyly (Wasser) befeuchtete Saunaluft auf die kühlere Haut der Saunanwendenden trifft. Kondensation tritt auf, wenn die Hauttemperatur niedriger ist als der aktuelle Taupunkt der feuchten Saunaluft. Als Taupunkt bezeichnet man die Temperatur, bei der die Luft die Konzentration an Wasser, die sie aufnehmen kann, überschritten hat und das Wasser wieder flüssig wird. Dasselbe Phänomen tritt auf, wenn Sie an einem heißen Tag eine kalte Getränkedose aus dem Kühlschrank nehmen und Wassertröpfchen auf der Oberfläche der Dose erscheinen – Sie wissen genau, dass die Dose nicht schwitzt, aber es sieht ganz so aus. Die Kondensationswärme ist nur ein vorübergehendes Gefühl und hängt ganz von der Menge des für Löyly verwendeten Wassers ab, aber sie kann intensiv und plötzlich auftreten.

In einer finnischen Sauna muss der Saunaofen in der Lage sein, diese vier Arten von Wärme zu erzeugen. Jeder Heizmechanismus steht in einem besonderen Zusammenhang mit der Funktionsweise des Ofens. Bei der Kondensation ist es die in den Saunasteinen gespeicherte Wärmekapazität. Bei der Konvektion geht es um die Struktur des Ofens und den Luftstrom durch das Steinvolumen, sodass sich die Luft erwärmt und in der Sauna zirkulieren kann. Wird die Konvektion blockiert, kann der Elektroofen überhitzen. Der Saunaofen sollte so konstruiert sein, dass er die Saunanwendenden vor übermäßiger Strahlung von den Oberflächen abschirmt.

## Wie heiß sollte die Sauna sein?

Bei der Einführung der finnischen Sauna habe ich mich auf die ISA-Definition der Sauna bezogen, die den Temperaturbereich von 75 °C bis 105 °C umfasst. Der Standardmesspunkt liegt einen Meter über der obersten Bank. Ich war mit dieser Norm nicht ganz einverstanden, denn es gibt Menschen, die schon bei niedrigeren Temperaturen, etwa ab 55 °C, saunieren können, und einige, die Temperaturen bis 120 °C vertragen. Dieser Bereich ist mit einer einzigen Sauna kaum zu erreichen.

Im unteren Bereich muss die Saunakabine sehr gleichmäßig beheizt werden, da sonst sowohl der Komfort als auch die Hygiene leiden. Entscheidend ist auch, dass die

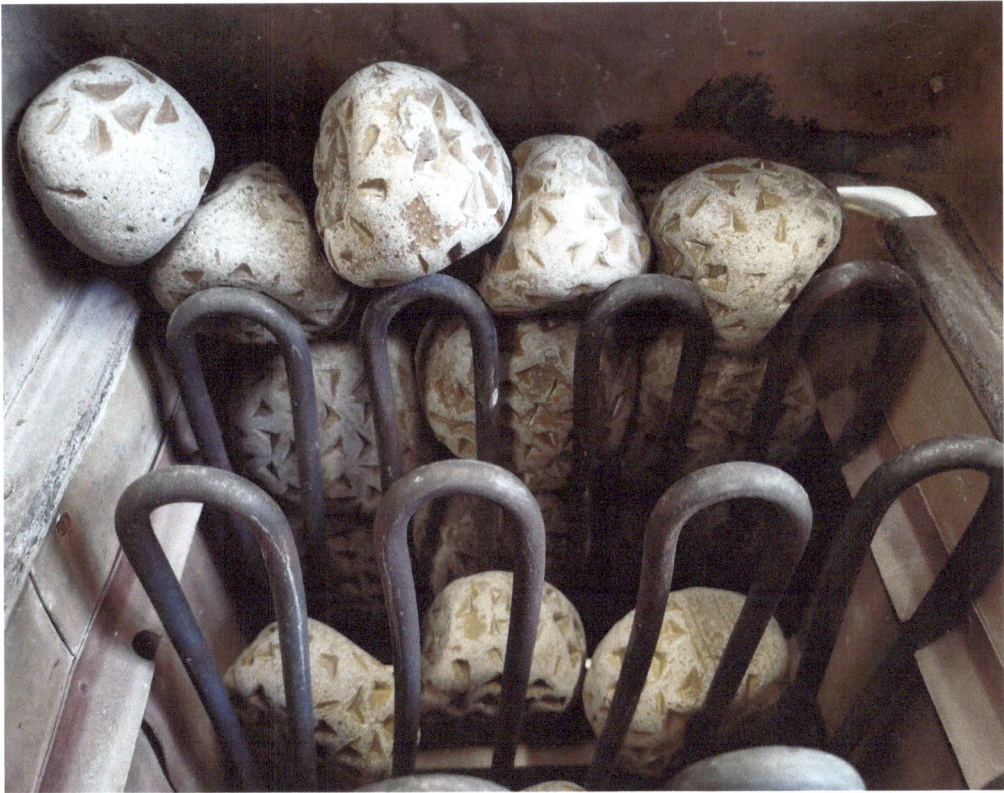

Abbildung 52. Ein älteres elektrisches Heizgerät zeigt noch funktionierende Schlüsselkomponenten: nach oben gerichtete Heizelemente und mehrere Schichten aus Keramiksteinen, die ausreichend Luftraum für eine gute Konvektionsströmung durch das Heizgerät lassen.

Dampfleistung des Steinvolumens des Ofens ausreicht, um den Taupunkt in der Sauna vorübergehend auf über 37 °C anzuheben. Am oberen Ende des Temperaturspektrums warten andere Herausforderungen. Obwohl Temperaturen von über 100 °C durchaus übertrieben erscheinen, sind sie in traditionellen Rauchsaunen zumindest zeitweise keine Seltenheit. Diese Hitze ist jedoch nur bei sehr niedriger Luftfeuchtigkeit und guter Luftqualität erträglich. Außerdem sind eine ständige Überwachung und gute Brandschutzvorkehrungen erforderlich, um zu verhindern, dass die Sauna abbrennt, wenn Temperaturen von über 110 °C gewünscht werden. Eine Sauna sollte nie so weit aufgeheizt werden, dass sich die Holzteile entzünden, da die Vergasung des Holzes allmählich einsetzt, bevor die Verkohlung sichtbar wird, und zwar durchgängig ab einer Oberflächentemperatur von mehr als 150 °C, und sich erst ab 250 °C entzündet.

Die Diskussion über die richtige Saunatemperatur ist aus mehreren Gründen irreführend. Bevor es elektrische Öfen gab, hatten finnische Saunen nie eine feste Temperatur. Auch heute noch können viele holzbeheizte Saunen während der Benutzung aufgrund der unterschiedlichen Heizintensität Temperaturschwankungen von bis zu 20 °C aufweisen. Wichtiger als die Standardpunkttemperatur ist ein gleichmäßiger Temperaturbereich im gesamten Saunaraum. Zeitgemäße Saunaöfen spielen dabei nur eine kleine Rolle: Belüftungslösungen sowie die Innenraumgestaltung beeinflussen den Temperaturbereich (denken Sie an das vierblättrige Kleeblatt). Die Höhe des Saunaofens ist besonders wichtig, wenn die Sauna über eine natürliche Belüftung verfügt, da sich die Sauna nur in den Teilen des Raums gleichmäßig erwärmt, die sich oberhalb des Ofens befinden. Hier sind die Unterschiede zwischen privaten

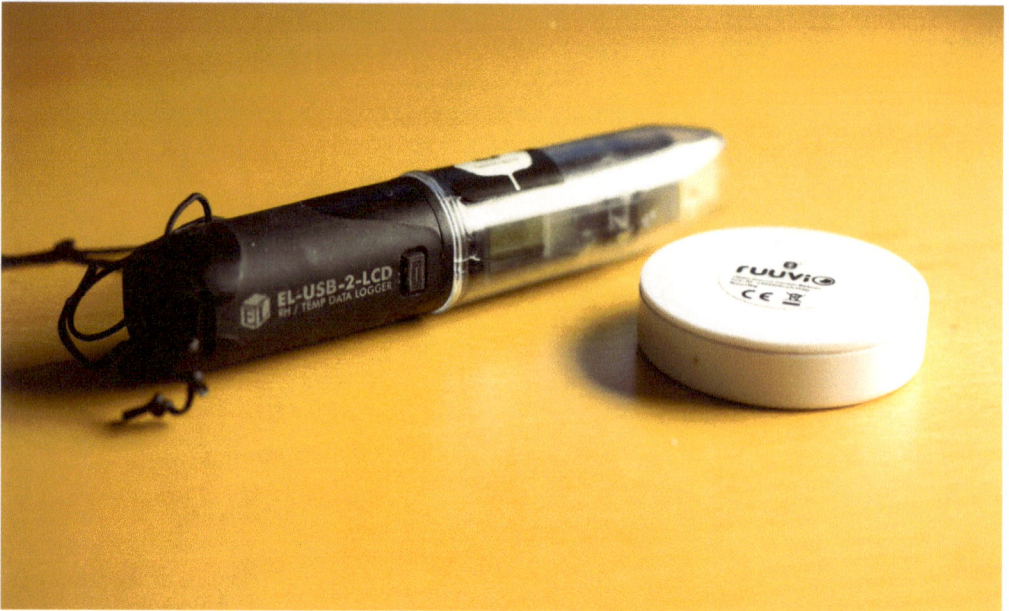

Abbildung 53. Bei meinen Sauna-Studien verwende ich häufig digitale Thermometer mit integriertem Datenlogger oder einer externen Datenprotokollierungsanwendung. Dies dient der späteren Beobachtung. Herkömmliche Thermometer sind ebenfalls sehr genau. Links ein Logger von Lascar Electronics, rechts ein modifizierter Bluetooth-Sensor von Ruuvi.

Saunen, die nur gelegentlich beheizt werden, und öffentlichen Saunen, die täglich zehn bis zwölf Stunden warmgehalten werden, deutlich spürbar. Je länger man die Sauna aufheizt, desto gleichmäßiger wird die Temperatur.

Ein weiterer Grund für die Skepsis gegenüber einer einzigen Temperatur ist die Feuchtigkeit. Die Luftfeuchtigkeit hat einen sehr großen Einfluss darauf, wie warm sich die Saunaluft anfühlt. Je feuchter sie ist, desto heißer wird sie empfunden, auch wenn der Taupunkt überschritten ist und das Schwitzen aufhört. Ich werde das Konzept der relativen Luftfeuchtigkeit im Kapitel über die Luftqualität näher erläutern.

Die Tatsache, dass selbst das beste Thermometer von der Lufttemperatur, der Strahlungstemperatur (Oberflächen), der Luftfeuchtigkeit und der Luftgeschwindigkeit in seiner Umgebung beeinflusst wird, erschwert die Messung der Saunatemperatur. Eine perfekte Saunatemperaturmessung sollte alle diese Messaspekte berücksichtigen. Ich habe noch von niemandem gehört, der ernsthaft darüber diskutiert, ob die Saunatemperatur als Luft- oder Oberflächentemperatur gemessen werden sollte. Meiner Meinung nach wäre eine andere Art der Messung angebracht, bei der die Faktoren so kombiniert werden, dass sie unter verschiedenen Bedingungen subjektiv (psychophysisch) gleichwertig sind.

Schließlich ist es nicht erforderlich, die Saunakabine im Voraus über die normale Raumtemperatur (z. B. über 40 °C) hinaus zu heizen, wenn die Steine genügend Wärme gespeichert haben. Sie können damit experimentieren, die Sauna bei geöffneter Tür und geöffneten Fenstern aufzuheizen und sie erst nach dem Aufheizen wieder zu schließen, wenn Sie normalerweise die Sauna aufheizen würden. Wenn Sie die Sauna betreten, können Sie spüren, wie anders es sich anfühlt, nur die Strahlungswärme des Ofens sowie die Löyly-Wärme zu haben, die recht schnell dazu beitragen kann, auch den Raum zu erwärmen. Decken Sie den Ofen vorübergehend mit einer Feuerlöschdecke ab, wenn es sein muss; in jedem Fall ist eine andere Art von Saunaerlebnis garantiert.

# Wie Saunaöfen und Saunasteine zusammenarbeiten

Der Saunaofen und die Saunasteine sind die kombinierte Wärmequelle für die finnische Sauna. Der Ofen erzeugt direkt und indirekt Wärme. Direkt ist er eine Quelle der Wärmestrahlung. Indirekt erzeugt er Konvektionswärme, indem er die Luft erwärmt, die durch das Gerät strömt, und er erwärmt auch die Steine, die für die Erzeugung von Löyly notwendig sind.

Das Heizelement ist recht einfach zu beherrschen. Jahrzehntelange Erfahrung hat in Finnland gelehrt, wie viel Energie man dem Ofen entziehen muss, um seine Funktion zu erfüllen. Vorhin habe ich die Sauna-Innovationen besprochen und hervorgehoben, dass die sogenannten konstant befeuerten oder kontinuierlich beheizten Saunaöfen bemerkenswerte Innovationen in der Geschichte waren. Der Grund dafür ist die Leichtigkeit, mit der sie eine konstante (elektrische) oder fast konstante (holzbefeuerte) Energieabgabe liefern.

Um eine Analogie zu bilden, sage ich gerne, dass der Saunaofen wie der Motor eines Autos ist. Der Motor treibt das Fahrzeug an und sorgt für eine reibungslose Fahrt über verschiedenes Terrain. Die Motoren werden je nach Fahrzeug eingebaut: Für ein winziges Zwei-Personen-Stadtauto braucht man keinen riesigen V8-Motor, aber um einen Lastwagen in Fahrt zu bringen, sind zehn Zylinder durchaus gerechtfertigt. Motoren benötigen auch Motoröl, was in der Analogie zur Sauna den Saunasteinen entspricht, die ein regelmäßig gewarteter Teil des Motors sind.

Die Spezifikationen des Saunaofens sind einfach zu verstehen. Die Leistung der Öfen bezieht sich auf die Größe der Saunakabine in 1 kW Wärmeleistung pro 1 m³ Raum. Diese Formel ist für Saunen gedacht, die in eine Wohnung integriert und mit Holzplatten verkleidet sind. Enthält die Sauna „kalte" Oberflächen wie Keramikfliesen, Beton oder Glaswände und -fenster, erhöht sich der Energiebedarf um ein Kilowatt pro Quadratmeter, und wenn das Saunagebäude nicht mit einer Standardheizung ausgestattet ist, wird eine volle fünfzigprozentige Erhöhung der Energie empfohlen. Beachten Sie, dass diese Materialien zwar den Energieverbrauch während des Heizens erhöhen, einige von ihnen aber, wie z. B. ein gemauerter Schornstein, während des Heizens und Badens der Sauna Energie speichern und sie danach wieder abgeben, was sich auf die Gesamtenergiebilanz auswirkt. Bei den Leistungsberechnungen für elektrische Öfen wird ein hundertprozentiger Wirkungsgrad vorausgesetzt und in der Regel auch erreicht, da die Umwandlung von Strom in Wärme sehr effizient ist. Von den Herstellenden wird erwartet, dass sie sich an diese Richtlinien halten und den ungefähren Bereich der mit dem Ofen kompatiblen Volumen angeben (siehe Tabelle 7 auf S. 113).

Die maximale Leistung des Heizgeräts sollte den Anforderungen des Raums entsprechen und weder unter- noch überdimensioniert sein. Ein Vergleich mit einem Auto hilft zu verstehen, warum. Stellen

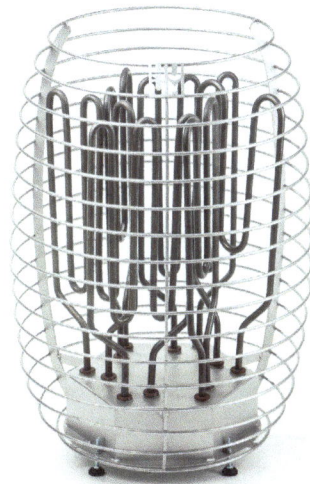

Abbildung 54. Der nackte Motor. Ein elektrischer Gitterheizkörper ist lediglich eine Kombination aus einigen Heizelementen, Verkabelung und einem Gehäuse, das groß genug ist, damit die Steine an ihrem Platz bleiben. Die Steuerelektronik und Sensoren befinden sich in der Regel außerhalb des Heizkörpers. Foto © Huum.

Sie sich das Aufheizen der Sauna wie eine lange Fahrt auf einer ansteigenden Straße vor, um eine bestimmte Höhe zu erreichen; in der Sauna entspricht die Höhe einer gewünschten Temperatur. Wenn Ihr Auto nicht genug Leistung hat, verlangsamt es den Aufstieg, und der Motor heizt sich auf dem Weg auf. In einer Sauna ist dieser langsame Aufstieg vielleicht gar nicht so schlimm, da die Steine wenigstens richtig warm werden – aber wenn der Motor wirklich zu schwach ist, kommen Sie vielleicht nie an Ihr Ziel. Aber der Motor kann doch nicht zu stark sein, oder? Er bringt Sie nur schneller ans Ziel, richtig? Wenn Ihr Auto sehr schnell den Gipfel erreicht und im Leerlauf läuft, wird das Öl kaum erwärmt. Saunaöfen können zu stark sein, da die Saunasteine, das Öl in dieser Analogie, Zeit brauchen, um warm zu werden. Je nach Konstruktion des Saunaofens und des Steinvolumens kann dies einige Stunden dauern, da die Steine eine Temperatur von mindestens 150 °C oder sogar 600 °C erreichen müssen, wenn es sich um einen holzbeheizten Saunaofen handelt, der über einen längeren Zeitraum Wärme abgeben soll. Die übliche Steintemperatur für kontinuierlich beheizte Modelle liegt zwischen 150 °C und 350 °C. Unterhalb dieses Bereichs ist die Dampferzeugung langsam und mild, darüber ist sie sehr schnell und heftig.

Das Heizen der Sauna verbraucht insgesamt sehr viel Energie. In einem finnischen Einfamilienhaus mit integrierter Sauna ist der Saunaofen in der Regel das Gerät mit dem höchsten Stromverbrauch. Schätzungen zufolge geben finnische Haushalte über fünf Prozent ihrer Stromrechnung für das Heizen der Sauna aus und fast zwanzig Prozent ihres Brennholzes. Um das elektrische Heizen zu ermöglichen, braucht man ein geeignetes elektrisches System im Haus. In Ländern, in denen ein 120/240 Volt einphasiges Stromnetz vorherrscht, kann diese Anforderung nicht trivial sein, da die Amperezahl für eine mittelgroße Sauna mit einem 16-kW-Saunaofen mehr als 70 Ampere betragen wird. Dies ist nicht üblich und beschränkt die Größe der Saunakabinen auf solche, die mit einem 8 oder 9-kW-Ofen und einer 45-Ampere-Sicherung arbeiten. In Finnland sind die meisten Häuser darauf vorbereitet, 3 × 16 Ampere mit einem 230/400 Volt (einphasig/dreiphasig) Netz zur Verfügung zu stellen, was die Installation eines 9-kW-Saunaofens (passend für eine 8- bis 10-m³-Sauna) ohne Probleme ermöglicht.

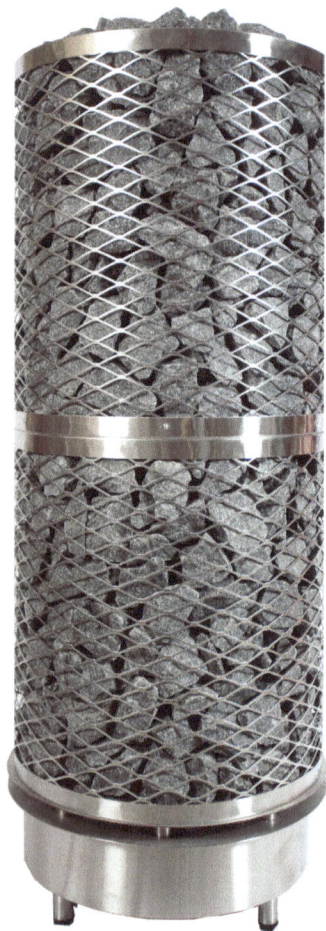

Abbildung 55. Dieser große Elektroheizkörper hat eine Nennleistung von 20 kW. Foto © IKI kiuas.

# Die Quelle der Energie

Wie Automotoren können auch Saunaöfen ihre Energie aus verschiedenen Brennstoffen beziehen. Am weitesten verbreitet sind holzbefeuerte und elektrische Öfen, aber auch Erdgas oder Biogas, Öl oder Holzpellets werden in Finnland als Brennstoff verwendet. Es wurden Versuche mit Hybridheizungen unternommen, die Holz- und Elektroheizungen

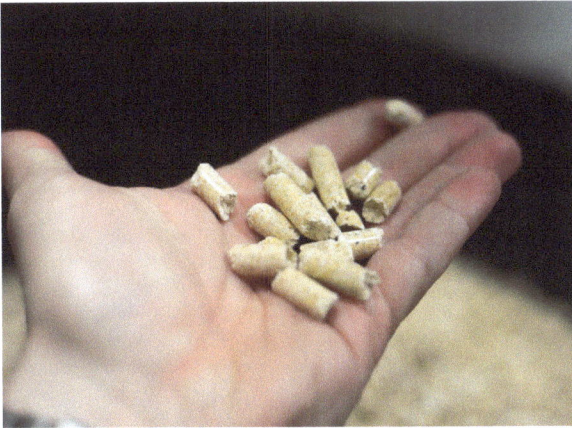

Abbildung 56. Holzpellets eines finnischen Herstellers, die zum Beheizen von zwei Saunen im Uusi Sauna in Helsinki verwendet werden.i.

kombinieren, aber ab 2021 ist nur noch ein einziges serienmäßig hergestelltes Modell auf dem finnischen Markt. Im Moment scheint es bequemer zu sein, zwei verschiedene Arten von Öfen in einer Sauna zu haben, als einen Hybridofen. Von den noch marginalen Energiequellen sind Holzpellets wegen ihres hohen Wirkungsgrads und der relativ geringen Emissionen bei der Verbrennung eine lukrative Option. Allerdings eignen sich die Pelletöfen derzeit am besten für recht große Saunas. In Mitteleuropa sind gasbetriebene Heizgeräte üblich. Andererseits haben einige Länder wie Norwegen vor Kurzem die Verwendung von Erdöl und Erdgas für Heizzwecke verboten. Dies könnte ein Zeichen für einen weltweiten Trend hin zu erneuerbaren Energiequellen sein, der sich auch auf Saunaöfen auswirkt.

Die Wärmeleistung ist nicht das Einzige, was zählt. Das Steinvolumen ist von Bedeutung, da die in den Steinen gespeicherte Energie für die Dampferzeugung (Löyly) und die Abgabe der Kondensationswärme benötigt wird. Je mehr Steine und gespeicherte Wärmekapazität vorhanden sind, desto weniger Energie muss der Ofen während des Badens erzeugen. Die ursprünglichen Saunaöfen funktionierten genau so: Die gesamte Energie wurde im Voraus in den Steinen gespeichert und dann während des Badens freigesetzt, so wie ein Spielzeugauto mit Rückziehmotor oder ein modernes Elektrofahrzeug. Das Aufheizen vor oder während der Benutzung führt eine weitere Dimension ein, die die Öfen voneinander unterscheidet. Heizgeräte mit Wärmespeicherung sind wie vollelektrische Fahrzeuge, solche mit Dauerheizung wie Fahrzeuge mit Verbrennungsmotor, und einige Mischformen liefern gerade genug Energie für einen reibungslosen Start, speichern aber nicht für eine lange Fahrt.

# Der ursprüngliche holzbeheizte Saunaofen

Die Geräte, die heute als Rauchsaunaöfen bezeichnet werden, hatten eine einfache Idee, die auf der Speicherung von Wärme beruhte. Bei diesen frühen Öfen handelte es sich um Steinhaufen, eine Formation aus kleinen und mittelgroßen Steinen mit einem Raum darunter, in dem ein Feuer unterhalten wurde. Die Steine wurden direkt durch die Flammen oder die Abgase erhitzt, die durch das Steinbett zogen. Dadurch wurden die Steine langsam auf eine hohe Temperatur von etwa 500 °C erhitzt, bis sie anfingen, rot zu glühen, und es an der Zeit war, den Heizprozess zu beenden. Die gesamte für das Baden benötigte Energie wurde nun aufgefangen. Das rote Glühen zeigt an, dass die Steine von Ruß und anderen Verunreinigungen gereinigt wurden.

Was passiert mit den Rauchgasen, nachdem sie aus dem Steinhaufen entwichen sind? In der Rauchsauna gibt es keinen Schornstein, so dass der Rauch (nicht die Flammen) langsam zur Decke aufsteigt und nach einem Ausgang sucht. In Rauchsaunen gab es traditionell kleine Luken nahe der Decke an einer Seite des Gebäudes, durch die der Rauch entweichen

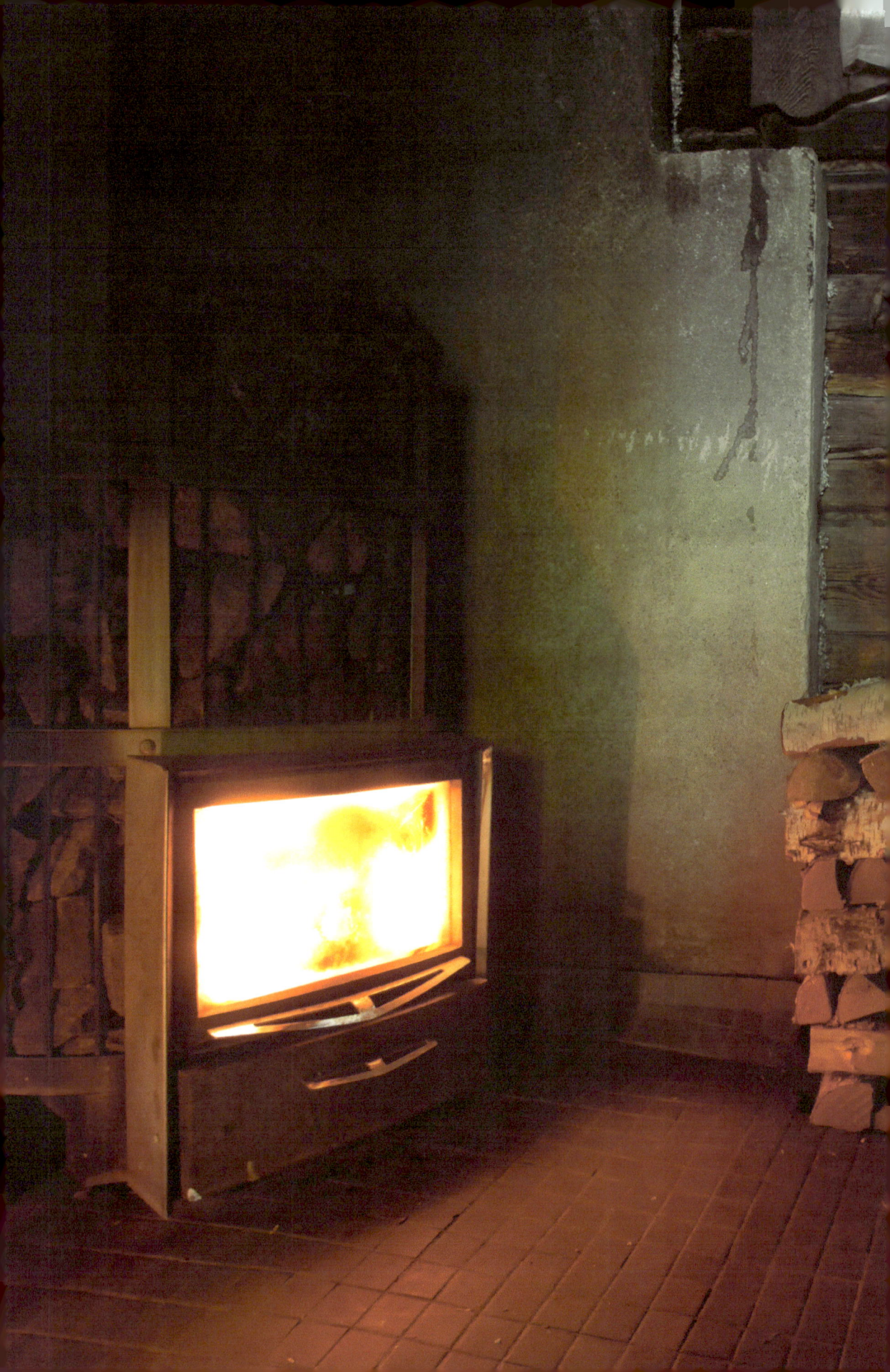

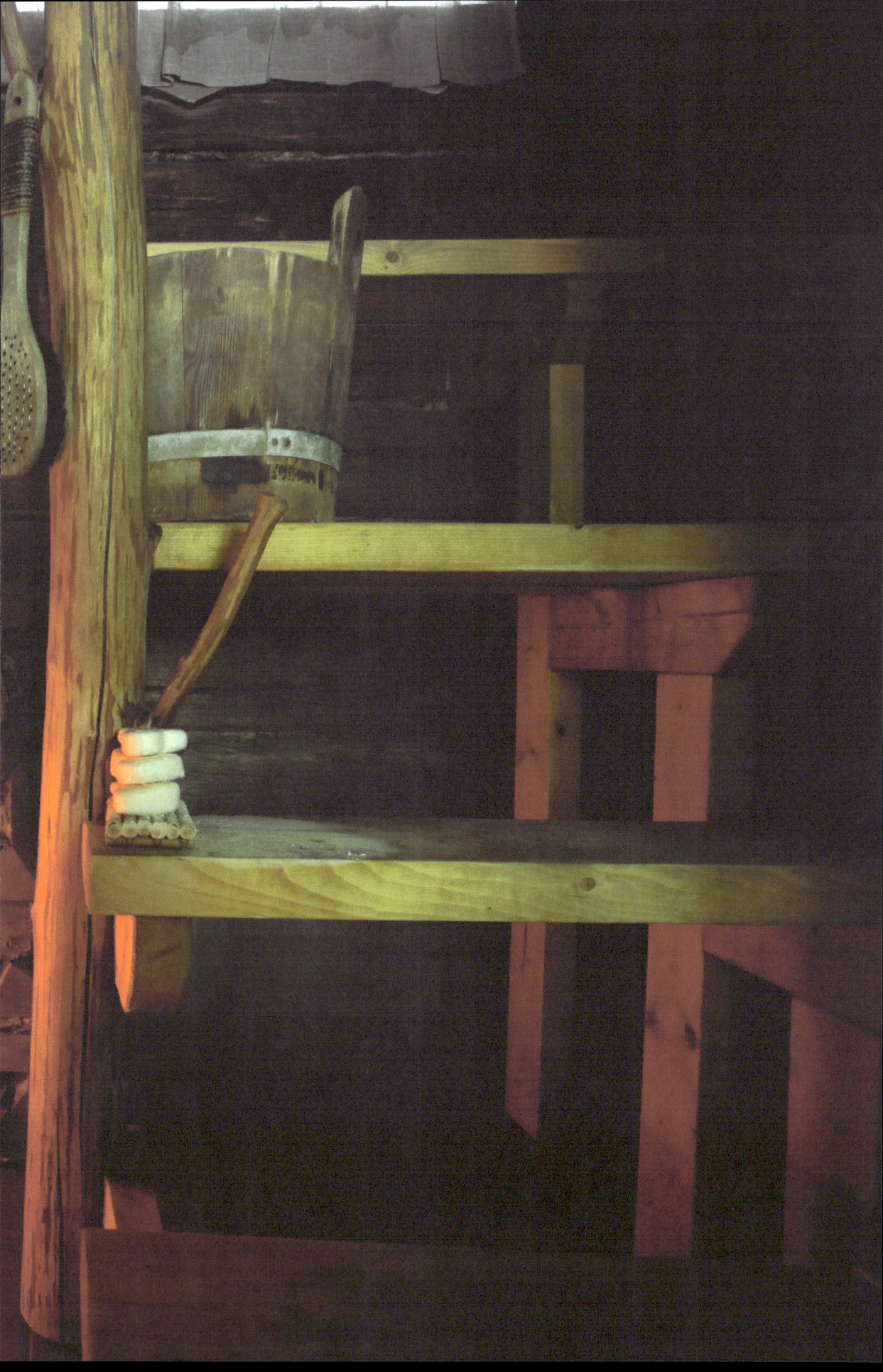

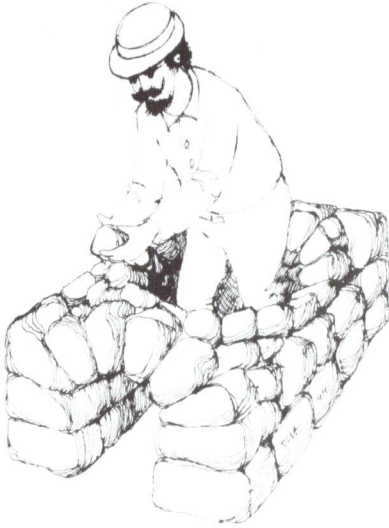

Abbildung 57. Eine Illustration von Risto Vuolle-Apiala, die zeigt, wie ein traditioneller Rauchofen für die Sauna aus Stein gebaut wurde.

konnte. Das Feuer brannte nach jeder neuen Ladung Brennholz intensiver, und der Rauch fand schließlich seinen Weg durch den Saunaraum bis hinunter zu einer Ebene, die als Rauchdecke bezeichnet wurde. Die Luft unterhalb dieser Ebene war relativ klar und atembar, aber oberhalb dieser Ebene waren alle Oberflächen erhitzt und durch den Ruß getrübt. Brände waren in Rauchsaunen üblich und sind es aufgrund der Heizmethode und der Holzkonstruktion immer noch. Aus heutiger Sicht war die zu kleine Luke ein Konstruktionsfehler, der zu einer übermäßigen Erwärmung der Innenflächen, zu Rußansammlungen und damit zu einer erhöhten Brandgefahr führte.

Nachdem die Steine im Ofen rot glühten oder das Gebäude eine Temperatur erreicht hatte, die von der für die Heizung verantwortlichen Person als angemessen erachtet wurde, wurden letzte Vorbereitungen getroffen. Dazu gehörte, dass man den Ofen eine Zeit lang stillstehen und sich gleichmäßig aufheizen ließ und dann bei geöffneten Türen und Fenstern etwas Wasser auf den Ofen schüttete, um die restlichen Verbrennungsrückstände und das nach der Verbrennung verbliebene Kohlenmonoxid zu vertreiben. Nun konnten badende Personen schnell einsteigen und ein paar Stunden Badezeit genießen. In modernen rauch- oder wärmespeichernden Ofensaunen kann durch die Isolierung des Ofens und die Beheizung der Sauna selbst eine wesentlich längere Badezeit erreicht werden.

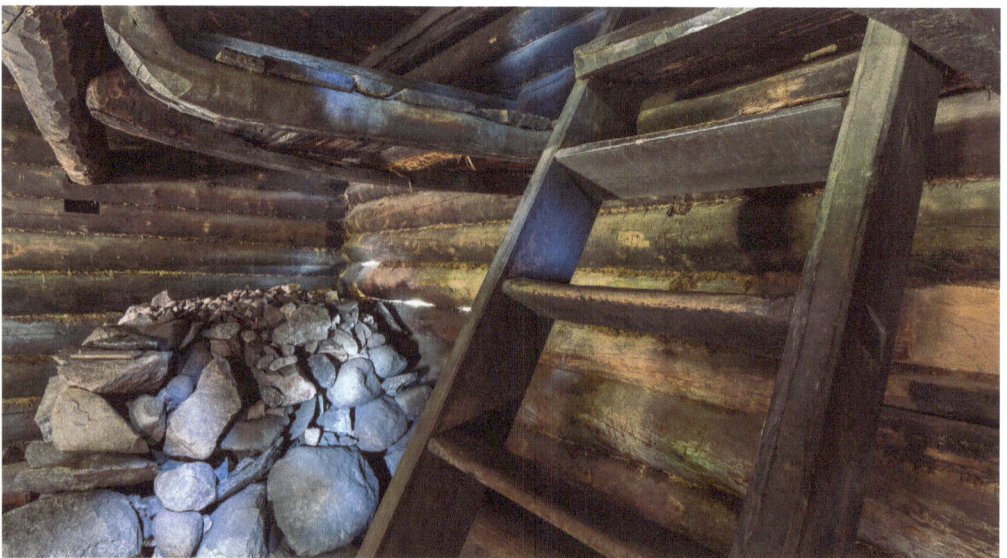

Abbildung 58. Das Freilichtmuseum Seurasaari in Helsinki beherbergt das Gebäude Niemelän torppa, zu dem auch eine Sauna aus dem späten 18. Jahrhundert gehört. Ein Großteil der Innenausstattung ist original oder wurde originalgetreu restauriert.

# Die Saunaofen-Typen des 21. Jahrhunderts und ihre Eigenschaften

Seit den Zeiten des ursprünglichen Saunaofens hat sich viel verändert. Zunächst wurden die sorgfältig konstruierten Steinhaufen durch gemauerte Öfen ersetzt. Es ist wahrscheinlich, dass dies bereits im späten Mittelalter geschah. Die nächste Veränderung war die Ableitung des Rauchs in einen Schornstein, wodurch die Brandgefahr stark, aber nicht vollständig verringert wurde. Dies ist in den 1800er Jahren deutlich sichtbar. Es wurden sogenannte Metallfassöfen mit einem einfachen Rauchabzug entwickelt, der an einen gemauerten Schornstein angeschlossen wurde, wie in der Geschichte der Sauna-Innovationen im ersten Kapitel beschrieben. Diese Arten von Öfen waren im frühen zwanzigsten Jahrhundert sehr beliebt. Eine späte, gut ausgereifte Marke, Aitokiuas, wird seit den 1950er Jahren immer noch fast unverändert hergestellt. Aber viele in Finnland wissen nichts über diese Art von Heizgeräten. Stattdessen sind sie mit der zweiten Generation vertraut, den holzbefeuerten Durchlauferhitzern. Er veränderte in den 1950er Jahren das Spiel und wurde für Generationen von Menschen in Finnland, die nach dieser Zeit geboren wurden, zum Synonym für die holzbeheizte Sauna.

Die Auswahl an Heizgeräten auf dem finnischen Markt zu Beginn des 21. Jahrhunderts ist groß. Obwohl die Zahl der Ofenherstellenden in den letzten fünfzig Jahren stark zurückgegangen ist, gibt es immer noch eine große Auswahl an verschiedenen Modellen. Ich gebe jedoch zu, dass der Markt für Saunaöfen nicht wirklich global ist und Saunanutzende in der ganzen Welt nicht die gleiche Wahlfreiheit haben wie in Finnland (obwohl einige Öfen auch in Finnland nicht erhältlich sind).

Beim Vergleich von Modellen sollte man auf die folgenden Eigenschaften achten, die die Leistung des Ofens und damit das Saunaerlebnis beeinflussen:

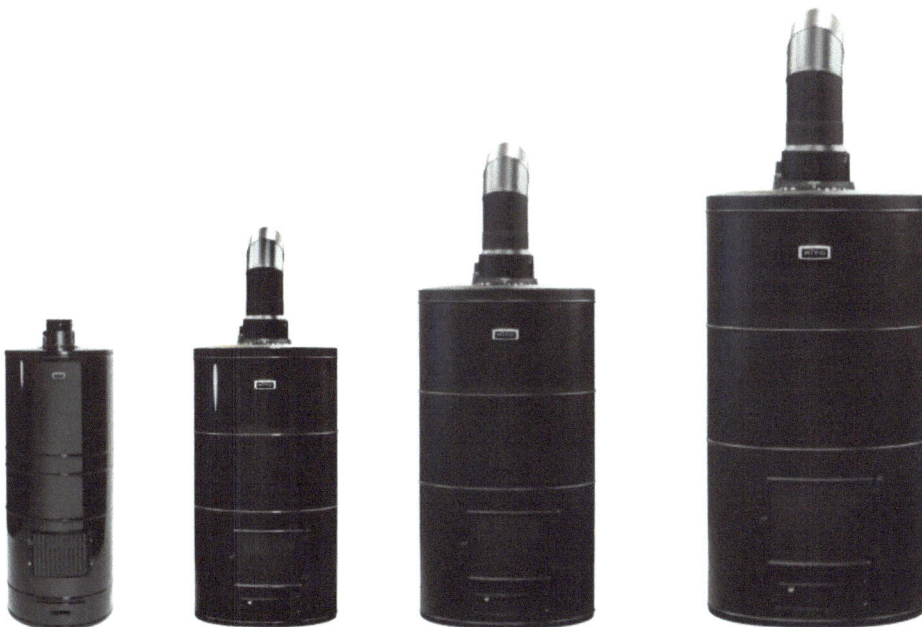

Abbildung 59. Aitokiuas-Familienbild mit Modellen vom kleinsten Durchmesser von 47 cm bis zum größten Durchmesser von 110 cm.

- Thermische Leistung
- Steinvolumen
- Höhe
- Erscheinungsbild
- Benutzerfreundlichkeit

Außerdem gibt es Unterschiede bei einigen funktionellen Eigenschaften. Diese sind für das Saunaerlebnis weniger wichtig, können aber für die Auswahl des Ofens entscheidend sein:

- Erforderliche Sicherheitsabstände
- Nützlichkeit bei gemeinsamer Nutzung
- Verfügbarkeit von Sonderausstattungen (z. B. Wasserkocher)
- Größe und Ausrichtung des Abgasanschlusses*
- Effizienz und Emissionen*

*nur holzbefeuerte Heizgeräte*

Die Eigenschaften der Heizgeräte sind nur lose mit den Heizgerätetypen verbunden. Die Heizgerätetypen lassen sich zum einen nach der Energiequelle und zum anderen nach der Art der Beheizung unterteilen. Darüber hinaus gibt es hybride Varianten, die entweder verschiedene Energiequellen, verschiedene Heizmodi oder beides kombinieren. Die sich daraus ergebenden Kombinationen sind in Tabelle 4 aufgeführt.

| Energiequelle/ Heizmodus | Holz | Elektrizität | Gas | Hybrid |
|---|---|---|---|---|
| Einfach-befeuerung/ Wärmespeicher | Begrenzte Auswahl, zeitaufwendiges Heizen, komfortables Baden | Nicht zutreffend | Geeignet für große Saunen, wenn Gas verfügbar ist. Kostspielig, effektiv, sauber, einfach | Nicht zutreffend |
| Kontinuierlich | Beliebt, große Auswahl, anspruchsvoll für das Baden | Sehr beliebt, erschwinglich, einfach | | Flexibel, teuer |
| Hybrid | Nicht zutreffend | Begrenzte Auswahl, erfordert etwas Heizleistung während des Gebrauchs. Kostspielig | Nicht zutreffend | Rauch-Elektro-Hybrid |

Tabelle 4. Saunaofentypen und ihre allgemeinen Eigenschaften nach Energiequelle und Heizmodus.

Es gibt einfach zu viele finnische Heizgerätemarken und -modelle, um sie alle vorzustellen (siehe den Abschnitt Weitere Lektüre am Ende dieses Kapitels auf Seite 113), daher werde ich stattdessen die wichtigsten Archetypen von Heizgeräten vorstellen, die in Finnland derzeit verwendet werden, mit repräsentativen Beispielen von bekannten einheimischen Marken. Diese lassen sich in die folgenden groben und sich gegenseitig nicht ausschließenden Kategorien einteilen:

# Zehn Archetypen von Saunaöfen

| Elektrische Heizungen | Holzbefeuerte Heizungens |
|---|---|

**Elektrische Heizungen**

- Einfache Heizgeräte,
- Säulenheizungen,
- Gitter- oder Maschenheizungen,
- Flache Heizungen,
- Heizgeräte entwerfen und
- wärmespeichernde Heizgeräte.

**Holzbefeuerte Heizungens**

- Einfache Heizgeräte,
- Gitter- oder Maschenheizungen,
- einfach befeuerte Holzheizungen, und
- Rauchsaunaöfen.

Die Einführungen beginnen mit dem elektrischen Heizgerät, das große elektrische Widerstandselemente zum Erhitzen der Steine verwendet, obwohl man das von außen nicht immer erkennen kann.

## Einfache Heizgeräte (elektrisch)

Einfache Heizgeräte gibt es seit den 1950er Jahren. Sie werden immer noch von mehreren Herstellenden produziert und sind in integrierten Saunen nach wie vor beliebt. Das Gerät ist relativ klein, in der Regel an der Wand befestigt und nach oben hin offen. Die Steinkapazität ist minimal, die Sicherheitsabstände sind kurz, und der Ofen ist in der Regel recht erschwinglich (200 bis 500 € UVP in Finnland).

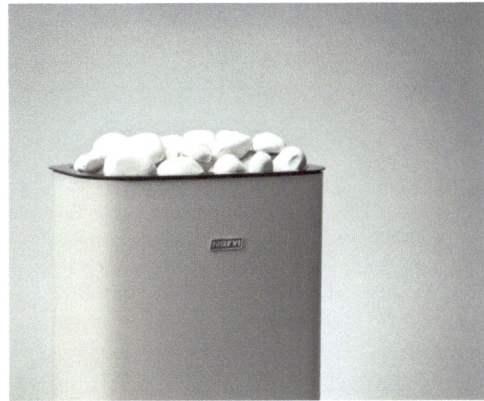

Abbildung 60. Die einfachen Elektroheizungen sind von bescheidener Größe, werden an der Wand befestigt und ähneln skandinavischen Briefkästen. Foto © Narvi.

## Säulenheizungen (elektrisch)

Eine zu Beginn des 21. Jahrhunderts entwickelte Art von Heizgeräten zeichnet sich durch ihr hohes, schlankes Aussehen aus und ist bodenstehend. Ähnlich wie das einfache Heizgerät sind sie nur an der Oberseite offen. Das Steinvolumen kann beträchtlich sein und die Sicherheitsabstände sind minimal, so dass der Ofen in die Bänke integriert werden kann. Das Hauptproblem ist die übermäßige Höhe. Dieser Ofen ist der teuerste, aber am häufigsten verwendete Ofen, mit einer Preisspanne von 600 € bis 2.000 €.

## Gitterheizungen (elektrisch)

Gitterheizungen sind an den Seiten offen, so dass das beträchtliche Steinvolumen sichtbar wird. Obwohl Gitterheizungen in der Regel so hoch sind wie Säulenheizungen, geben sie wohl mehr Strahlungsenergie unterhalb der Oberseite der Heizung ab, so dass sie leichter in niedrige Räume eingebaut werden können. Die Preise liegen zwischen 200 € und 1.000 €.

## Flachheizungen (elektrisch)

In den 1990er Jahren waren Saunaöfen beliebt, die wie an der Saunawand befestigte Stein-platten aussehen. Sie haben kurze Sicherheitsabstände, benötigen wenig Platz und sind nicht sehr hoch. Derzeit ist die Auswahl sehr begrenzt, und die Preise liegen zwischen 500 € und 1.500 €.

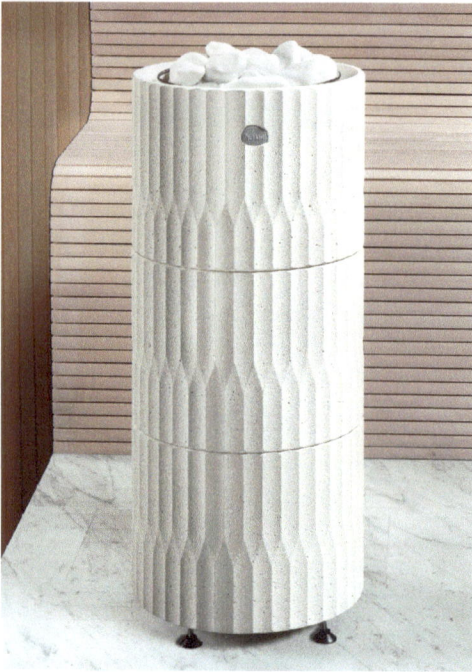

Abbildung 61. Säulenheizungen zeichnen sich durch ihr markantes, hohes Design und ihr elegantes Äußeres aus. Die Marke Tulikivi ist relativ neu und innovativ: Sie verwendet geformte Steine für das Äußere, um sich von anderen abzuheben. Foto © Tulikivi.

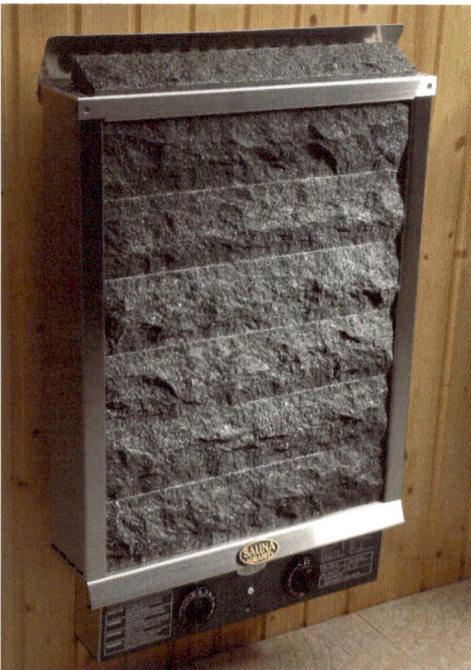

Abbildung 62. Gitterheizungen ähneln in ihrer Struktur Säulen, unterscheiden sich jedoch optisch durch ihre offene Bauweise. Foto © Magnum / Tähtisaunat.

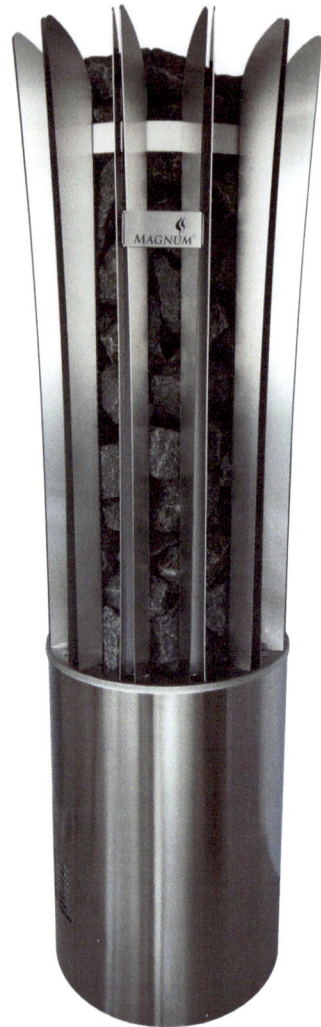

Abbildung 63. Flache Elektroheizung sieht ungewöhnlich aus. Sie benötigt nur wenig Stellfläche, da sie an der Wand befestigt wird. Foto © Sauna Granit.

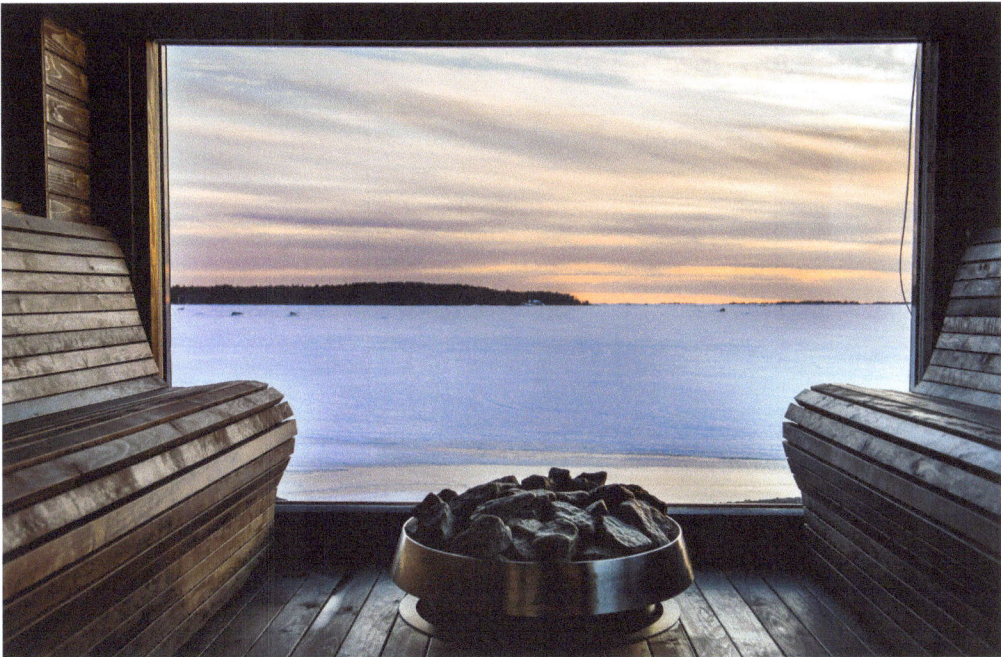

Abbildung 64. Design-Heizungen sind entweder äußerst auffällig oder nahezu unsichtbar. Diese IKI Float-Heizung wurde vom finnischen Designer Eero Aarnio entworfen. Foto © IKI Kiuas.

## Designheizungen (elektrisch)

Es gibt einige wenige einzigartige Heizgeräte mit unverwechselbarem Aussehen, die als Design-Heizgeräte bezeichnet werden können. Designheizungen werden in der Regel in Zusammenarbeit mit bekannten Industriedesignern oder Designerinnen vermarktet und sind nur in begrenzter Anzahl erhältlich. Die Preise variieren; im Durchschnitt sind sie teurer als andere Typen.

## Wärmespeichernde Heizgeräte (elektrisch)

Wärmespeichernde Heizgeräte sind isoliert und haben eine Abdeckung über dem Gesteinsvolumen, um die Wärmeenergie im Inneren zu halten, wenn sie nicht benutzt werden. Auch diese Heizgeräte gibt es seit über sechzig Jahren. Die Heizung verbraucht ständig Strom (ca. 100-250 W), um das Steinvolumen warm zu halten, arbeitet aber nur dann mit voller Leistung, wenn die Klappe geöffnet wird. Die Preise für Heimsauna-Modelle liegen zwischen 1.000 und 2.500 €.

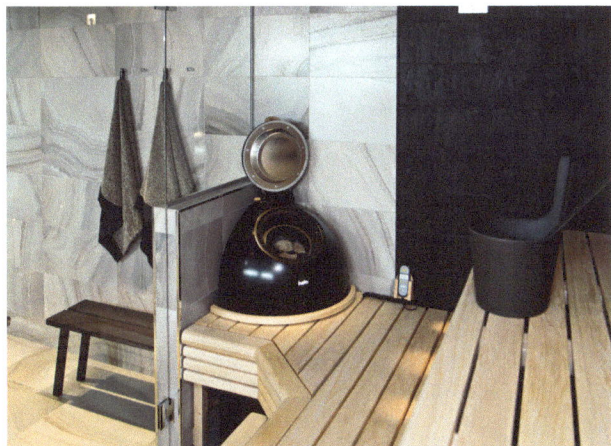

Abbildung 65. Heizungen, die Wärmeenergie speichern, erfordern ein großes Steinvolumen sowie eine angemessene Isolierung. Die Steine sind unter dem Deckel verborgen. TyloHelo Saunatonttu [Saunagnome] ist ein ikonisches Modell, das größtenteils unter den Bänken versteckt ist. Foto © TyloHelo.

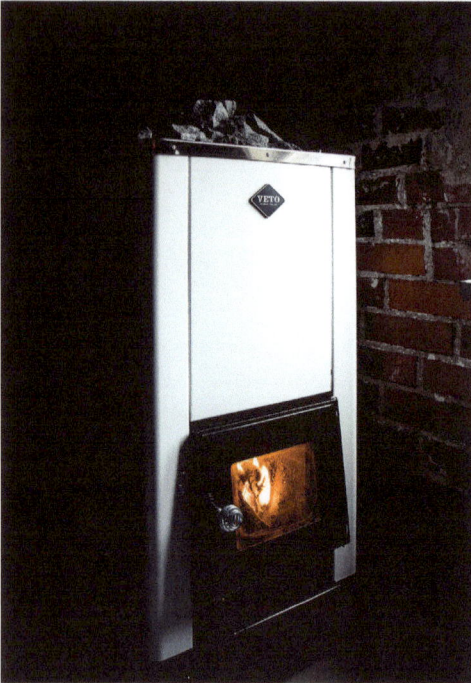

Abbildung 66. Dieser Holzofen von Veto ist seit den 1950er Jahren auf dem Markt. Das Äußere wurde in kleinen Details sorgfältig modernisiert, darunter auch der Lampenschirm. Foto © VETO kiuas.

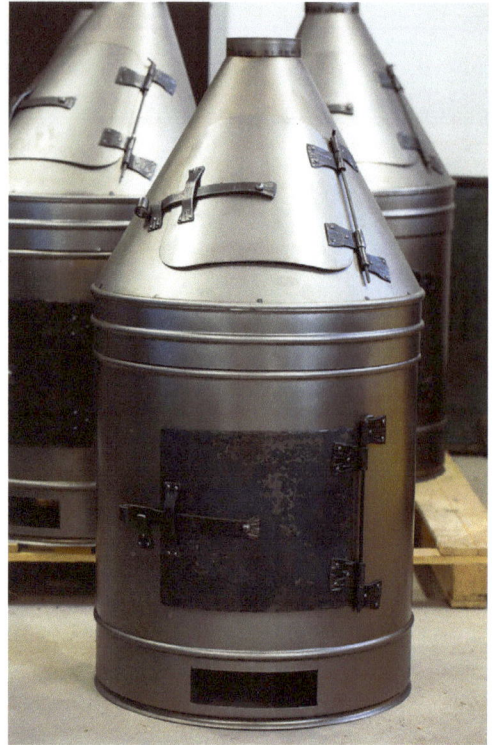

Abbildung 68. Der Trommelofen ist auch im 21. Jahrhundert noch aktuell. Zeitgenössische Modelle, entworfen vom Schmied Mika Häkkinen.

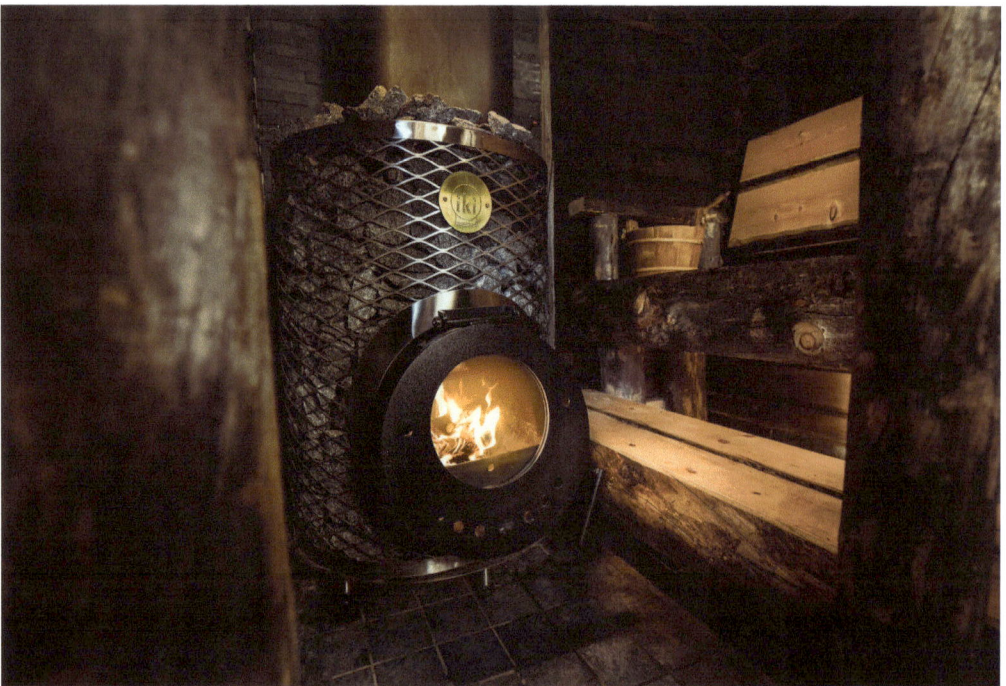

Abbildung 67. In Finnland war IKI das erste Unternehmen, das die Gitterform für Heizgeräte einführte, und fast alle inländischen und benachbarten Hersteller folgten diesem Beispiel. IKI Original ist ein niedriges Modell. © IKI Kiuas.

## Einfache Öfen (holzbefeuert)

Die Grundkonstruktion des Holzofens geht auf die 1950er Jahre zurück, und viele Herstellende produzieren noch immer Modelle, die ähnlich aussehen wie damals. Modernere Modelle verfügen über ein Glasfenster in der Feuerraumtür. Diese Öfen haben ein begrenztes Steinvolumen, sind mittelhoch und haben einen mittleren Sicherheitsabstand. Der Ofen steht auf dem Boden. Erhältlich in verschiedenen Ausführungen und mit einer Leistung von 16 kW bis 50 kW und zu Preisen ab 250 €.

## Gitter- oder Maschenheizungen (holzbefeuert)

Gitteröfen haben sich in den letzten drei Jahrzehnten in Finnland zu einem der beliebtesten Ofentypen entwickelt. Ihre offene Struktur trägt dazu bei, die Sauna effektiver zu erwärmen, was ihre Höhe kompensiert. Diese Öfen enthalten eine beträchtliche Menge an Steinen, die den Aufheizprozess verlangsamen, aber die Energie während und nach der Benutzung zurückgeben. Die Leistungen reichen von 10 kW bis 24 kW und die Preise von 300 € bis 2.000 €.

## Mit Holz befeuerte Einzelöfen (Holzfeuerung)

Der energiespeichernde Holzofen war das ursprüngliche Modell, ist aber heute nur noch ein wenig genutzter Ofen. Die Auswahl ist gering und beschränkt sich auf eine einzige Marke. Diese Öfen können auch nach Maß gefertigt werden. Sie sind in der Regel sehr hoch und erfordern eine sorgfältige Auswahl des richtigen Steinvolumens und der thermischen Gesamtmasse, die zur Sauna passt. Erhältlich für Saunen von 10 m³ bis 90 m³, Preise von 1.600 € bis 9.000 €.

## Rauchsaunaöfen (holzbeheizt)

Rauchsaunaöfen sind in der Regel ein Hobbyprodukt und werden von Fachleuten im Mauerwerksbau nach Maß gefertigt. Einige wenige Unternehmen stellen auch kommerzielle Modelle her. Die Auswahl und Auslegung von Rauchsaunaöfen richtet sich auch nach dem Volumen des Saunaraums. Die Kosten für einen Rauchsaunaofen belaufen sich in der Regel auf einige Tausend Euro und hängen vollständig von der Konstruktion und den Baukosten ab.

## Spezial-Heizungen

Neben diesen zehn Archetypen gibt es noch einige Heizgeräte, die man nur als besondere Heizgeräte bezeichnen kann. Sie sind selbst in Finnland sehr selten. Für den professionellen Einsatz gibt es Öfen mit höherer Leistung und besonderen Merkmalen. SaunaSampo

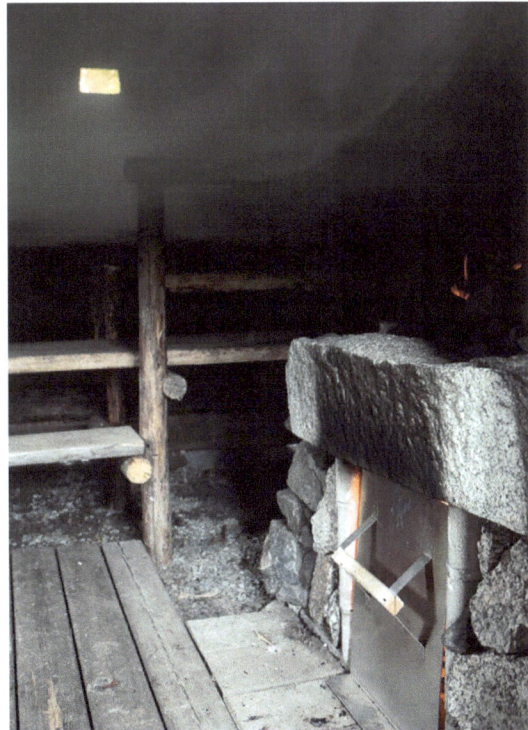

Abbildung 69. Rauchsaunaöfen werden in der Regel aus Ziegeln und Mörtel hergestellt und sind fast immer einzigartig in ihrer Gestaltung. Dies ist ein nachgebauter Ofen aus dem neuartigen Saunadorf in Jämsä, Finnland.

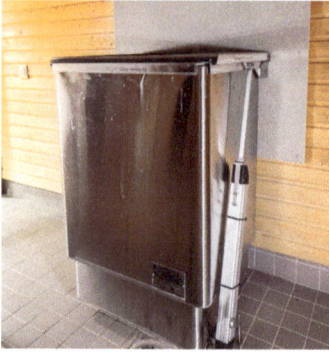

Abbildung 70. SaunaSampo ist der modernste und teuerste elektrische Heizkörper, der in Finnland erhältlich ist. Der Heizkörper verfügt über einen Deckel, der durch einen Elektromotor gesteuert wird, und bietet Platz für zahlreiche Steine sowie Ventilatoren im unteren Bereich.

beispielsweise stellt einen wärmespeichernden Elektroofen her, der als „Mercedes" unter den Saunaöfen bezeichnet wird. Er ist mit einem Gebläse für erzwungene Konvektion ausgestattet. Sobald der Deckel, der das große Steinvolumen abdeckt, geöffnet wird, wird der Saunaraum sehr schnell aufgeheizt. Unter den holzbefeuerten Öfen gibt es einen Ofen, der meiner Meinung nach noch eine große Zukunft haben könnte. Es handelt sich dabei um einen mit Holzpellets befeuerten Ofen mit nur einer Feuerung. Er kann auf Wunsch als Rauchsaunaofen funktionieren, erzeugt aber einen so sauberen Rauch, dass die Ähnlichkeit mit einem altmodischen Rauchsaunaofen minimal ist.

# Die schwierige Wahl eines Heizgeräts

Die Wahl des Heizgeräts ist eine schwierige Entscheidung. Menschen in Finnland haben die Qual der Wahl, denn es gibt Hunderte von serienmäßig hergestellten Heizgeräten von dreiundzwanzig finnischen Marken, die von zwanzig Unternehmen hergestellt werden. Darüber hinaus bieten auch eine Handvoll ausländischer Unternehmen aus dem Baltikum und Deutschland Heizgeräte in Finnland an. Nachstehend sind die vier weltweit führenden Heizungsmarken aufgeführt. Zusammen machen sie etwa ein Viertel des Weltmarktes aus, der Rest entfällt auf kleine Marken aus aller Welt (Harvia Plc., 2018). In Russland gibt es eine starke Tradition in der Herstellung von Holzheizungen, die jedoch nicht weit verbreitet und seit Beginn des Krieges in der Ukraine durch Russland sanktioniert worden sind. In der EU ist dies teilweise auf die Vorschriften zu Emissionen, Effizienz und Sicherheit zurückzuführen.

**Die größten Hersteller der Welt:**
- Harvia (incl. EOS; Finnland)*
- TyloHelo (Schweden)
- Termofor (Russland)
- Narvi (Finnland)

*Harvia erwarb die Mehrheit an EOS im März 2020*

Ich kann ohne Umschweife sagen, dass es unmöglich ist, den perfekten Ofen zu finden. Suchen Sie stattdessen nach einem Ofen, der gut genug ist und den Sie hoffentlich nach zehn oder zwanzig Jahren in den Ruhestand schicken können, denn das ist das typische Austauschintervall für finnische Heimsaunaöfen. Dieser Durchschnittswert ist nicht unbedingt repräsentativ, da die tatsächliche Lebensdauer des Ofens von der Bauqualität, der ordnungsgemäßen Verwendung und vor allem der Nutzungsintensität abhängt. Robuste Modelle können bei mäßiger Nutzung Jahrzehnte überdauern, während die schlechtesten Modelle schon nach wenigen Jahren den Geist aufgeben. Ich bin der festen Überzeugung, dass in Finnland hergestellte Heizgeräte, die durch die markenrechtlich geschützte finnische Schlüsselflagge gekennzeichnet sind, von hervorragender und langlebiger Qualität sind, obwohl ich keine Daten habe, die meine

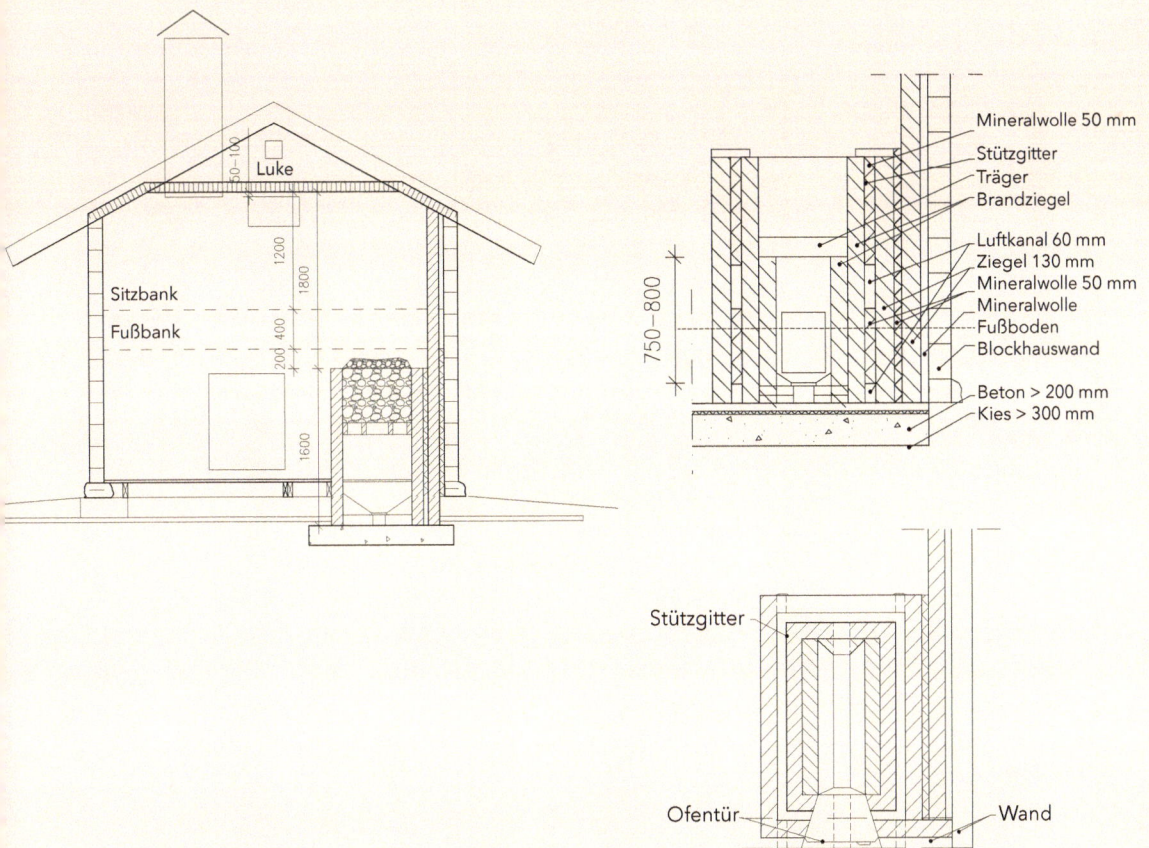

Abbildung 71. Der Ofen von Juha Telkkinen ist ein hervorragendes Beispiel für einen modernen finnischen Rauchsaunaofen, der auf optimale Effizienz und minimale Emissionen ausgelegt ist.

Labels in figures:
- Luke
- Sitzbank
- Fußbank
- Mineralwolle 50 mm
- Stützgitter
- Träger
- Brandziegel
- Luftkanal 60 mm
- Ziegel 130 mm
- Mineralwolle 50 mm
- Mineralwolle
- Fußboden
- Blockhauswand
- Beton > 200 mm
- Kies > 300 mm
- Stützgitter
- Ofentür
- Wand

# Die Kunst der Rauchsaunaöfen

   Rauchsaunaöfen sind eine einzigartige Kategorie individuell gestalteter und handgefertigter Mauerwerksprodukte. Ihr auffälligstes Merkmal ist der offene Raum für Steine und das Fehlen eines Rauchabzugs. Der Rauch steigt aus dem Feuerraum durch die Steine auf und gelangt ungehindert in die Sauna. Das Design von Rauchsaunaöfen hat sich über Jahrhunderte langsam, aber stetig weiterentwickelt. Das zeitgenössische Design bevorzugt Öfen, die modernen Kaminen ähneln. Der Feuerraum ist bis zu 90 cm hoch, um eine saubere und effiziente Verbrennung zu ermöglichen, wobei Luftkanäle für die Sekundär- und sogar Tertiärverbrennungsluft sorgen. Der Ofen hat eine doppelwandige Struktur, die aus einem Kern und einer Hülle besteht, sodass der Kern aus Feuerziegeln besteht, die von einer Isolierschicht umgeben sind, die ihn von der Hülle trennt. Der Kern ist so konstruiert, dass er extrem hohen Temperaturen standhält, Wärme speichert und sich beim Heizen deutlich ausdehnt. Die Außenhülle, die die Isolierung umgibt, besteht in der Regel aus normalen Ziegeln, kann aber auch aus Naturstein sein – in Anlehnung an historische Designs. Auf dem modernen Ofen befindet sich ein Deckel, der den offenen Steinraum abdecken kann. Er hat zwei Funktionen. Erstens erhöht er, wenn er am Ende des Heizvorgangs nur leicht geöffnet wird, vorübergehend die Innentemperatur des Ofens, sodass die Steine gründlich und sauber glühen. Zweitens hilft er, die Erwärmung der Sauna sowohl während der Nutzung als auch zwischen den Nutzungsphasen zu regulieren. Letzteres ermöglicht es modernen Heizungen, nach einer einzigen intensiven Erwärmung über vierundzwanzig Stunden lang Wärme zu liefern! Dies erfordert eine sorgfältige Konstruktion und die Sicherstellung, dass der Deckel nach jedem Saunagang geschlossen wird.

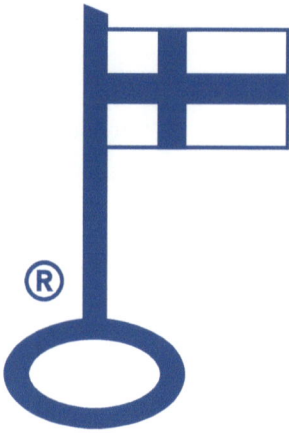

Abbildung 72. Das finnische Flaggensymbol kennzeichnet Produkte, die aus Finnland stammen.

Behauptungen unterstützen. Ein finnisches Markenzeichen allein garantiert noch nicht, dass das Produkt tatsächlich in Finnland hergestellt wurde; nur Produkte, die das Schlüsselflaggen-Symbol tragen, haben eine Garantie für finnische Herkunft. Wenn Sie über die Investition in einen Saunaofen nachdenken, sollten Sie bedenken, dass der Ofen, auch wenn er teuer erscheinen mag, in der Regel nicht mehr als zwanzig Prozent der Gesamtkosten des Saunabaus ausmacht, oft sogar viel weniger.

Meiner Erfahrung nach gibt es einige Unterschiede zwischen den Marken und Modellen, die mit dem Preis zusammenhängen. Wichtiger ist jedoch die Auswahl des richtigen Heizgerätetyps. Die Qualitätsunterschiede bei Elektroheizungen hängen mit der Haltbarkeit der Heizelemente und der Steuerelektronik zusammen. Beide können bei Bedarf ausgetauscht werden. Bei Holzheizungen entscheiden die Qualität des Metalls und der Verarbeitung über die Lebensdauer der Heizung. Es gibt Leistungsunterschiede zwischen holzbeheizten Modellen, die teilweise in einem sogenannten CE-Konformitäts- und Leistungskennzeichen dokumentiert sind (siehe Abb. 81, S. 105). Bei Elektroheizungen mit ähnlicher Leistung ist davon auszugehen, dass sie die gleiche Leistung erbringen, solange sie funktionstüchtig sind.

## Welcher Heizgerätetyp ist der beste für meine Sauna?

Um einen guten Saunaofen für Ihre Sauna zu finden, sollten Sie zunächst die folgenden Fragen beantworten:

1. Wie stark muss die Heizung sein?
2. Welche Energiequellen stehen zur Verfügung und was ist meine Präferenz?
3. Wie oft und wie lange muss ich meine Sauna warmhalten?
4. Wer würde sich die Zeit nehmen, den Holzofen zu heizen?
5. Ist das Steinvolumen groß genug für den Raum?
6. Wie hoch ist das Heizgerät im Verhältnis zur Decke?
7. Wie viel Platz habe ich für die Heizung?

Alles beginnt mit der Leistungsstärke. Die kleinen bis mittelgroßen Saunen mit einem Volumen von 9 m³ bis 16 m³ haben die meisten Heizmöglichkeiten. In Finnland wird in den größten Saunen wahrscheinlich ein holzbeheizter Ofen installiert; außerhalb Finnlands kann man in großen Anlagen einen Stapel elektrischer Öfen und eine ungewöhnliche Hauptsicherung entdecken. Natürlich ist das Verbrennen von Holz nicht immer eine Option. In einigen Teilen der Welt kann Brennholz knapp sein, oder die örtlichen Behörden haben sich strikt gegen alle holzbefeuerten Geräte ausgesprochen. So hat beispielsweise Krakau in Polen 2019 die Holzverbrennung in Haushalten verboten. Holzpellets sind ein vielversprechender neuer und erneuerbarer Brennstoff, aber um sie zu verwenden, muss man sie kaufen oder herstellen können.

Berücksichtigen Sie den Verwendungszweck der Sauna, d. h. wie lange und wie häufig die Sauna genutzt werden soll. In Finnland werden die meisten öffentlichen Saunen, die

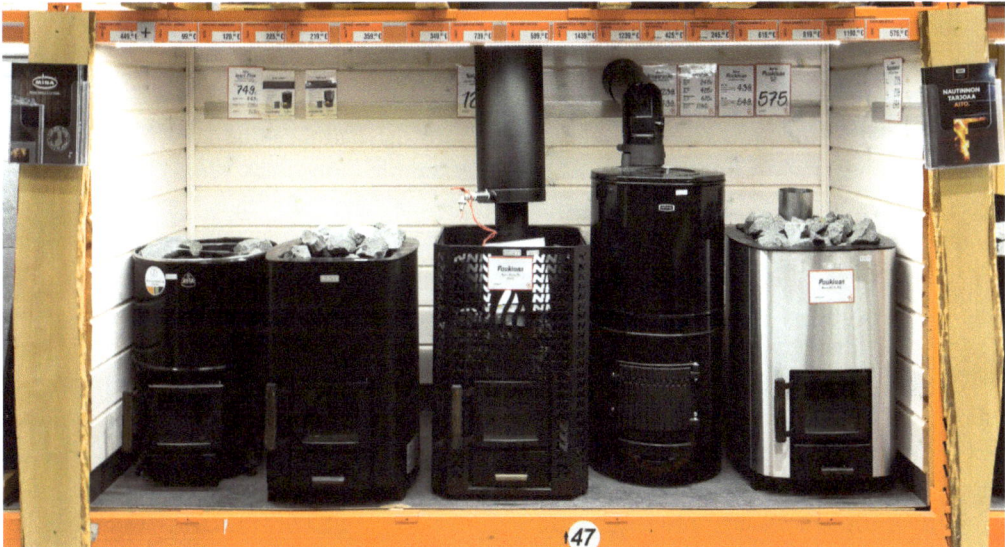

Abbildung 73. Finnische Baumärkte bieten in der Regel eine große Auswahl an Heizgeräten an, sodass Kunden die Auswahl in realen Abmessungen begutachten können.

täglich zehn Stunden oder länger geöffnet sind, immer mit Elektroöfen betrieben. Ein holzbefeuerter Dauerbrandofen ist keine gute Wahl, da er ständig gespeist werden muss. Einzelne holzbefeuerte Öfen können jedoch so konstruiert werden, dass sie bis zu acht Stunden lang betrieben werden können, auch wenn sie mehrere Stunden zum Aufheizen benötigen. Wenn Sie nur ein oder zwei Stunden am Stück saunieren möchten, sind Ihre Möglichkeiten weniger eingeschränkt. Ein holzbefeuerter Saunaofen mit seiner langen Aufheizzeit scheint jetzt weniger interessant zu sein, es sei denn, er speichert die Wärme so lange, dass man ihn auch am nächsten Tag oder zumindest am nächsten Morgen noch genießen kann. Es gibt Menschen, die gerne jeden Tag ein wenig Zeit in der Sauna verbringen, manchmal nur zehn Minuten, manchmal eine halbe Stunde. Für diese Menschen ist ein elektrischer Wärmespeicherofen gut geeignet, da er sich recht schnell aufheizt und weniger Energie verbraucht als ein ähnlich dimensionierter Ofen, der jeden Tag benutzt wird. Die Frage, wer sich um das Heizen kümmert, ist auch für private Saunabesitzende von Bedeutung. Wenn Sie sich zu beschäftigt fühlen oder nicht in der Lage sind, den Ofen zu befeuern, z. B. aufgrund körperlicher Beeinträchtigungen, ist es besser, sich für einen Elektroofen zu entscheiden.

Die nächsten drei Fragen betreffen Details, die für alle Arten von Öfen gelten. Die Anzahl der Steine hängt wiederum von der Größe des Saunaraums ab. Es gibt keine klaren Richtlinien dafür, wie viele Steine Sie für einen kontinuierlich befeuerten Saunaofen benötigen, aber meine Empfehlung ist, dass Sie mindestens 6 kg Steine pro Kubikmeter Sauna haben sollten. Für Wärmespeicheröfen, wie den Rauchsaunaofen, gibt es eine Empfehlung von etwa 15 kg pro 1 m³. Dies scheint das Minimum zu sein, um ein paar Stunden entspanntes Baden zu garantieren. Leider gibt es keine detaillierten Formeln zur Berechnung der Wärmespeicherkapazität für eine beliebige Dauer. Bei der Auslegung der Wärmespeicherung sollte auch die gesamte thermische Masse der holzbefeuerten Öfen berücksichtigt werden, die eine Brennkammer aus Ziegeln haben, die ebenfalls Wärme speichern. Ein moderner Rauchsaunaofen des Autors Juha Telkkinen (siehe S. 91) besteht aus etwa 600 kg Steinen, die von 2.000 kg Ziegelmasse umgeben sind. Diese Masse heizt sich nicht gleichmäßig auf, aber sie absorbiert über einen Zeitraum von etwa sechs Stunden eine Menge Energie. Im

Gegensatz dazu haben die meisten holzbefeuerten Durchlauferhitzer nur eine unbedeutende Eigenmasse, so dass das Steinvolumen sehr wichtig ist, um eine gute Versorgung mit Löyly zu gewährleisten.

Die nächste wichtige Frage ist, wie der Ofen in der Saunakabine angebracht werden soll. Am wichtigsten sind die vertikale Abmessung und die Höhe des Ofens. Dies ist auf das sogenannte Gesetz von Löyly zurückzuführen, das von dem finnischen Autor Sakari Pälsi geprägt wurde. Dieses „Gesetz" besagt, dass Ihre Füße auf einer Ebene über der Oberseite des Ofens ruhen sollten, da der Dampf sonst ungleichmäßig ist und Ihre Füße sich kalt anfühlen – sie sind sehr temperaturempfindlich. Ich empfehle, mindestens 10 cm über diese Empfehlung hinauszugehen. Im fünften Kapitel über die Raumgestaltung erfahren wir, dass der Abstand von der Fußbank bis zur höchsten Stelle der Decke mindestens 145 cm betragen sollte. Das bedeutet, dass nach dem Gesetz von Löyly und meiner Anpassung die Oberseite der Heizung mindestens 155 cm oder mehr unter der Decke liegen sollte. In der Praxis bedeutet dies, dass eine hohe Decke immer vorzuziehen ist.

Der horizontale Raum um das Heizgerät muss ebenfalls berücksichtigt werden. Um die Brandsicherheit zu gewährleisten und die Verbrennungsgefahr zu verringern, sind für die Heizgeräte Sicherheitsabstände erforderlich, die anhand eines Prüfprotokolls ermittelt werden und für jedes Modell individuell sind. Die aktuellen Heizgeräte haben recht kurze Sicherheitsabstände, von wenigen Zentimetern bis zu 30 cm. Kein Material, das brennen kann, sollte näher platziert werden. Der Sicherheitsabstand kann durch die Anbringung von Schutzmänteln verringert werden, die den Sicherheitsabstand weiter reduzieren, obwohl diese für die Verwendung mit dem spezifischen Heizgerätmodell zertifiziert sein sollten.

Diese Überlegungen sollten bei der Entscheidung für einen Saunaofen helfen. Es ist zu bedenken, dass mehrere Öfen in einer einzigen Sauna installiert werden können. Bei Elektroöfen ist das nicht schwieriger als bei einem einzigen Ofen. Bei holzbeheizten Öfen vervielfachen mehrere Öfen auch die Heizleistung. Die Installation mehrerer Öfen erfordert natürlich ausreichend Platz und vergrößert die Sicherheitsabstände weiter.

# Sind holzbefeuerte Heizungen elektrischen Heizungen überlegen?

Viele Menschen in Finnland bevorzugen holzbeheizte Öfen oder insbesondere die holzbeheizte Sauna, die Puusauna. Ich persönlich glaube nicht, dass es einen grundlegenden Unterschied bei der Heizmethode gibt. Daher stand der holzbeheizte Ofen nicht auf der früheren Liste der wichtigen Eigenschaften eines Ofens. Um die Tugenden des Holzofens zu verallgemeinern, könnte man sagen, dass es sich um leistungsstarke Geräte handelt, die überall dort betrieben werden können, wo man Brennholz finden kann. Sie bieten einige Erlebnisqualitäten, die normalerweise bei elektrischen Öfen fehlen, wie z. B. den Anblick, die Geräusche und den Duft des Feuers. Sie können auch die Luftqualität in der Sauna verbessern, aber das ist nicht immer garantiert, wie wir im nächsten Kapitel erfahren werden. Elektroöfen sind viel bequemer als holzbefeuerte Öfen und bieten eine gleichbleibende Leistung über einen längeren Zeitraum. Ein kurzer Vergleich der Eigenschaften findet sich in Tabelle 5. Meiner Meinung nach sind die minderwertigen Eigenschaften, die in Finnland mit Elektroöfen in Verbindung gebracht werden, auf die Platzierung der Öfen in Saunen zurückzuführen, die Probleme mit anderen Schlüsselelementen haben: Luftqualität, Inneneinrichtung oder Zugang zum Freien.

| | Elektrisch, kontinuierlich | Elektrisch, wärme-speichend | Holzbefeuert, kontinuierlich | Holzbefeuert, einzeln |
|---|---|---|---|---|
| **Vorteile** | Einfachheit; Benutzer-freundlichkeit; Energieeffizienz im Gebrauch; Nachhaltigkeit | Schneller Aufwärm-zyklus; Großes Steinvolumen | Hohe Leistungsab-gabe; Umfangreiche Auswahl an Heizge-räten; Kann zur Be-lüftung beitragen; Erneuerbare Energiequelle | Unkompliziert beim Baden |
| **Nachteile** | Zu viele Modelle zur Auswahl; Variables Steinvolumen | Teuer | Aufwändig; Emissionen | Nur wenige Mo-delle; Lange Auf-heizzeit vor dem Baden; Kann Ruß hinterlassen |
| **Steintem-peratur** | Mittel 200-350 °C | Mittel 200-350 °C | Moderat 150-300 °C | Hoch 250-600 °C |

Tabelle 5. Summary table of pros and cons of different types of heaters.

# Wichtige Heizungsoptionen und Zusatzausstattungen

Saunaöfen können und müssen manchmal mit Sonderausstattungen versehen werden. Für elektrische und holzbeheizte Saunaöfen gibt es sehr unterschiedliche Möglichkeiten. Bei elektrischen Saunaöfen ist ein außerhalb der Saunakabine angebrachtes Bedienfeld am vorteilhaftesten. Das Steuergerät muss nicht physisch, sondern kann auch digital sein, z. B. über eine mobile Anwendung. Das größte Problem ist hier die Sicherheit. Elektrische Saunaöfen haben in Finnland mehrere tödliche Brände verursacht, bei denen brennbares

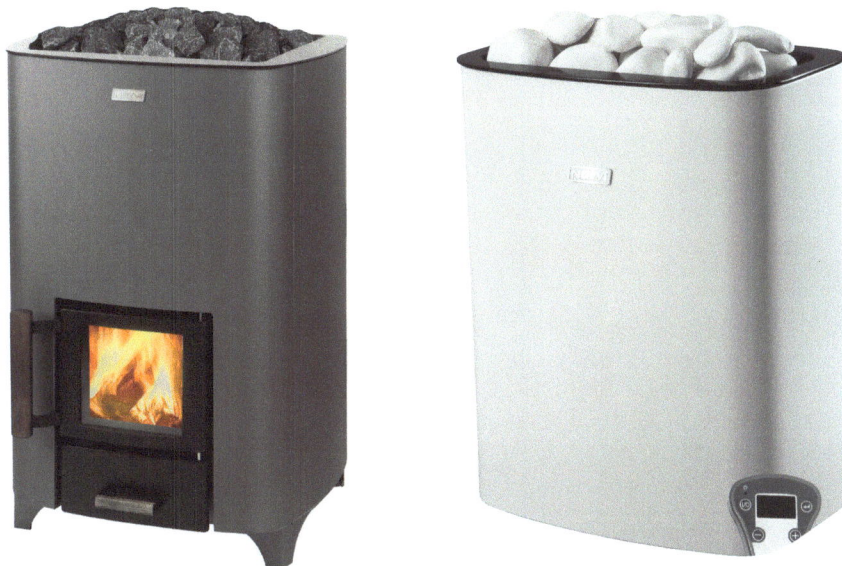

Abbildung 74. Elektro- und Holzöfen können fast identisch aussehen. Beispiele aus der Produktfamilie Narvi NC. Foto © Narvi.

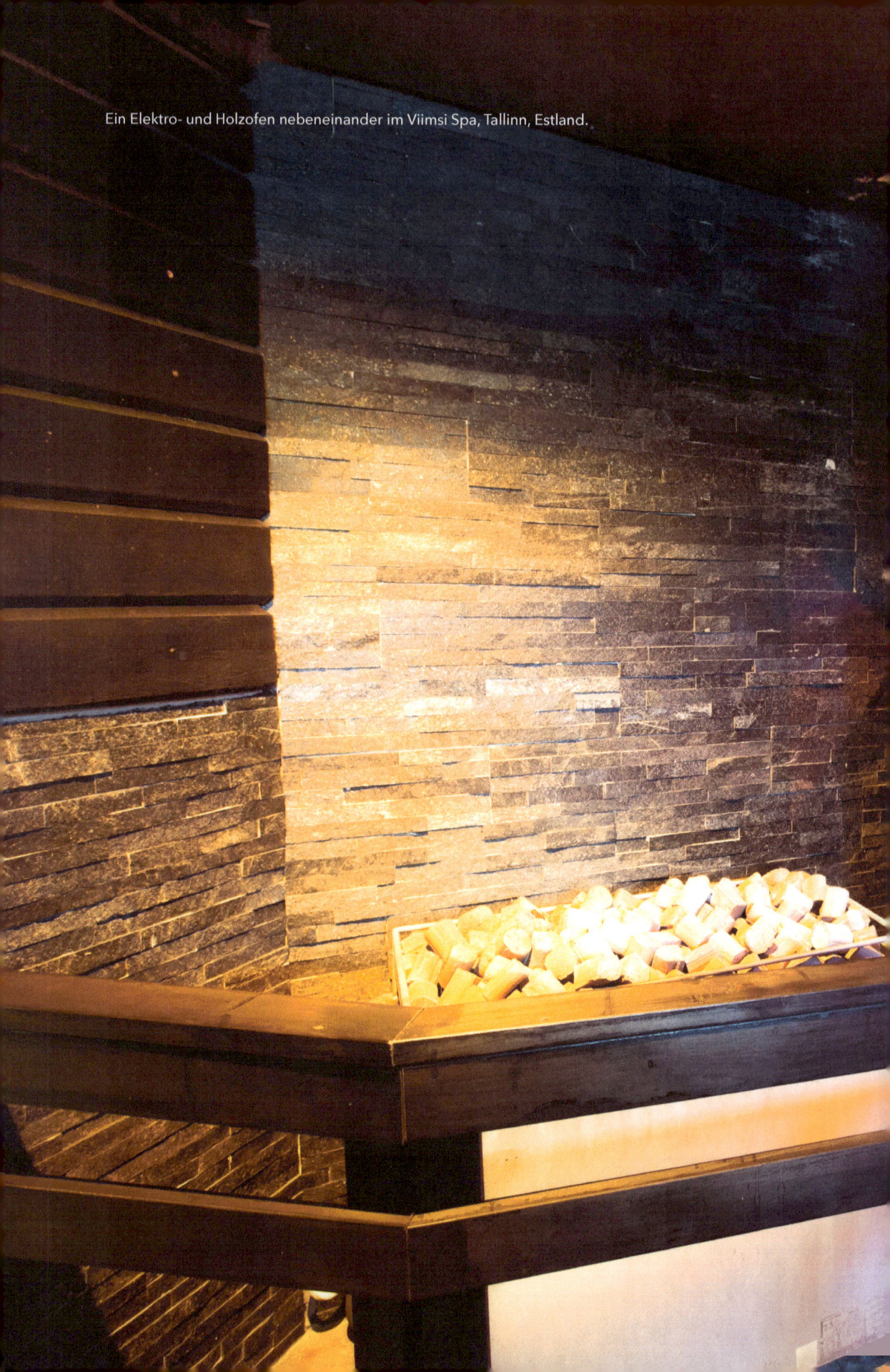

Ein Elektro- und Holzofen nebeneinander im Viimsi Spa, Tallinn, Estland.

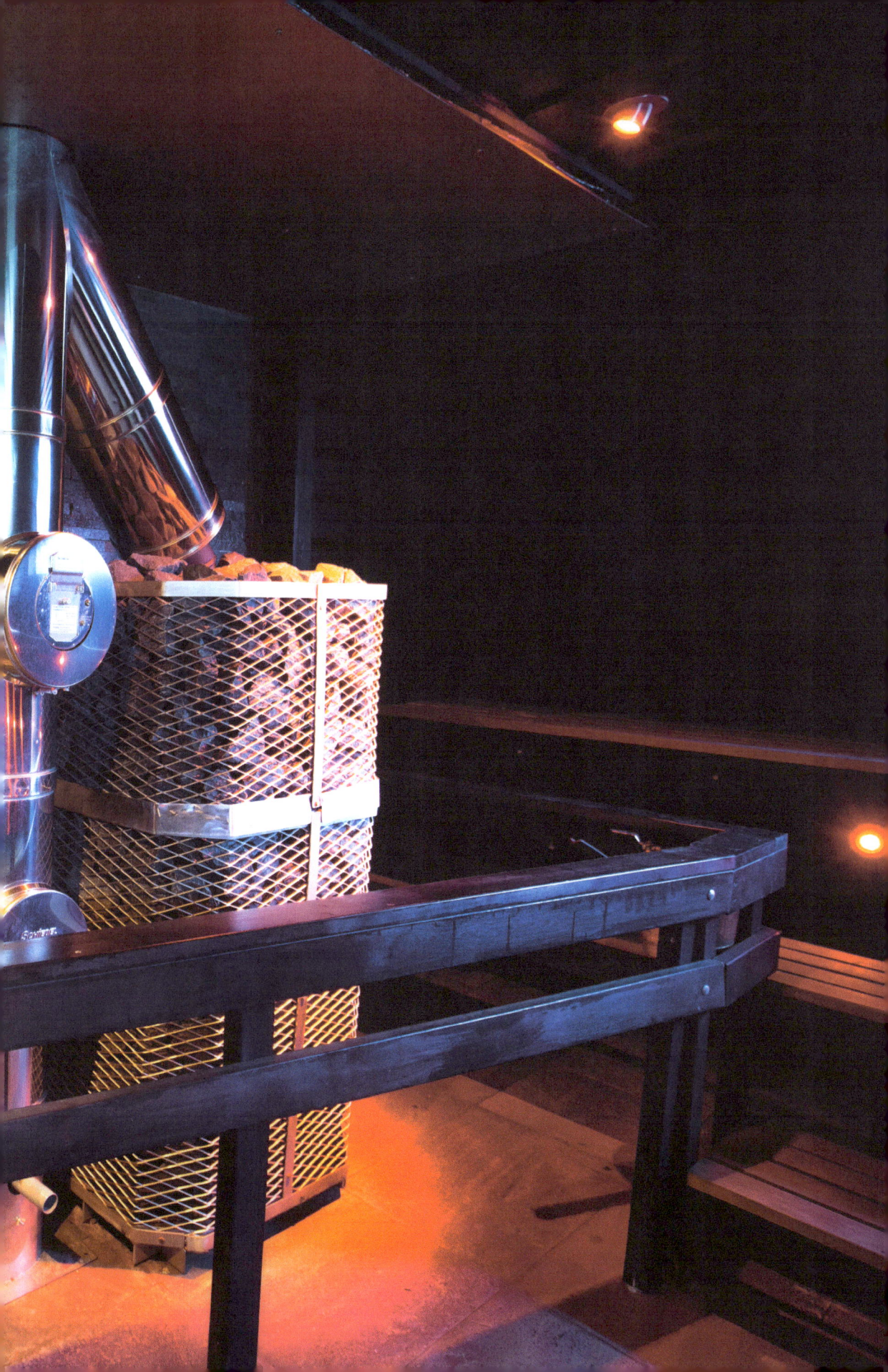

Material auf dem Ofen in Brand geriet, wenn der Ofen unbemerkt eingeschaltet wurde. Das kann auch passieren, wenn Sie die Heizung aus der Ferne einschalten. Lösungen für einen sicheren Fernbetrieb werden gerade erst verfügbar. Die nächste nützliche Option ist der Temperaturfühler an der Außenseite des Saunaofens, der bei der Temperaturregelung hilft. Einige Öfen haben auch einen internen Fühler zur Messung der Temperatur der Steine. Es sind auch verschiedene Arten von integrierten Dampfgeneratoren erhältlich. Dabei handelt es sich in der Regel um ein kleines, von Hand gefülltes Wasserbecken, das Wasser verdampft, wenn der Ofen normal arbeitet. Dies ist ein Schritt in Richtung halbautomatischer oder ferngesteuerter Wasserspender, die es den Nutzenden ermöglichen, per Knopfdruck Löyly zu erzeugen. Die Wasserspender können innerhalb oder außerhalb des Heizgeräts installiert werden.

Holzheizungen benötigen einen Schornstein. Das kann ein traditioneller gemauerter Schornstein oder ein moderner Stahlschornstein sein. Von den anderen Optionen ist die wichtigste Ausrüstung für viele Saunakabinen ein Wasserboiler mit einer Heizkapazität von zehn bis sechzig Litern Wasser. Der Kessel kann in den Saunaofen integriert oder an den Stahlschornstein angeschlossen werden. Es gibt einige Möglichkeiten, wie der Kessel in den Saunaofen integriert werden kann:

- Der Wassertank kann neben dem Feuerraum aufgestellt werden und überträgt die Energie durch Wärmeleitung,
- eine Wärmetauscherschlange kann im Inneren des Heizgeräts installiert werden, um Energie einzufangen, oder
- ein donutförmiger Tank kann um einen runden Heizkörper herum installiert werden.

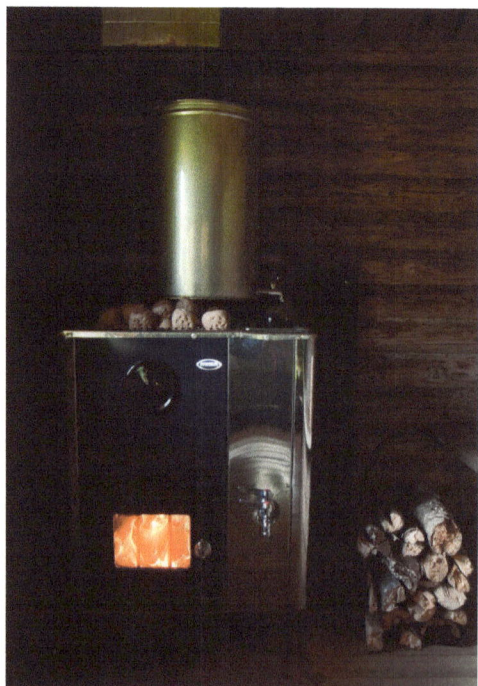

Abbildung 75. Ein Holzofen mit einem seitlich angebrachten Rauchwasserboiler, mit einer potenziellen Gesamtkapazität von bis zu 100 Litern (26 Gallonen). Foto © Misa.

Der integrierte Tank ist sehr effektiv und sehr beliebt, hat aber den Nachteil, dass er zu effektiv ist. Dies führt dazu, dass der Kessel unkontrolliert Dampf und Siedegeräusche erzeugt, wenn die Heizung eine Zeit lang weiterläuft. Die anderen Alternativen sowie der Abgasheizkessel sind weniger leistungsstark. Der Rauchrohrkessel und der Donut-Tank verbrauchen nur Energie, die sonst entweicht oder als Strahlungsenergie eine geringe Wirkung hat. Der Kaminheizkessel lässt sich am einfachsten mit einem Stahlschornstein verwenden, kann aber auch in einen gemauerten Schornstein eingebaut werden, wenn zwischen der Oberseite des Heizkessels und dem Anschluss an den Schornstein Platz für ein langes Verbindungsrohr aus Stahl vorhanden ist.

Es gibt auch eine neue Erfindung, einen ausgeklügelten wärmespeichernden Schornstein, der in das Heizsystem des gesamten Gebäudes integriert wird und zusätzliche Energie liefert. Er fängt die Wärmeenergie über die gesamte Länge des Schornsteins ein und erzeugt mit Hilfe eines eingebauten Wärmetauschers bis zu 4 kW Wärmeleistung.

Bei den übrigen Heizgeräten handelt es sich um Sicherheitsvorrichtungen. Unabhängig von der Energiequelle wird der Ofen sehr heiß, und es sind einige Vorsichtsmaßnahmen erforderlich, um den Kontakt zwischen Personen und den heißen Oberflächen zu verhindern. Viele Heizungsmodelle bieten zu diesem Zweck hölzerne Sicherheitsschienen. Für holzbefeuerte Heizgeräte gibt es auch metallische Sicherheitsumhüllungen oder -wände, die verhindern, dass sich die umliegenden Oberflächen zu stark

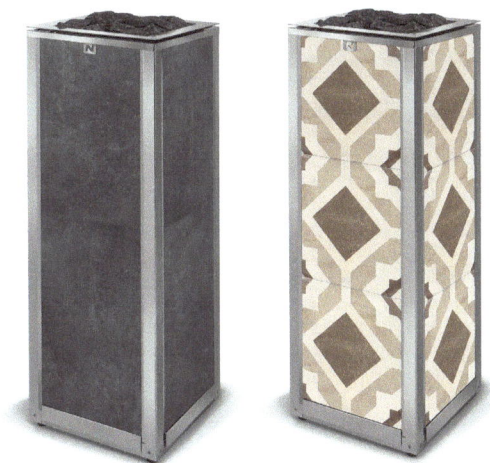

Abbildung 76. Heizungen sind in der Regel mit verschiedenen Optionen erhältlich. Bei Narvi StyLe-Heizungen besteht die Möglichkeit, die Heizung mit Keramikfliesen Ihrer Wahl zu verkleiden. Foto © Narvi.

erhitzen. Es gibt Lösungen, die einen Bereich von 270° um den Ofen herum abdecken, einschließlich der darunter liegenden Fläche zum Schutz des Fußbodens, so dass nur die Vorderseite des Ofens sichtbar ist.

## Überlegungen zu Aussehen und Benutzerfreundlichkeit

Die Unterschiede im Aussehen der Heizgeräte sind für alle leicht zu erkennen. Bei der Wahl eines Saunaofens für den persönlichen Gebrauch sollte auch dem Aussehen des Ofens eine gewisse Bedeutung beigemessen werden. Wenn jedoch ein großartiges finnisches Saunaerlebnis geschaffen werden soll, darf ein cool aussehender Ofen keinen Vorrang vor den anderen Überlegungen haben. Gegen einen attraktiven Ofen ist nichts einzuwenden, wenn er als passend empfunden wird, aber ein optisch unspektakulärer Ofen kann seine Funktion genauso gut erfüllen.

Die Konzentration auf das Aussehen eines Heizgerätes ist in Finnland nicht überraschend, da viele die Gewohnheit haben, Heizgeräte in Sichtweite zu halten. Dies ist gerechtfertigt durch die Notwendigkeit der Schaffung von Löyly. In anderen Teilen der Welt ist es jedoch üblicher, das Heizgerät teilweise mit einer Ummantelung zu verkleiden, die das Heizgerät verbirgt oder es so aussehen lässt, als wäre es etwas ganz anderes. Dies ist durchaus akzeptabel, aber es müssen die Sicherheitsabstände eingehalten und eine Öffnung in Bodennähe gelassen werden, damit die natürliche Konvektion nicht behindert wird.

Die Benutzerfreundlichkeit des Heizgeräts ist letztlich ausschlaggebend für die Sicherheit. Benutzerfreundlichkeit bezieht sich auf Einfachheit, Effektivität, Effizienz, Zufriedenheit und fehlerfreie Nutzung. Hier sind Elektroheizungen holzbeheizten Heizungen in vielerlei Hinsicht überlegen. Das betrifft in erster Linie das Heizen, aber auch das Baden. Wenn das Erlebnis des Feuermachens geschätzt wird, dann sind holzbeheizte Saunaöfen fast genauso gut geeignet. Elektrische Saunen halten mühelos eine geregelte Temperatur aufrecht, verlangen

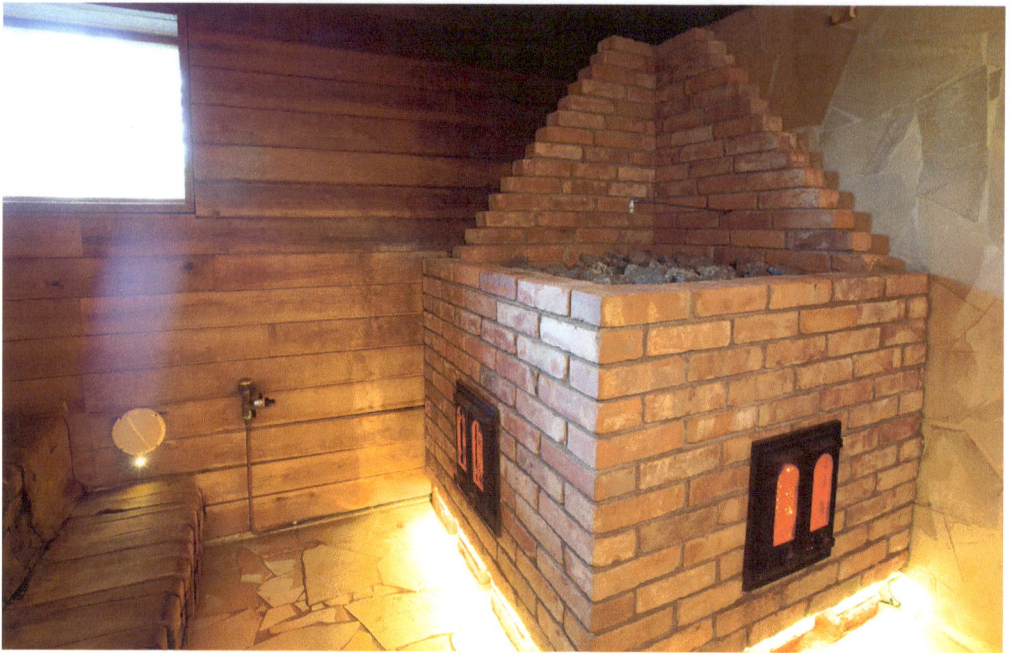

Abbildung 78. Ein elektrischer Heizkörper im Viimsi Spa (Tallinn, Estland), der mit einer Ziegelwand verkleidet und als Holzofen getarnt wurde.

den Saunanwendenden wenig ab, stellen nur geringe Gefahren für Menschen und das Gebäude dar und bieten weniger Möglichkeiten für Nutzungsfehler, was nicht bedeutet, dass sie völlig sicher sind. Die Unterschiede in der Benutzerfreundlichkeit elektrischer Saunaöfen beziehen sich auf ihre Steuermechanismen, von denen einige schwierig zu bedienen sein können.

Beim Kauf eines Elektroheizgeräts sollte darauf geachtet werden, welche Art von Bedienelementen vorhanden ist und ob die Bedienelemente in das Gerät integriert oder von

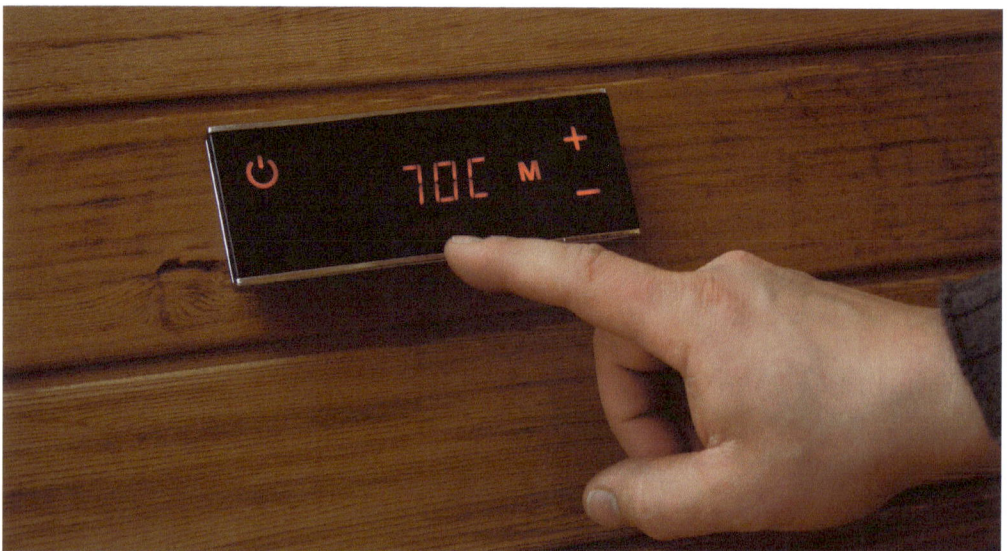

Abbildung 77. Das externe Bedienfeld erhöht sowohl die Benutzerfreundlichkeit als auch die Sicherheit beim Betrieb des Heizgeräts. Foto © Harvia.

diesem getrennt sind. Zu den Standardsteuerungen gehören eine Zeitschaltuhr und eine Temperatur-/Leistungseinstellung. Die Temperatureinstellung ist nur dann sinnvoll, wenn der Heizlüfter über einen externen Temperaturfühler (verkabelt oder drahtlos) verfügt, der an der Decke oder in der Standardhöhe angebracht ist. Herstellende bestehen darauf, die Fühler an der Decke anzubringen, was höhere Messwerte ergibt und die Sicherheit maximiert, aber mit einem Verweis auf den Standardmesspunkt möglicherweise irreführend ist. Die fortschrittlichsten Modelle bieten die Möglichkeit, neben der Temperatur der Saunakabine auch die Temperatur des Steins zu kontrollieren, und können über eine mobile App gesteuert werden. Es ist zu beachten, dass die meisten Elektroöfen, so wie sie verkauft werden, diese externen Steuergeräte und Fühler nicht enthalten, und der Preis für den kompletten Bausatz, der im Fachjargon als Saunaheizgerät bezeichnet wird, in der Regel viel höher ist als für den Ofen allein. Ein ausgefallenes Steuergerät, eine Kombination aus Netzteil, Bedienfeld und Sensoren, kann sogar doppelt so teuer sein wie ein einfacher Saunaofen.

Die holzbeheizten Öfen haben eine Vielzahl von Herausforderungen, wenn es um Benutzerfreundlichkeit und Heizung geht. Das Beheizen der Sauna ist eine besondere Art von Aufgabe, die viele Personen mit eigener Sauna in Finnland wie ein Hobby behandeln. Mehrere Aspekte beeinflussen die Benutzerfreundlichkeit der Holzbeheizung. Der wichtigste ist die Platzierung des Ofens und die Beschickungsrichtung des Feuers. Normale Öfen werden innerhalb der Saunakabine betrieben, Tunnelöfen (auch bekannt als Durchlauföfen) werden von einem Nebenraum oder von außen betrieben. Diese sind besonders in Russland beliebt. Viele Tunnelöfen sind mit einer Fassade versehen, die sie wie kleine Kamine aussehen lässt. In meiner Hütte in Suvikallio zum Beispiel haben mehrere Gäste meinen Saunaofen mit einem Kamin verwechselt.

Der Tunnelofen kann jeder holzbeheizte Ofentyp sein. Diese Öfen sind über einen „Tunnel" durch die Wand mit dem Hauptteil des Saunaofens in der Saunakabine verbunden. Dies hat den Vorteil, dass keine Holzreste auf dem Boden verstreut werden und dass die Person, die das Feuer bedient, nicht in der Saunakabine verbleibt, während diese aufgeheizt wird. Es gibt auch eine geringe Wärmemenge (weniger als fünf Prozent), die in Richtung

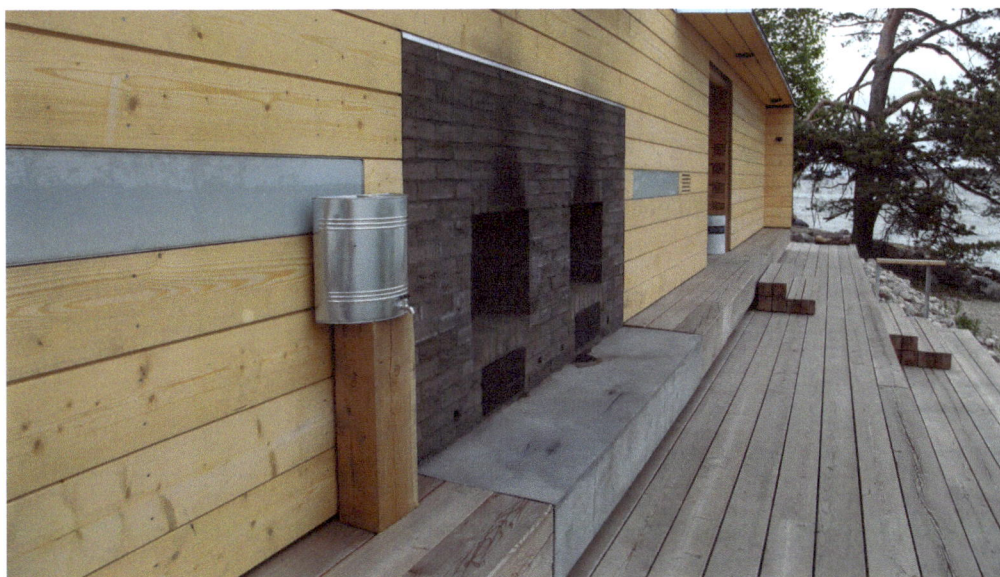

Abbildung 79. Die Holzöfen der Lonna Island Sauna werden von außen bedient.

# Ist die Fernsteuerung eines Elektroheizgeräts sicher?

In Finnland hat die große Anzahl privater Saunen in Verbindung mit einem hohen Niveau an technischer Infrastruktur und Know-how seit den 1990er Jahren zu Erfindungen für die Fernsteuerung von Elektroheizungen geführt. Derzeit gibt es auf dem finnischen Markt sechs Marken, die eine Fernsteuerung anbieten: Harvia, Huum, Mondex, Narvi, Saunum, und TylöHelo. Alle verfügen über eine WLAN-Verbindung und eine spezielle Smartphone-App. Diese bieten ultimativen Komfort beim Beheizen einer Sauna. Allerdings birgt dies auch Risiken. Zahlreiche Hausbrände lassen sich auf private Saunaeinrichtungen (mit oder ohne Fernbedienung) zurückführen. Einige der Vorfälle ereignen sich, weil sich der Ofen einschaltet, während brennbares Material, oft Wäsche, auf dem Ofen liegt und Feuer fängt. Eine offene Tür kann ebenfalls zu einer abnormalen Erwärmung und einer Brandgefahr führen. Aus diesen Gründen verlangen die internationalen Standards derzeit, dass typische Fernbedienungen für Verbraucherinnen und Verbraucher auf beide Gefahren reagieren: das Abdecken des Ofens oder das Öffnen der Saunatür. In beiden Fällen muss die Heizung automatisch abschalten. Die nordamerikanischen Heizgeräte, die der Norm UL 875 entsprechen, müssen nicht über diese Funktion verfügen.

Die aktuellen Anforderungen sind nicht narrensicher, und es ist zu erwarten, dass die Sicherheitsanforderungen steigen werden, wenn diese Geräte weiter verbreitet sind. Aber auch ältere Technologien, die mit einer stündlichen oder wöchentlichen Zeitschaltuhr arbeiten, sind nicht ohne Risiken. Die beste Feuerversicherung, die eine Person mit Sauna haben kann, ist, immer darauf zu achten, dass die Sauna in einem sicheren Zustand ist: nichts auf dem Ofen und die Tür geschlossen.

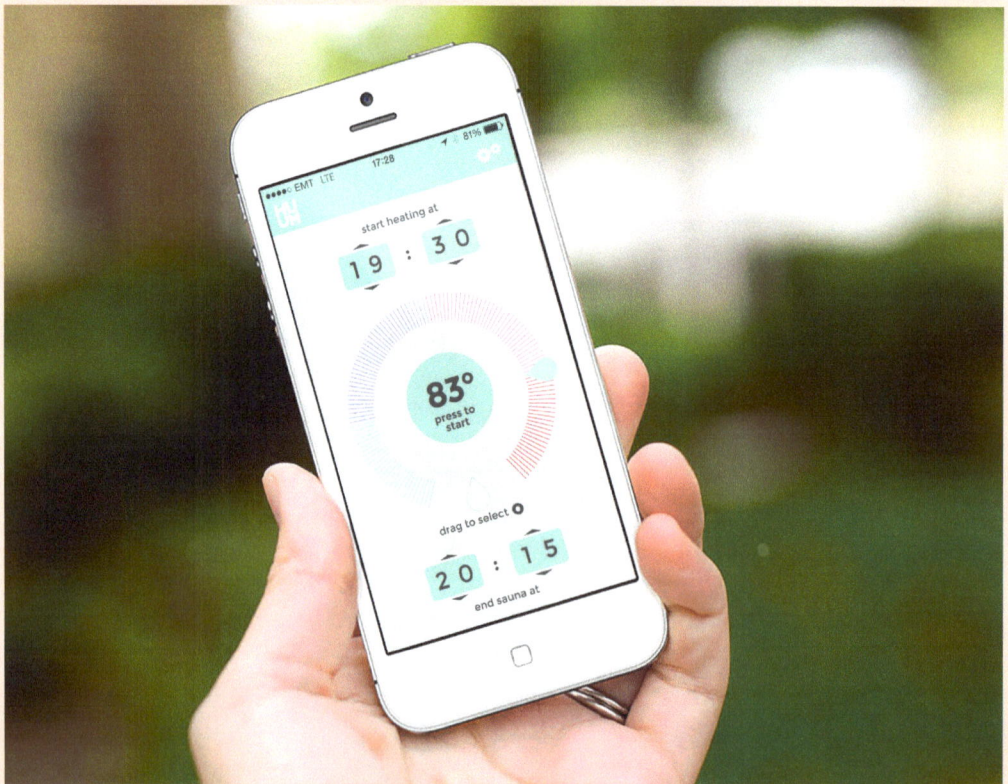

Abbildung 80. Im Jahr 2016 war das estnische Unternehmen Huum Vorreiter bei der Verwendung einer mobilen Anwendung zur Fernsteuerung von Saunaöfen. Foto © Huum.

der Beschickung übertragen wird; diese Energie kann den Energieverlust, der durch den für den Verbrennungsprozess erforderlichen Frischluftzug entsteht, nicht ausgleichen, wenn die einströmende Luft sehr kalt ist. Der Tunnel, der den Feuerraum verlängert, ist jedoch schlecht für die Ergonomie des Ofens, da das Brennholz weiter entfernt im Feuerraum des Ofens platziert werden muss und man sich zur Bedienung des Ofens hinknien muss. Für eine starke Beanspruchung wurden holzbeheizte Öfen speziell so gebaut, dass sie von einem Keller unter der Saunakabine aus in bequemer Höhe bedient werden können. Die Finnische Saunagesellschaft beispielsweise hat sechs holzbeheizte Saunen unter einem Dach, die alle vom Keller aus bedient werden (siehe Abb. 45, S. 68), und zwar in einer bequemen Höhe von etwa 120 cm.

## Mit Holz betriebene Heizungen: Emissionen, Effizienz und Nachhaltigkeit

Kommerziell hergestellte holzbeheizte Saunaöfen sind in Finnland seit den 1950er Jahren ein Erfolg. Doch noch Anfang der 2000er Jahre waren die Saunaöfen in den Studien des finnischen Forschenden Jarkko Tissari die mit Abstand leistungsschwächsten holzbeheizten Geräte in Bezug auf Emissionen und Effizienz. Im Jahr 2013 traten in Finnland EU-Anforderungen an das Leistungsniveau von holzbeheizten Dauerbrandöfen in Kraft. Nach den neuesten Versuchsergebnissen haben sich der Wirkungsgrad und die Emissionen von Holzheizungen verbessert. Die Prüfnormen, die dem sogenannten CE-Zeichen zugrunde liegen, stellen moderate Anforderungen an den Wärmewirkungsgrad, die Kohlenmonoxidemissionen (CO) und die Sicherheit. Sie verlangen von Herstellenden, dass sie die Einhaltung der Prüfungen nachweisen. Dies hat dazu geführt, dass die schlechtesten Heizgeräte vom Markt genommen wurden und alte Modelle geändert werden mussten.

Obwohl sich die Saunaöfen verbessert haben, ist der thermische Wirkungsgrad moderner Saunaöfen immer noch nicht auf dem Niveau anderer holzbeheizter Geräte und kann sogar dem alten Rauchsauna-Konzept unterlegen sein. In der EU und in Finnland sind die Behörden besonders besorgt über die Feinstaubemissionen (PM2,5), die z. B. schwarzen Kohlenstoff (BC) und polyzyklische aromatische Kohlenwasserstoffe (PAK) enthalten, die zur globalen Erwärmung und zu Gesundheitsproblemen in der Luft beitragen. Diese Emissionen, jedoch keine Grenzwerte, wurden 2025 in die Prüfnorm aufgenommen und werden erst in einigen Jahren Wirkung zeigen. Als Faustregel gilt: Je weniger Rauch zu sehen ist, desto weniger Emissionen gibt es insgesamt. Die Farbe des Rauches ist ein Indiz: brauner oder undurchsichtiger grauer Rauch ist ein schlechtes

| CE | | |
|---|---|---|
| Narvi Oy | | |
| 12 | | |
| **EN 15821:2010** | | |
| Multi-firing sauna stoves fired by natural wood logs for space heating in residential buildings | | |
| Kota Luosto, Luosto VS, Inari, Pallas | | |
| **Fire safety** (initiation, risk to adjacent elements) | | Pass |
| - including declared safety distances to combustible materials: | Back | 350 mm |
| | Side | 300 mm |
| | Ceiling | 1 280 mm |
| **Emission of combustible products** | | Pass |
| **Surface temperature** | | Pass |
| **Release of dangerous substances** | | NPD |
| **Cleanability** | | Pass |
| **Flue gas temperature** | | 392 ˚C |
| **Mechanical resistance** | | Pass |
| **Thermal output and Energy efficiency, as:** | | |
| - carbon monoxide emission at 13 % $O_2$ | | Pass (0,11 %) |
| - total efficiency | | Pass (69 %) |
| - flue draught | | 12 Pa |
| - thermal output (i.e. nominal space heating output) | | 16 kW |
| - refuelling loads | | 8.5 kg |
| **Durability** | | Pass |

Abbildung 81. Kota Luosto Heizung CE-Kennzeichnung.

Zeichen. Die Beobachtungen sollten bei gemäßigtem oder warmem Wetter gemacht werden; in der Kälte des Winters wird nur Wasserdampf zu sehen sein, der zu weißen Wolken kondensiert.

Meiner Meinung nach besteht das Problem nicht so sehr darin, dass die Ingenieure und Ingenierurinnen nicht wissen, wie man Holzscheite besser verbrennen kann. Mit den neuesten Verbrennungstechniken können relativ niedrige Emissionen und hohe thermische Wirkungsgrade erreicht werden. Bei der chargenweisen kontinuierlichen Verbrennung in Verbindung mit den ungewöhnlichen Anforderungen an einen Saunaofen (z. B. vorübergehend hohe Leistung, Wärmespeicherung in den Steinen, niedrige Preise des Ofens) sind ideale Verbrennungsbedingungen jedoch schwer zu erreichen. Eine vielversprechende Lösung ist die Verbrennung von Holzpellets anstelle von Holzscheiten, um die Partikelemissionen zu verringern und den Wirkungsgrad zu verbessern. Leider gibt es für Saunen weder in der Leistungsklasse noch in der vom Markt bevorzugten Preisklasse kommerzielle Lösungen.

Es stellt sich auch die Frage, ob Holzheizungen, die immer einen gewissen Anteil an Emissionen, einschließlich Kohlendioxid ($CO_2$), erzeugen, nachhaltig sind. Die Meinungen darüber sind eine Frage der nationalen Politik. In Finnland werden die Wälder pflichtbewusst bewirtschaftet, und die Erneuerungsrate der Wälder wird überwacht. Unter diesen Bedingungen halte ich die Beheizung von Saunen mit Holzbrennstoffen für eine nachhaltige Entscheidung. In Teilen der Welt, in denen die Abholzung der Wälder ein Thema ist, ist die Wahl der Energie jedoch umstritten, und die Entscheidung für einen Elektroofen ist sicherlich nachhaltiger, wenn auf diese Weise saubere Energie gewonnen werden kann. Das bereits vorgestellte Konzept der Solarsauna ist leider noch nicht für alle Zeiten und Orte eine praktikable Lösung, und die von Harvia und Toyota im Jahr 2025 vorgestellte wasserstoffbetriebene Sauna scheint derzeit vielversprechender zu sein.

## Sauna-Steine

Vorhin habe ich den Saunaofen als Automotor beschrieben und die Saunasteine mit Motoröl verglichen. Die Analogie mit dem Motoröl ist zutreffend, was die Eignung, die Haltbarkeit und die Notwendigkeit anbelangt. Die Saunasteine sind ein wesentlicher Bestandteil der finnischen Sauna und müssen regelmäßig überprüft und gewartet werden, damit der Saunaofen in Betrieb bleibt. Nachlässigkeit bei der Wartung der Saunasteine kann verschiedene Probleme verursachen, den Heizvorgang verlangsamen, die elektrischen Heizelemente beschädigen und Energie verschwenden.

Obwohl die Steine das Sauna-zubehör mit der kürzesten Lebensdauer

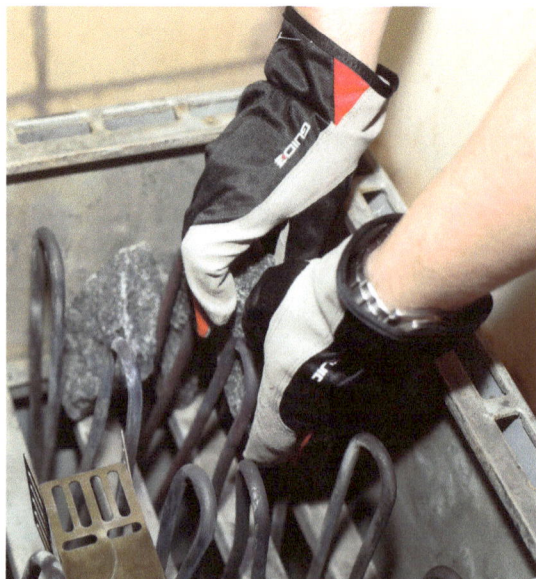

Abbildung 82. Steinen einer elektrische Heizung ersetzen.

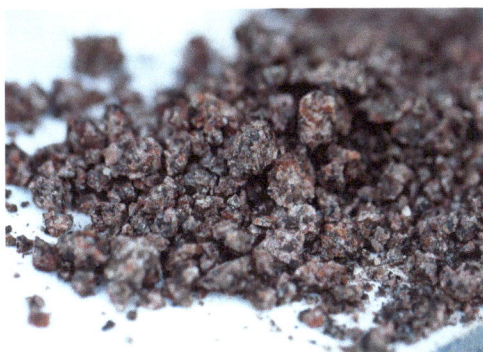

Abbildung 83. Schlimmer kann es nicht kommen. Ein Granitstein ist vollständig zerfallen, bevor er eine Temperatur von 500 °C erreicht hat. Dies sollte in Ihrem Heizgerät nicht vorkommen.

sind, ist diese nicht relativ kurz. Wenn die Sauna zweimal pro Woche in Betrieb genommen wird, kann davon ausgegangen werden, dass die Steine mindestens einige Jahre lang halten. Ein Ofen, der täglich über längere Zeiträume genutzt wird, muss mindestens alle drei Monate überprüft werden. Geringere Wartungsintervalle setzen voraus, dass der Ofen von Anfang an mit geeigneten Saunasteinen ausgestattet wurde. Die Eignung hängt von mehreren Faktoren ab.

## Eigenschaften geeigneter Saunasteine

Es gibt sehr klare Anforderungen an die Eignung eines Steins für den Saunabetrieb. Diese sind nach ihrer Bedeutung aufgelistet:

- Langlebigkeit,
- Sicherheit,
- Größe,
- Erscheinungsbild und Form,
- Wärmekapazität, und
- Wärmeleitfähigkeit.

Erstens die Haltbarkeit: Die Steine müssen den Bedingungen in der Sauna und dem typischen Gebrauch standhalten. Dabei geht es um Temperaturen von 150 °C bis 600 °C, wobei der typische Temperaturbereich bei 150 °C bis 300 °C liegt. Einige Gesteine, wie z. B. die in Finnland verbreiteten roten Granitarten, zersetzen sich vor Erreichen von 500 °C und sind daher in Öfen, die hohe Temperaturen erreichen, nicht verwendbar. Die alte finnische Methode, die Haltbarkeit von Steinen zu testen, bestand darin, die Kandidaten auf offenem Feuer zu erhitzen und zu sehen, ob sie dabei brechen oder zerbröckeln. Wenn nicht, haben sie bestanden. In der Tat gibt es in Finnland keine weitgehend standardisierten Methoden zur Beurteilung der Haltbarkeit von Saunasteinen. Um diese Lücke zu schließen, habe ich das Saunologia-Stein-Haltbarkeitsprüfungsprotokoll 1.0/2019 erstellt. Er enthält einige empirische Belege dafür, dass er den tatsächlichen Gebrauch simulieren und zwischen schwächeren und stärkeren Steinsorten unterscheiden kann. Meine Forschungen haben ergeben, dass zwar alle Steine irgendwann brechen, es aber große Unterschiede gibt, wann und wie dies geschieht. Die bevorzugte, anmutige Zersetzung geschieht, wenn die Steine sauber in kleinere Stücke zerfallen. Leider zerbröckeln viele Sorten und erzeugen kleine Staubpartikel, die für die Heizung gefährlich sind und unbekannte gesundheitliche Auswirkungen haben, zum Beispiel beim Saunabaden, wenn sie aus der Luft eingeatmet werden.

Die zweite und ebenso wichtige Eigenschaft der Steine ist die Sicherheit. Die Steine dürfen während des Betriebs keine schädlichen Gase oder Stoffe abgeben. Naturgestein kann alle Arten von Verbindungen enthalten, von denen einige bei den Temperaturen im Inneren des Ofens in die Luft gelangen können. Strahlung, schädliche Mineralien wie Asbest oder andere gefährliche Stoffe sollten in den Steinen nicht vorhanden sein. Auch hier sind die spezifischen Methoden zum Nachweis dieser Probleme nicht weit verbreitet; es müssen

107

allgemeine petrophysikalische und geologische Methoden angewandt werden. In Finnland überprüfen die Steinherstellenden ihre Produkte auf das Vorhandensein von Asbest, der im finnischen Grundgestein natürlich vorkommt und bekanntermaßen beim Erhitzen und bei der Dampferzeugung in die Luft abgegeben wird.

Die Steine müssen auch die richtige Größe haben. In Finnland haben sich die Heizgeräteherstellenden für ein System mit drei Größen entschieden (siehe Abb. 85, S. 109):

- *klein* (5 cm bis 10 cm),
- *mittel* (10 cm bis 15 cm), und
- *groß* (über 15 cm).

Dieses Größensystem ist suggestiv. Die aus natürlichem Gestein durch industrielles Brechen hergestellten Steine haben nie genau dieselbe Größe oder Form. Die einzige Ausnahme bilden die Keramiksteine, die mit exakten Abmessungen hergestellt werden können. Auf die richtige Größe kommt es an. Die meisten Elektroheizungen verwenden die kleinen Steine, holzbefeuerte Öfen die mittleren und großen Steine. Bei einfach befeuerten Holzöfen werden die größten Steine verwendet, die jeweils mehrere zehn Kilo wiegen können. Elektroheizungen sind für kleine Steine ausgelegt, während ein großer holzbefeuerter Kaminofen „ersticken" kann, wenn er nur mit kleinen Steinen gefüllt ist.

Die in Finnland üblichen Saunasteine gibt es in einer Vielzahl von Farben, Formen, Strukturen und Größen (siehe Abb. 87, S. 111). Die meisten Natursteine sind dunkelgrau oder fast schwarz. Die Formen sind unregelmäßig, rau und meist eher länglich als kugelig. Von den meisten gängigen Natursteinen sind auch abgerundete Varianten erhältlich. Die abgerundete Form wirkt sich geringfügig auf die Dampferzeugung aus, da die Oberfläche des Steins durch die Glättung der natürlich gezackten Steinoberfläche verringert wird. Bei holzbefeuerten Einzelöfen ist die abgerundete und glatte Form von Vorteil, da sich

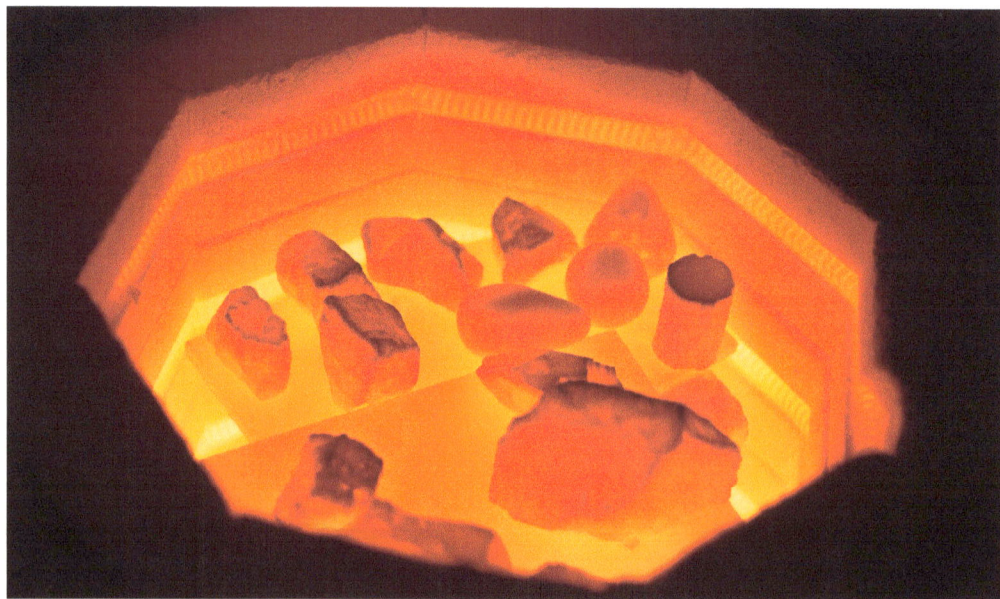

Abbildung 84. In einem einfachen Haltbarkeitstest habe ich eine Auswahl an Steinen für kurze Zeit einer Temperatur von bis zu 750 °C ausgesetzt. Für haltbare Steine sollte dies kein Problem sein. Unabhängig vom Material des Objekts leuchten sie nach etwa 600 °C tiefrot.

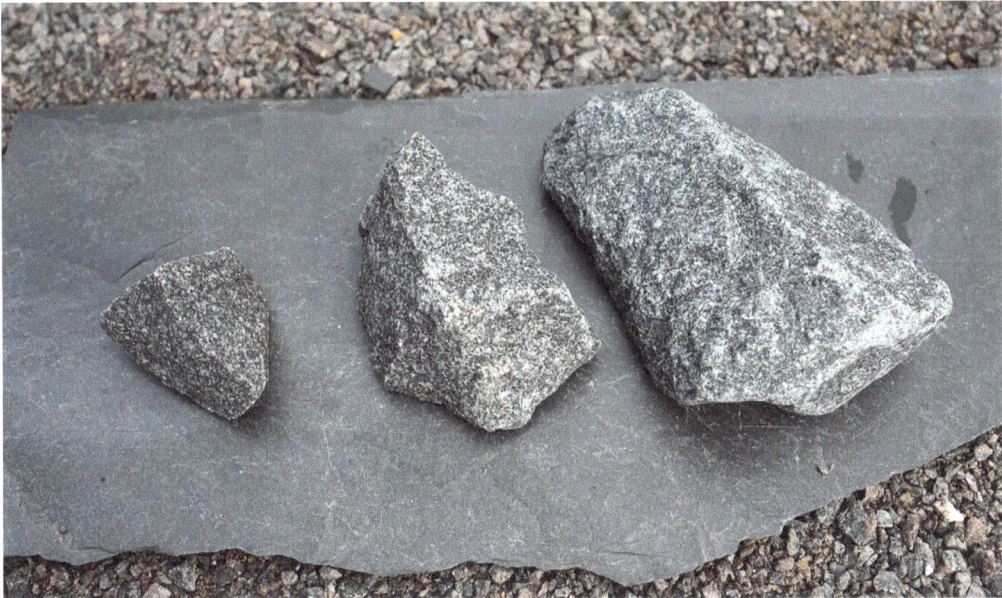

Abbildung 85. Die drei Größen der finnischen Saunasteine aus Naturstein: klein, mittel und groß (von links nach rechts). Alle Muster sind aus Olivin-Diabas gefertigt.

weniger Ruß auf dem Stein ablagert. Bei Elektroöfen verhindert die abgerundete Form eine Beschädigung des Widerstandselements. Die ordnungsgemäße Konvektion aller Heizgeräte setzt voraus, dass die Luft durch das Volumen der Steine strömen kann. Runde, kugelartige Formen stellen sicher, dass die Steine den Luftstrom nicht blockieren, wie es bei einem falsch platzierten flachen Stein der Fall sein könnte.

Die Bedeutung des Aussehens der Steine hängt vom Ofenmodell ab. Bei den „geschlossenen" Ofenmodellen sind bis auf die obersten Steine alle Steine unsichtbar, so dass ihr Aussehen keine Rolle spielt. Es können sogenannte dekorative Steine auf der Oberseite und haltbarere Steine in den unteren Schichten verwendet werden. In Finnland hat sich der weiße Dolomitstein in modernen privaten Saunen durchgesetzt, obwohl er in Bezug auf die Haltbarkeit erhebliche Mängel aufweist. Bei offenen Öfen, die das Steinvolumen vollständig freilegen, ist die Situation anders, und alles, was in den Ofen gelegt wird, ist sichtbar und beeinträchtigt oder erhöht das Aussehen erheblich.

Wärmekapazität und Wärmeleitfähigkeit sind zwei miteinander verbundene Gesteinseigenschaften. Dichte, schwere Steine speichern die Wärmeenergie am besten, da die Wärmekapazität stark (> 0,9) mit der Dichte des Gesteins korreliert zu sein scheint. Der zweite Aspekt des Gesteins ist, dass es in der Lage sein muss, Energie abzugeben und zu übertragen, die Erwärmung durch Leitung und Konvektion zu unterstützen und Wasser zu verdampfen. Die Wärmeleitfähigkeit sollte daher hoch sein (siehe Tabelle 6).

| Steinsorte | Dichte (kg/dm³) | Leitfähigkeit W m⁻¹ K⁻¹ |
|---|---|---|
| Olivin-Diabas | 3.00 | 1.94 |
| Peridotit (Finnisch) | 3.10 | 2.91 |
| Vulkanit | 2.78 | 2.52 |
| Olivin | 3.52 | 2.42 |

Tabelle 6. Beispiele für Wärmekapazität und Wärmeleitfähigkeit einiger finnischer Steinsorten.

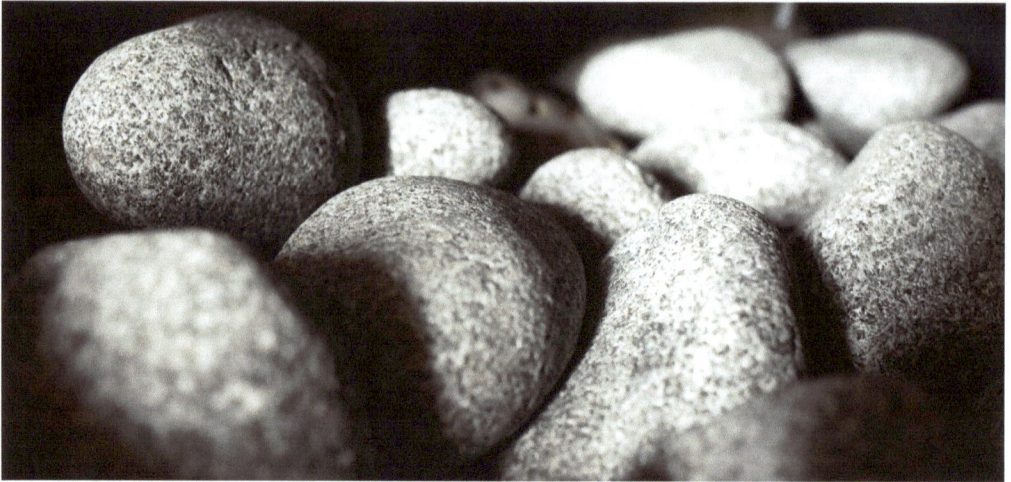

Abbildung 86. Ich persönlich schätze das Aussehen von abgerundeten Natursteinen. Bei genauer Betrachtung werden Sie feststellen, dass ich tatsächlich nur die oberste Schicht des Heizelements mit den abgerundeten Steinen bedeckt habe.

# Beispiele von in Finnland verwendeten Steinen

Lange Zeit musste sich jede Person ihre Saunasteine selbst suchen. Strände, Flussböden und ähnliche Orte, an denen Felsen seit Tausenden von Jahren liegen und immer wieder von den Kräften des Wassers und des Eises geprüft wurden, waren bevorzugte Orte, um dunkle, fest aussehende Steine zu sammeln. Einige tun dies auch heute noch, aber die Ergebnisse können variieren, da es schwierig ist, sicherzustellen, dass die Steine den Anforderungen an Haltbarkeit und Sicherheit entsprechen. Heutzutage verwenden die meisten in Finnland lebenden Menschen kommerziell hergestellte Saunasteine.

In der Praxis haben sich nur wenige Gesteinsarten als kommerziell nutzbares Material für die Saunasteinproduktion erwiesen. Seit den 1950er Jahren gab es zwei Perioden unterschiedlicher dominierender Gesteine, die beide aus einem als magmatisches Gestein bekannten Zweig stammen. Die erste Periode gehörte zur Familie der Peridotite, die zweite Periode zur Familie der sogenannten Olivin-Diabase, die außerhalb Finnlands auch als Dolerit bekannt sind. Der Peridotit war zu seiner Zeit ein überlegener Marktführer, wahrscheinlich bis in die 1980er Jahre, als seine Herstellung immer schwieriger wurde; die Quellen waren erschöpft, oder das Risiko einer Asbestkontamination wurde zu hoch. Eine neue Alternative, der Olivin-Diabas, der einen leichteren Ton und ein geringeres Gewicht hat, eroberte bald den Markt.

Zwei weitere Gesteinsarten haben ebenfalls die Jahrzehnte überlebt, obwohl sie nie den großen kommerziellen Durchbruch geschafft haben. Es handelt sich um Vulkanit und Olivin (Vulkanit ist in Finnland sowohl ein Handelsname als auch ein Gesteinsname. Es handelt sich um ein magmatisches Zwischengestein und wird als Uralit-Plagioklas-Porphyr bezeichnet). Jedes dieser Gesteine hat seine eigenen Eigenschaften, die manchmal besser sind als die von Olivin-Diabas. Olivin ist zum Beispiel dichter, und Vulkanit leitet Wärme besser. Alles in allem ist Olivin-Diabas eine gute Lösung, die durch keine Eigenschaft zu schlecht ist, und weil sie so erschwinglich ist, ist sie sehr beliebt geworden. Im Vergleich zu einer beachtlichen Industrie, die sich mit Saunaöfen beschäftigt, gibt es nur drei nennenswerte finnische Unternehmen, die Saunasteine herstellen.

Außerhalb Finnlands, insbesondere in Russland, ist die Auswahl an Gesteinen vielfältiger. Es gibt roten Quarz, grünlichen Jadeit und mehrere weiße Sorten. Tatsächlich gibt es keine

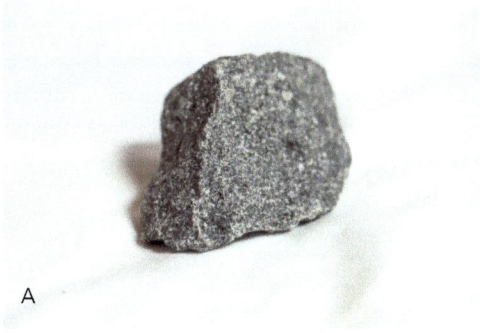

A

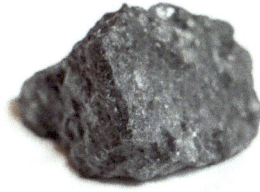

B

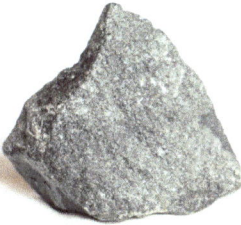

C

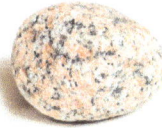

D

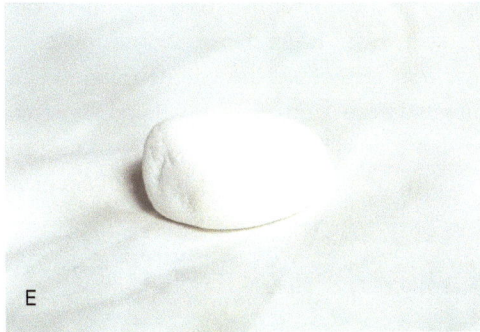

E

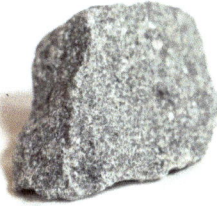

F

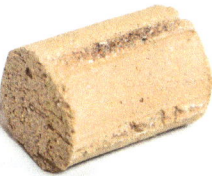

G

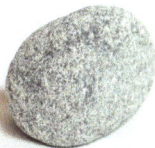

H

Abbildung 87. Verschiedene finnische Saunasteine in Bildern. Ihre Handelsnamen sind (A) Olivin-Diabas. (B) Peridotit. (C) Vulkanit. (D) Roter Granit (dekorativ). (E) Weißer Dolomit (dekorativ). (F) Olivin. (G) Keramikstein von Tiileri. (H) Abgerundeter Olivin-Diabas.

strike Vorschrift, die besagt, dass für „Steine" Produkte auf Steinbasis verwendet werden müssen. Russische Unternehmen stellen sowohl gusseiserne „Steine" als auch weiße Aluminiumoxidstücke für die Sauna her. In Finnland werden in einigen öffentlichen Saunen anstelle von Steinen erfolgreich künstlich hergestellte, verschmolzene Aluminiumoxid-Zirkoniumoxid-Siliziumdioxid-Steine verwendet. Diese keramische Verbindung ist extrem schwer und haltbar, wird aber in der Regel nicht in Saunen verwendet.

In Finnland werden seit den 1990er Jahren keramische Saunasteine hergestellt. Derzeit sind zwei Marken erhältlich: Kerkes und Tiileri (siehe Abbildungen auf den Seiten 109 und 110). Kerkes begann mit dem Keramikgeschäft, indem ein keramisches Verfahren zur Herstellung von relativ leichten (Dichte etwa 10 % geringer als die von normalem Gestein), bräunlichen Steinen mit verschiedenen regelmäßigen, runden Formen eingesetzt wurde. Die Form an sich ist ein großer Vorteil, aber das Hauptverkaufsargument sind die Behauptungen über die Haltbarkeit und Sicherheit des Keramiksteins, die notwendig sind, um den mehr als zehnmal so hohen Kilopreis zu rechtfertigen (in Finnland etwa 5 €/kg). Einer von mir im Jahr 2020 durchgeführten Studie zufolge sind beide Keramikprodukte haltbarer als Natursteine, wobei Kerkes eindeutig der stärkere der beiden ist. Die Tatsache, dass mehr als siebzig Prozent der öffentlichen finnischen Saunen auf dieses Produkt umgestiegen sind, untermauert ebenfalls die Behauptung der Haltbarkeit. Kerkes ist das haltbarste Produkt und zeigt auch einen anmutigen Abbau, da es nicht in kleine, schwer zu entfernende Staubkörner zerfällt. Die Befürwortenden von Keramikstein behaupten auch, dass ihr Produkt sicherer ist. Das Sicherheitsargument stützt sich auf das Fehlen unbekannter Inhaltsstoffe im keramischen Prozess im Vergleich zu den unbekannten Inhaltsstoffen von Natursteinen und deren Produktionstoleranzen. Es gibt Gründe für die Annahme, dass Personen, die empfindlich auf Nickel oder andere Metalle reagieren, oder Menschen mit Asthma oder anderen Empfindlichkeiten durch die Partikel, die von erhitzten Natursteinen abgegeben werden, Beschwerden bekommen können. In diesen Fällen kann es sinnvoll sein, Steine aus nicht steinbasiertem Material auszuprobieren. Ich glaube jedoch, dass die Wirkung in den meisten Fällen so gering ist, dass bei guter Belüftung der Sauna die von den Steinen ausgehenden Luftqualitätsprobleme nicht bemerkt werden.

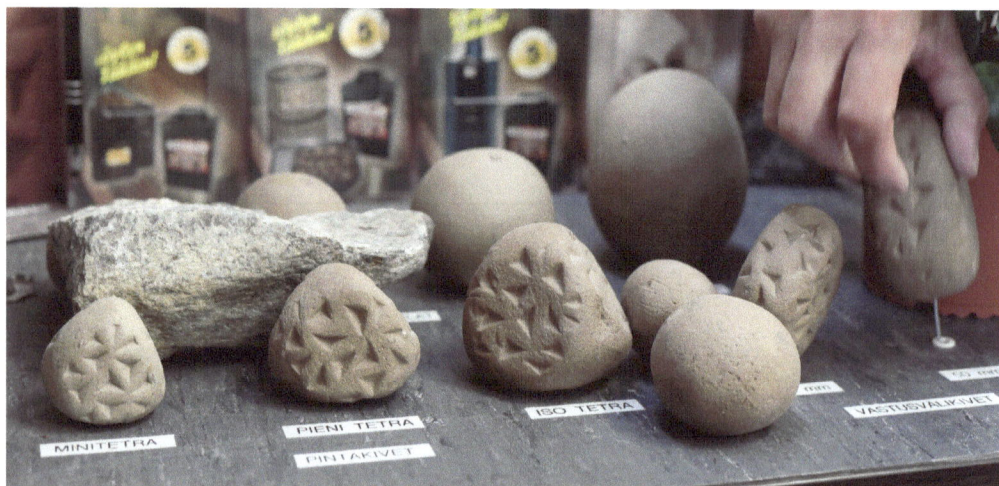

Abbildung 88. Kerkes ist das einzige Steinprodukt, das speziell zur Optimierung der Heizleistung und Lebensdauer entwickelt wurde. Die Kerkes-Modellreihe umfasst mehrere Größen und Formen, jedoch nur eine einzige tonartige Farbe. Das Muster auf der linken Seite ist ein Naturstein zum Vergleich.

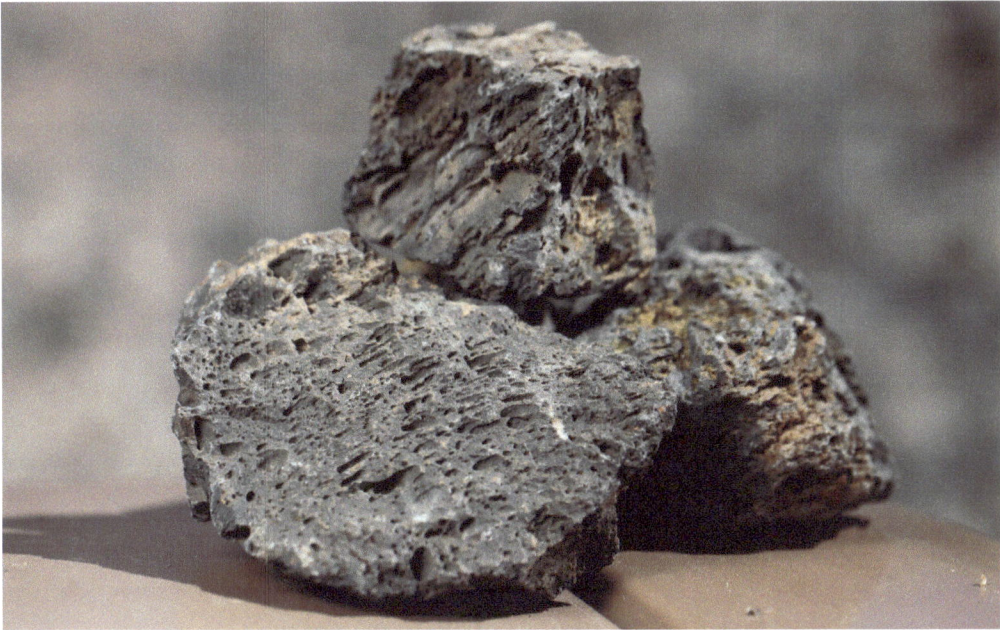

Abbildung 89. Die Steine vom Mount Shasta wurden erstmals von einem finnischen Einwanderer gesammelt, der nach Nordkalifornien gezogen war und dringend nach einer geeigneten Lösung für seine Sauna suchte. Er ist inzwischen wieder nach Finnland zurückgekehrt, besitzt jedoch weiterhin eine Lizenz zum Sammeln der Steine aus dem Park.

## Steine für den Rest der Welt

Das größte Problem bei den hier beschriebenen Steinen ist, dass der Transport der Steine außerhalb Finnlands nicht einfach ist. Die einzige Eisenbahnlinie, die aus Finnland herausführt, führt nach Russland und schließlich nach China, die beide über reichlich eigenes Gestein verfügen, darunter auch den wertvollen Peridotit, der in Finnland nahezu erschöpft ist. Die Beförderung auf dem Landweg ermöglicht den Handel mit Steinen innerhalb Europas, aber der Versand von Steinen zu weit entfernten asiatischen oder amerikanischen Zielen ist teuer, da die Steine schwer sind und ihr Wert im Vergleich zu ihrem Gewicht gering ist. Der Preis für die Steine steigt im Laufe des Transports in der Regel mehrmals an, was Saunabenutzer and -benutzerinnen nicht gerade dazu motiviert, die Steine regelmäßig zu überprüfen und zu erneuern. Daher möchte ich Saunabauende in Ozeanien, Amerika, und den anderen europäischen Ländern ermutigen, ihre lokalen Märkte nach Steinen zu untersuchen, die für den Saunabetrieb geeignet sein könnten. Es kann von Vorteil sein, das nationale geologische Amt oder ein ähnliches Institut zu konsultieren, um herauszufinden, ob es bereits Informationen über wünschenswerte Gesteinseigenschaften von leicht erhältlichen Steinen gibt. Die in Finnland verwendeten magmatischen Gesteine sind ein guter Ausgangspunkt. Eine nach Amerika ausgewanderte finnische Person entdeckte ein vielversprechendes magmatisches Gestein aus dem Gebiet des Mount Shasta in Kalifornien (Abb. 89, S. 113).

## Ist Löyly bei bestimmten Arten von Steinen besser?

Bei der Vermarktung von Saunasteinen kann eine farbenfrohe Sprache verwendet werden, um die Eigenschaften der Steine und ihre gesundheitlichen Auswirkungen zu veranschaulichen. Es gibt jedoch kaum Belege dafür, dass die verschiedenen Steinsorten

# Korrekte DIY Installation und Pflege von Saunasteinen

Jede Person kann die Installation von Saunasteinen erfolgreich durchführen, indem vier einfache Regeln befolgt werden:

- Steine mit länglicher Form mit der Oberseite nach oben legen.
- Steine nicht zwischen die Elemente des elektrischen Heizelements klemmen.
- Steine nicht zu dicht aneinanderlegen, sondern etwas Luft zwischen ihnen lassen, insbesondere bei elektrischen Heizelementen.
- Die im Handbuch des Heizelements angegebene Menge an Heizsteinen dient nur als Richtwert. Es sollten so viele Steine verwendet werden, wie gut hineinpassen.

Diese Regeln helfen dabei, die Steine so zu installieren, dass die Luft von unten nach oben gut zwischen den Steinen zirkulieren kann und die Konvektionsheizung ordnungsgemäß funktioniert. Zu beachten ist, dass sich die Steine bei jedem Aufheizen bewegen und ihren Platz im Ofen „suchen". Es ist nicht ungewöhnlich, dass sich die Oberfläche des Steinhaufens nach einigen Aufheizvorgängen nach der Neuinstallation absenkt. In diesem Fall können weitere Steine hinzugefügt werden. Zu vermeiden ist ein großer Steinhaufen auf dem Ofen, wenn ein intensiveres Löyly erzielt werden soll, da dies bei zu hohem Gewicht auch schädlich für den Ofen sein kann. Es ist in Ordnung, wenn nicht genau die in der Ofenanleitung angegebene Menge an Steinen (+/- 15 %) eingefüllt werden konnte.

Die Überprüfung und der Austausch der Steine sollten regelmäßig erfolgen. Das Datum der letzten Überprüfung sollte notiert und eine Erinnerung eingerichtet werden, um den Zeitplan einzuhalten. Bei der Überprüfung wird eine lockere Installation geschätzt. Andernfalls wird ein Hammer oder eine Brechstange benötigt, um die Steine zu entfernen. Die Steine sollten wie folgt überprüft und ersetzt werden:

1. Die meisten Steine aus dem Ofen nehmen (etwa achtzig Prozent), damit alle überprüft werden können.
2. Alle Steine entsorgen, die sichtbare Abnutzungserscheinungen aufweisen; zum Vergleich mit neuen Steinen heranziehen und die alten durch neue ersetzen.
3. Steine erneut installieren.

Manchmal hinterlässt das zur Erzeugung von Löyly verwendete Wasser mit der Zeit Rückstände auf den oberen Steinen, beispielsweise Kalzium. Sobald die Steine mit Mineralien bedeckt sind, sollten sie ersetzt werden, auch wenn sie ansonsten intakt sind. Es kann durchaus sein, dass die meisten Steine noch in gutem Zustand sind und nicht ersetzt werden müssen. Dann kann in Betracht gezogen werden, die nächste Inspektion etwas weiter auszubauen. In der Regel sind die Steine oben in einem elektrischen Ofen am stärksten betroffen und müssen zuerst ersetzt werden, während die Steine unten länger halten. Bei einigen Holzöfen ist dies umgekehrt, da die heißesten Oberflächen diejenigen sind, die am nächsten am Feuerraum und an den Rauchkanälen liegen.

Auf YouTube finden sich gute Anleitungsvideos mit dem finnischen Stichwort „kiuaskivien vaihtaminen".

.

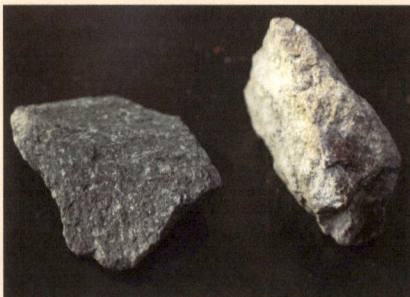

Abbildung 90. Es ist Zeit für eine Veränderung. Der Stein auf der rechten Seite hat eine weiße Schicht angesammelt und sollte ersetzt werden.

| Volumen des Saunaraums | Nennleistung |
|---|---|
| 5 m³ | < 3.5 kW |
| 6 m³ | 4 to 5 kW |
| 10 m³ | 6 to 8 kW |
| 12 m³ | 9 to 10 kW |
| 16 m³ | 11 to 13 kW |
| 20 m³ | 14 to 16 kW |
| 25 m³ | 17 to 20 kW |

Tabelle 7. Die empfohlene Leistungsabgabe für Saunaräume
unterschiedlicher Größe, angepasst an ISO 60335-2.

nennenswerte Wirkungen haben. Insgesamt glaube ich, dass kommerzielle Saunasteine vor allem deshalb auf dem Markt überleben, weil es keine negativen Erfahrungen gibt. Die auf dem finnischen Markt zum Verkauf stehenden Steinsorten wurden ausgewählt, weil sie den Markttest gut genug überstanden haben. Leider wurde auch die Haltbarkeit der Steine nicht gründlich mit wissenschaftlichen Methoden getestet, wie ich bereits beschrieben habe, weshalb ich mein eigenes Testprotokoll erfunden habe. Daher empfehle ich allen, selbst zu experimentieren, um herauszufinden, ob bei den verschiedenen Sorten ein anderes subjektives Empfinden entsteht; aber man sollte sich nicht zu leicht täuschen lassen.

## Weitere Lektüre

### Bücher und wissenschaftliche Quellen

Harvia, 2018
Helamaa, 1999
Forsman, 1997
Liikkanen, 2020 (Saunologia.fi)
Liikkanen, 2019 (Saunologia.fi)
Liikkanen LA, 2019
MacQueron & Leppänen, 2017
Parsons, 2004
Vuolle-Apiala, 2016
Telkkinen, 2020
Tissari et al., 2019
Tissari, Väätäinen et al., 2019
U. S. Department of Agriculture, 1964

### Internetquellen:

University of Eastern Finland, Labor für Feinpartikel- und Aerosoltechnologie untersucht Emissionen von Holzsaunaöfen: https://www3.uef.fi/en/web/fine/simo

Saunasampo ist der Hersteller von „intelligenten" Konvektionsheizungen: https://www.saunasampo.fi/
Krakau hat das Verbrennen von Holz verboten: https://www.bloomberg.com/news/articles/2019-09-12/to-cut-air-pollution-krakow-targets-coal-and-wood
Mount Shasta kalifornische Saunasteine: http://shastastones.com/en/

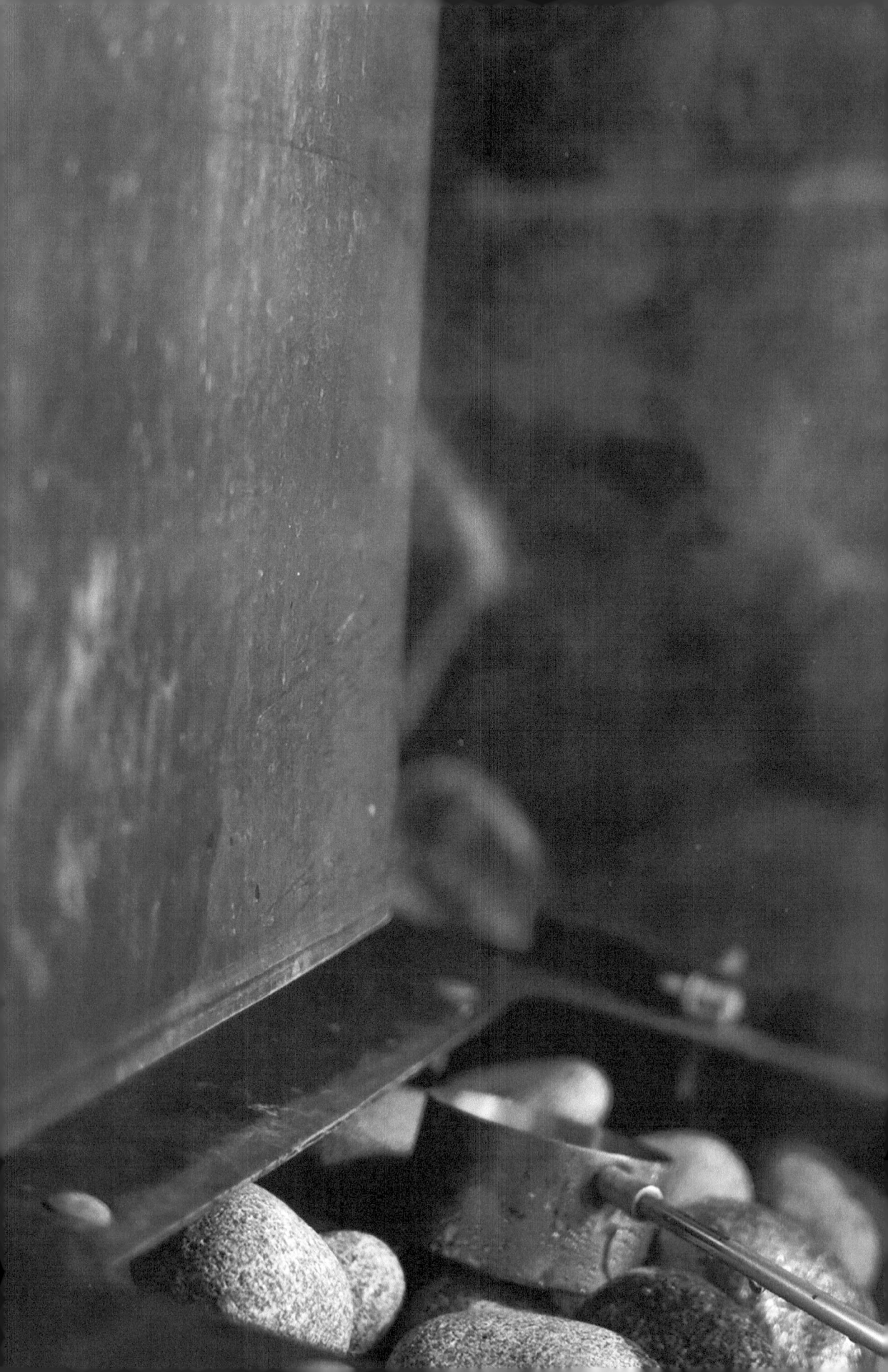

# 4.

## Luftqualität

Es gibt nichts Erfrischenderes als einen Hauch kühler Luft. Die Saunaluft mag heiß sein, aber sie wird unerträglich, wenn sie während des Schwitzens nicht erfrischt wird. Die unsichtbare und nicht greifbare Luftqualität ist eine besondere Herausforderung, die es in einer finnischen Sauna zu meistern gilt.

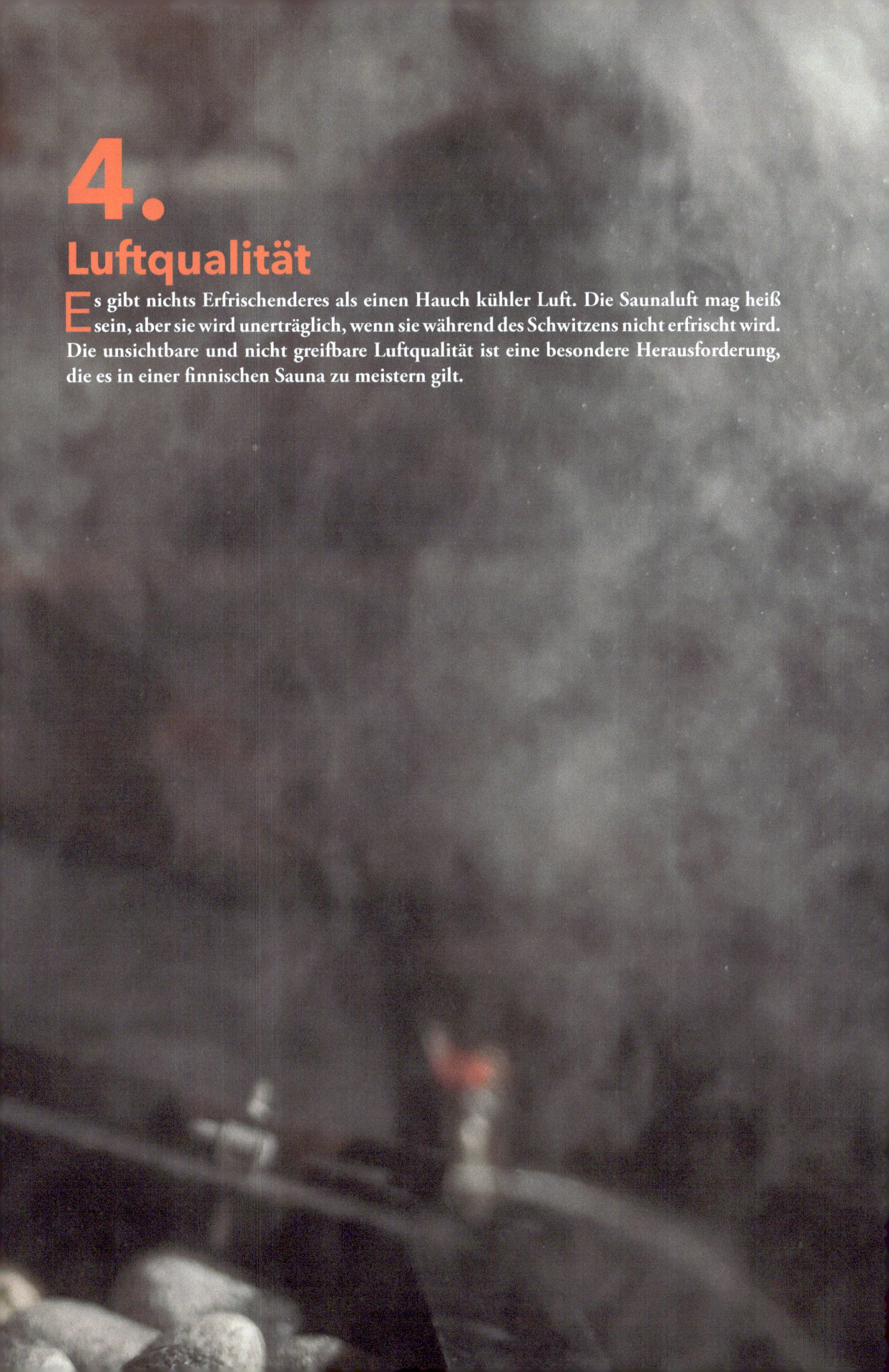

## Die Anzeichen von frischer Luft

Bei der ersten Annäherung an die Sauna ist das erste Erlebnis nicht der Anblick, die Berührung oder das Gefühl von Wärme. Es ist der Duft, der leicht den Weg aus der Hitze der Sauna findet und die besuchende Person vor der Saunatür empfängt. Dieser Duft sollte einladend sein und das Gefühl von Sauberkeit, Natur und einem angenehmen Erlebnis vermitteln. Selbst ein neutraler Duft ist jedem üblen Geruch vorzuziehen, der auf schlechte Pflege und mangelnde Hygiene hindeutet.

Normalerweise gewöhnt man sich an das Saunaklima und der charakteristische Geruch verfliegt schnell. Danach haben andere Faktoren der Luftqualität Vorrang vor der Beeinflussung des Saunaerlebnisses. Dieses Kapitel befasst sich mit den verschiedenen Parametern, die die wahrgenommene Qualität der Saunaluft beeinflussen können. Die Diskussion läuft auf eine lange Liste möglicher Luftqualitätsfaktoren und zwei verschiedene Belüftungslösungen hinaus, die zur Sicherung der Luftqualität eingesetzt werden. Ich werde zunächst klären, was Frischluft ist und welche Bedeutung die Luftfeuchtigkeit für die Saunaluft hat.

## Was ist frische Luft?

Die Luftqualität in Finnland ist insgesamt sehr gut, und der natürliche Bezugspunkt für frische Luft ist die Luft im Freien. Sie ist normalerweise recht kalt. In anderen Teilen der Welt kann die Frischluft in einem Gebäude aus einem Luftfiltersystem stammen, das die in der Außenluft enthaltenen Schadstoffe und Partikel herausfiltert, so dass sie tatsächlich gesünder ist als die reine Außenluft. Luft enthält etwa einundzwanzig Prozent Sauerstoff ($O_2$) und weniger als ein Prozent Kohlendioxid ($CO_2$). Im Idealfall sollte die Luft, die wir in einer Sauna einatmen, nicht schlechter sein. Wenn möglich, sollten Sie es immer vermeiden, Luft aus anderen Räumen in die Sauna zu leiten, da diese nie so frisch ist. Das Problem ist, dass die Luft nicht sehr lange frisch bleibt. Wenn Sie die Sauna betreten, führen Sie Quellen ein, die die Luftqualität verschlechtern: Ihre Atmung verbraucht Sauerstoff und erzeugt Kohlendioxid, das Schwitzen kann zusätzliche Gerüche mit sich bringen, und wenn Sie gerade geduscht haben, können die Luft und Ihr Haar den Geruch von Shampoo mit sich bringen. Daher muss die Luft ständig aufgefrischt werden.

## Löyly liegt in der Luft

Die ideale Saunaluft ist eine Mischung aus frischer Luft und einem angenehmen Anteil an Löyly, d. h. Wasser in der Luft. Die Luftfeuchtigkeit ist das Maß für das verdampfte Wasser in der Luft. Sie wird in der Regel auf einer relativen Skala von null bis hundert Prozent mit einem Hygrometer gemessen; daher ist die relative Luftfeuchtigkeit (RH) die Zahl, die üblicherweise genannt wird, wenn die Saunaluft beschrieben wird. Die relative Luftfeuchtigkeit wird der absoluten Luftfeuchtigkeit vorgezogen, weil sich die Fähigkeit der Luft, Wasser zu halten, mit der Temperatur radikal ändert. Steigt beispielsweise die Lufttemperatur von 20 °C auf 100 °C, erhöht sich die maximale Wassermenge, die von der Luft aufgenommen werden kann, um das Dreiunddreißigfache. Aus diesem Grund ist die relative Luftfeuchtigkeit das bevorzugte Maß. In der Sauna kann die relative Luftfeuchtigkeit jedoch auch irreführend sein, weshalb manchmal auf die absolute Luftfeuchtigkeit Bezug genommen wird.

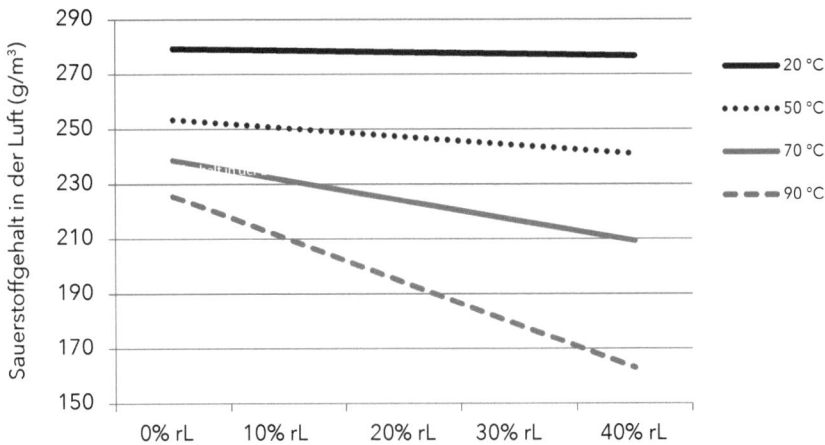

Abbildung 91. Der Sauerstoffgehalt in der Saunaluft kann sich verringern, wenn die Saunaluft sehr heiß wird. Grafik übernommen aus Burger & Konya, 1973.

Wenn man die relative Luftfeuchtigkeit mit der Lufttemperatur kombiniert, erhält man ein gutes Bild von den klimatischen Bedingungen in einer Sauna. In einer finnischen Sauna schwankt die relative Luftfeuchtigkeit zwischen fünf und fünfzig Prozent RH. Dies unterscheidet sich von Bädern wie dem Dampfbad oder der Infrarotkabine, die entweder eine konstant sehr hohe oder sehr niedrige Luftfeuchtigkeit aufweisen. Bei extremen Temperaturen, z. B. 120 °C, können sogar zehn Prozent relative Luftfeuchtigkeit viel zu viel sein. Übermäßige Feuchtigkeit führt nicht nur zu unvorstellbarem Hitzestress durch Kondensationsenergie, sondern verdrängt auch den Sauerstoff in der Luft (siehe Abb. 91, S. 119). Die absolute Luftfeuchtigkeit ändert sich über kurze und lange Zeiträume hinweg, und die relative Luftfeuchtigkeit schwankt aufgrund von Temperaturschwankungen. Diese Veränderungen führen zu einem Gefühl von Löyly, das aufgrund des oben beschriebenen Kondensationseffekts auf der Haut ein- und ausgeht. Das Gefühl von Löyly lässt nach, wenn der Taupunkt sinkt, d. h. die Luftfeuchtigkeit abnimmt (siehe Abb. 10 auf S. 20 zur Veranschaulichung). Wie lange der Löyly anhält, hängt von der Isolierung, der Belüftung und den Materialien der Saunakabine ab. Eine gute Isolierung und ein relativ geringes Belüftungsvolumen lassen den Löyly verweilen, was viele bevorzugen.

Eine weitere physikalische Beobachtung über den Löyly oder Dampf in einer Sauna ist, dass der Löyly völlig unsichtbar bleiben kann, wenn die Sauna heiß ist und das Wasser sorgfältig dosiert wird. Wenn die Saunatemperatur jedoch niedrig oder ungleichmäßig ist, kann bei der Erzeugung von Löyly eine Nebelwolke beobachtet werden, die anzeigt, dass die vom Ofen aufsteigende Wasserdampfwolke mehr Wasser enthält, als die Luft in der Nähe vorübergehend aufnehmen kann. Wenn der Dampf weiter aufsteigt, wird er in der Regel unsichtbar, da die wärmere Luft weiter oben im Raum in der Lage ist, das Wasser vollständig aufzunehmen und zu halten. Im Allgemeinen sinkt die Notwendigkeit, mehr Wasser zu verwenden, je höher die Temperatur in der Sauna ist. Ein typischer finnischer Schöpflöffel fasst etwa 2,5 dl (1 Tasse) Wasser, und zwei solche Portionen reichen in der Regel für eine kleine 10-m³-Sauna.

Finnische Saunabegeisterte arbeiteten in den 1960er und 1970er Jahren an einer ausgeklügelten grafischen Darstellung der Saunabedingungen als Funktion von Temperatur und Wärme. Diese sind in Abbildung 92 dargestellt. Ziel war es, den Unterschied zwischen den finnischen (Region A in der Abbildung) und anderen Badekulturen (deutsche Sauna:

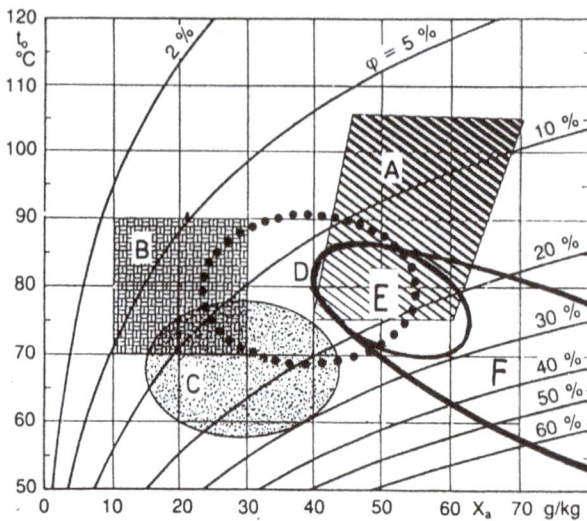

Abbildung 92. Eine Darstellung der Saunabedingungen in Bezug auf Temperatur, relative und absolute Luftfeuchtigkeit. Diese Grafik enthielt ursprünglich Region A für die finnische Saunaklimaempfehlung und Region B für die deutsche Sauna. Risto Vuolle-Apiala fügte empirische Beobachtungen aus finnischen Rauchsaunen hinzu: E zu Beginn des Badens und F am Ende des Badens. C beschreibt integrierte Saunen in Wohnungen, D Saunen in Wohnkomplexen, beide gemessen in den späten 1980er und frühen 1990er Jahren.

Region B) sichtbar zu machen und die idealen finnischen Saunabedingungen zu ermitteln. Leider wurde diese Arbeit weder ordnungsgemäß dokumentiert noch abgeschlossen, so dass wir heute kein spezifisches Modell haben. Der Architekt Risto Vuolle-Apiala (2025 verstorben) war der letzte, der diese Arbeit fortgesetzt hat, indem er die Abbildung durch empirische Beobachtungen alter finnischer Saunen aus den 1950er Jahren sowie durch spätere Studien über integrierte Saunen und Saunakomplexe aus den 1980er und 1990er Jahren ergänzte. Diese Studie (Abb. 92, S. 120) erklärt die variablen Bedingungen finnischer Saunen, die deutlich feuchter und weniger heiß sind,

als z. B. mitteleuropäische Saunahersteller meinen. Dies wird deutlich, wenn man die Abbildungen 92 und 94 (S. 120 und 121) vergleicht. Letztere stellt eine Interpretation der „Sauna"-Umgebung durch den Wellness- und Saunahersteller Klafs aus seinem SANARIUM-Konzept dar. In der Tat reicht die finnische Sauna auf der Klafs-Skala von der „Sauna" bis zum „tropischen Bad".

# Was liegt sonst noch in der Luft?

Weitere Faktoren, die die Luftqualität beeinflussen, sind die Konzentrationen von Sauerstoff und Kohlendioxid. Sauerstoff ist erwünscht, Kohlendioxid ist es nicht. Es gibt keine Untersuchungen, die auf die spezifischen Anforderungen an die Saunaluft hinweisen, und wir können nur spekulieren, ob Personen in der Sauna empfindlicher auf diese Faktoren reagieren als anderswo. Daher kann ich keine bestimmte Konzentration empfehlen, wie z. B. maximal 1000 ppm für $CO_2$ oder mindestens 15 % $O_2$. Aus dem allgemeinen Wissen über die Luftqualität in Innenräumen können wir sagen, dass die Ansammlung von Kohlendioxid entscheidender ist als der Mangel an Sauerstoff. Nach diesen beiden Faktoren gibt es noch eine Reihe potenziell wichtiger, aber kaum untersuchter Faktoren. Die Auswirkungen verschiedener Ionenarten, ob sie nun von der Kombination aus Heizung und Steinen oder von sich auflösendem Salz oder anderen Kristallen stammen, sind umstritten. Es gibt nur zwei Studien über Ionen in der Saunaluft, und die Erkenntnisse sind alles andere als eindeutig: Bringen Ionen echte Vorteile oder verursachen sie neue Probleme? Studien über Ionen in anderen Zusammenhängen haben nicht ergeben, ob sie nützlich oder schädlich sind. Bei allen holzbeheizten Saunaöfen besteht die Gefahr einer Kohlenmonoxidvergiftung und des Einatmens anderer gefährlicher Verbrennungsgase und Feinstaubpartikel, wenn das

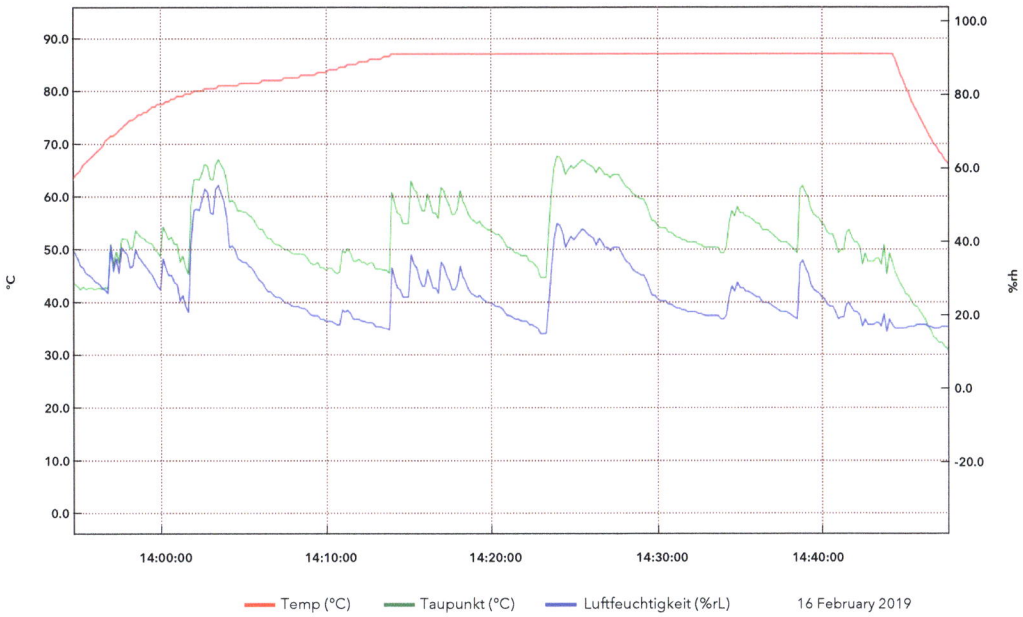

Abbildung 93. Grafik zur Veranschaulichung des Einflusses von (extremem) Löyly auf die relative Luftfeuchtigkeit und den Taupunkt. Aufgenommen in Helsinki, Helsinginkatu Urheihalli, öffentliche Sauna.

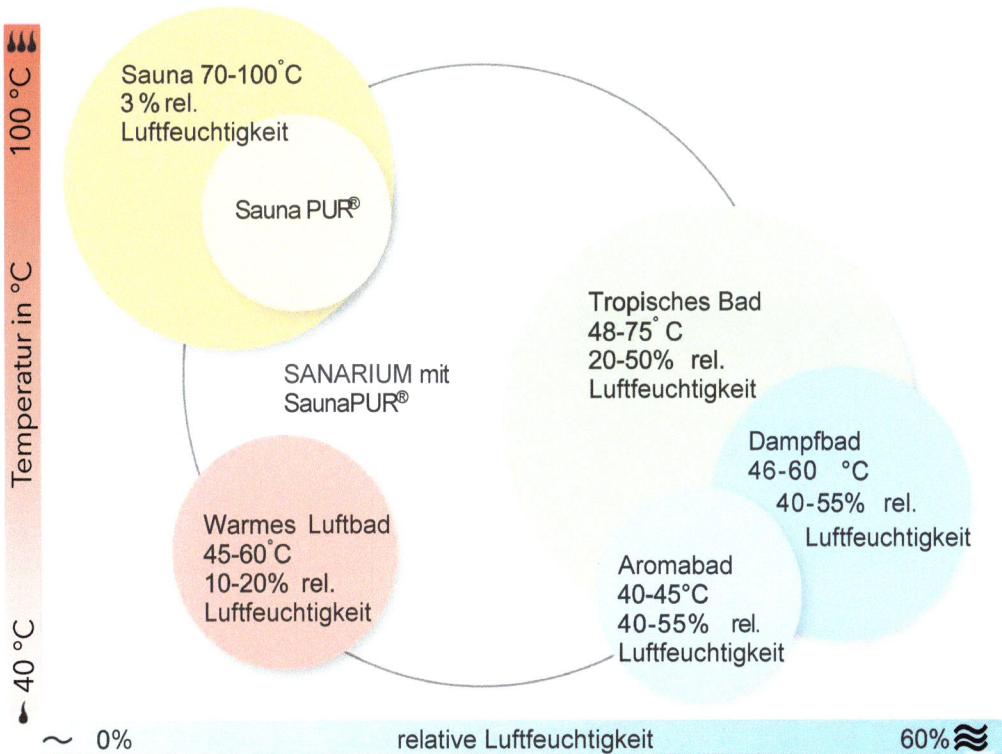

Abbildung 94. Die verschiedenen Klimazonen, die den Charakter des Bades prägen, sind in diesem KLAFS SANARIUM-Diagramm anschaulich dargestellt.

121

# Ist die finnische Sauna ein Trocken- oder Nassbad?

Wegen meiner Beschreibung der finnischen Sauna fragen sich manche vielleicht, ob es sich um ein Trocken- oder Nassbad handelt. Die Antwort lautet: beides. Die Menge des erzeugten Dampfes und die Ausgangstemperatur bestimmen das Gleichgewicht. Je höher die Lufttemperatur, desto wahrscheinlicher ist es, dass die Sauna trocken wird. Erfahrungsgemäß ist die Taupunkttemperatur des Saunaklimas der Schlüssel, um zu erklären, ob es sich heiß und trocken oder warm und feucht anfühlt.

Heizsystem nicht richtig funktioniert. Sachgemäßer Gebrauch und regelmäßige Inspektionen sind das beste Mittel gegen diese Defekte, von denen einige leicht am Geruch zu erkennen sind, wie austretender Rauch, andere tödlich und geruchlos, wie Kohlenmonoxid.

Verschiedene Arten von Schadstoffen können in den Strukturen und Materialien der Sauna oder in dem für Löyly verwendeten Wasser enthalten sein. Formaldehyd aus bestimmten Holzprodukten, insbesondere Sperrholz, Asbest aus schlecht ausgewählten Steinen, verschiedene Chemikalien aus Saunageräten aus Kunststoff oder sogar Beschichtungen, die den Saunatemperaturen nicht standhalten. Einige dieser Stoffe, wie z. B. Kunststoff, können am Geruch erkannt werden, andere sind nicht wahrnehmbar (Asbest) oder werden nur von empfindlichen Personen wahrgenommen. Schließlich gibt es noch bestimmte Saunagewohnheiten, bei denen dem Löyly-Wasser verschiedene Duftstoffe beigemischt werden, und einige Personen in Finnland verwenden zu diesem Zweck Bier. Wenn diese Stoffe jedoch auf die heißen Steine treffen, können sie reagieren und dabei neue, potenziell schädliche Verbindungen bilden, die die Luftqualität verschlechtern.

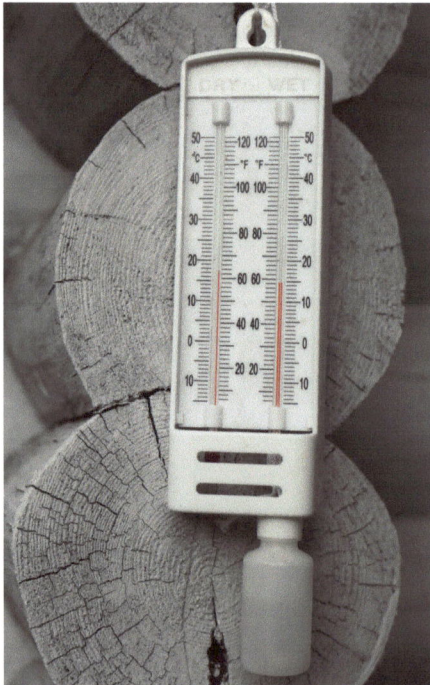

Abbildung 95. Eine Methode zur Messung der Luftfeuchtigkeit ist die Verwendung einer Feuchtkugeltemperatur, die den Effekt der Wasserverdunstung berücksichtigt. Die Feuchtkugeltemperatur ist niedriger als die Trockenkugeltemperatur, solange die relative Luftfeuchtigkeit unter 100 % liegt. Das Gerät auf dem Foto ist für Saunaklima ungeeignet.

Da ich nun viele Gründe zur Sorge genannt habe, muss ich sagen, dass das relative Risiko dieser Gefahren leider nicht bekannt ist. Ich glaube, dass in einer typischen finnischen Sauna mit ihrer üblichen Einrichtung die wichtigsten Faktoren für die subjektive Qualität der Luft die Temperatur, die Luftfeuchtigkeit und der Kohlendioxidgehalt sind. Bei allen anderen Faktoren gibt es große individuelle Unterschiede in der Empfindlichkeit gegenüber ihren schädlichen Auswirkungen. Natürlich sollten bekannte krebserregende Stoffe wie Asbest, Feinstaub und Formaldehyd immer vermieden werden. Die meisten Probleme lassen sich durch eine gute Planung und Konstruktion vermeiden, wozu auch ein angemessenes Belüftungssystem gehört, das frische Luft und die wirksame Entfernung unerwünschter Bestandteile aus der Saunaluft gewährleistet.

# Luftströmung, Luftdurchmischung und Temperaturschichtung

Das Vorhandensein einer Belüftung reicht nicht aus; sie muss auch für einen ausreichenden Strom an Frischluft sorgen und diese gut mit der bereits in der Sauna vorhandenen Luft vermischen. Das klingt einfach, ist aber nicht in jeder Sauna der Fall. Eine gute Durchmischung ist viel schwieriger zu erreichen als ein ausreichender Luftstrom.

Beginnend mit der Luftströmung haben sich die finnischen Empfehlungen für die Saunabelüftung in den letzten siebzig Jahren verändert. Derzeit wird die Sauna nicht anders behandelt als andere Wohnräume. Die aktuellen finnischen Vorschriften verlangen, dass die Belüftung mit einer Geschwindigkeit von sechs Litern Luft pro Sekunde und Person erfolgt. Das erinnert uns daran, dass bei der Planung einer Sauna zunächst die maximale Belegung berücksichtigt werden muss. In einer Vier-Personen-Sauna werden zum Beispiel 1.440 Liter Luft pro Minute benötigt. Alternativ könnte man auch von der stündlichen Austauschrate sprechen: wie oft innerhalb einer Stunde das gesamte Volumen der Raumluft ausgetauscht wird. Hier lagen die alten Empfehlungen im Bereich von drei bis sechs Mal pro Stunde. Solche Angaben können jedoch zu einem Strömungsirrtum verleiten und dazu führen, dass die Durchmischung, für die es keine vergleichbaren Angaben gibt, nicht beachtet wird. Die Durchmischung ist aber unbedingt notwendig, denn wir wollen ja nicht sofort die gerade eingetretene Luft entfernen, sondern nur die alte, verbrauchte Luft.

Der Grund, warum die Vermischung unter Saunabedingungen schwierig ist, liegt im Phänomen der Luftschichtung. Wie wir wissen, steigen Heißluftballons vom Boden auf, weil die heiße Luft im Inneren des Ballons leichter ist als die Luft außerhalb des Ballons. Das Innere einer Sauna ist ein bisschen wie ein Ballon. Heiße Luft steigt natürlich nach oben und kühlere Luft bleibt in Bodennähe. Im Inneren des Raums gibt es mehrere Luftschichten mit unterschiedlichen Temperaturen, die bis zu 60 °C auseinander liegen können. Denken Sie daran, dass die Frischluft, die wir in der Sauna

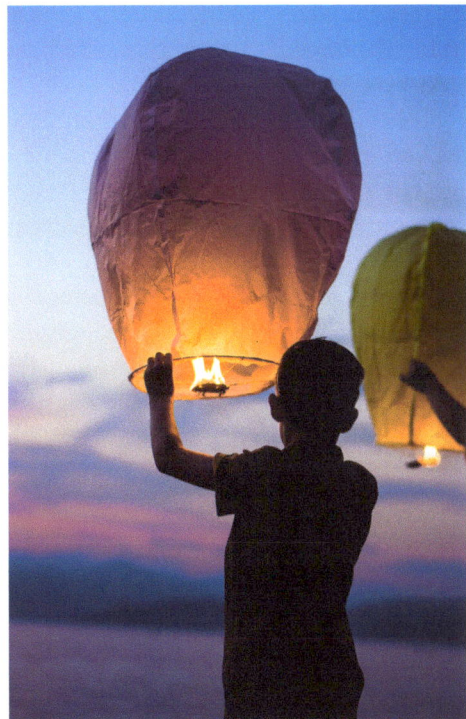

Abbildung 96. Heiße Luft hebt den Ballon an. Der gleiche Effekt bewirkt, dass sich die heiße Luft im oberen Bereich einer Sauna ansammelt. Foto: Free-Photos, Pixabay.

begrüßen, immer kühler ist als die Saunaluft. Zu Beginn des Kapitels über das Heizen habe ich erklärt, wie Konvektion und Konduktion bei der Erwärmung des Raumes eine Rolle spielen. Die Konvektion und die Bewegungen der Luft sind mit der Belüftung verbunden. Eine wirksame Belüftung muss der Schichtung entgegenwirken und dazu beitragen, die Frischluft zu erwärmen, anzuheben und somit die Luftschichten mit unterschiedlichen Temperaturen innerhalb der Sauna zu vermischen. Gelingt dies nicht, bleibt die Frischluft in den unteren Schichten und vermischt sich nicht ausreichend.

Die Belüftung als integraler Bestandteil des Gebäudes ist nicht die einzige mögliche Lösung für die Schichtung. Die Luftbewegungen in der Sauna können durch Lösungen verstärkt werden, die die Luft bewegen: von mechanischen Ventilatoren bis hin zu Handventilatoren. Frei drehende Propeller, die durch natürliche Konvektion angetrieben werden, können über dem Ofen installiert werden. Diese sind in Finnland schon seit einiger Zeit auf dem Markt. Meiner Erfahrung nach ist ihre Wirkung zu bescheiden. Geräte, die auf erzwungener Konvektion beruhen, sind effektiver, und es gibt ein Saunakonzept namens „Konvektionssauna", das für Menschen mit körperlichen Einschränkungen gedacht ist. In einer Konvektionssauna kann eine Person, die im Rollstuhl sitzt, die Sauna auf dem Boden genießen. Ein Ventilator saugt heiße Luft und Löyly aus der Nähe der Decke an und leitet sie durch Kanäle in den Wänden zum Boden (siehe Abb. 97, S. 124). Auf diese Weise wird die Schichtung fast vollständig abgeschwächt, die Temperatur in der Sauna ausgeglichen und die Sitzplätze können unabhängig von der Deckenhöhe in einer Standardhöhe gebaut werden; diese Art der Sauna verbraucht jedoch mehr Energie.

Der Nachteil der Konvektionssauna ist auch, dass sie eine umfangreiche Planung und maßgeschneiderte Hardware erfordert. Aus diesem Grund sind sie in Finnland sehr selten und nicht sehr bekannt. Glücklicherweise hat ein estnisches Unternehmen namens Saunum ein elektrisches Gerät entwickelt, das in eine normale Sauna eingebaut werden kann und einen ähnlichen Effekt erzielt. Es saugt Luft aus dem oberen Teil des Raumes an, vermischt sie mit der Luft in der Sauna und leitet das warme und feuchte Gemisch zum Boden (Abb. 98, S. 125).

Die gute Mischung hat einen Nebeneffekt, nämlich die Energieeffizienz. Es scheint, dass eine Sauna, die unter dem Gesichtspunkt der Luftqualität gut funktioniert, am Ende mehr Energie verbraucht als eine, bei der das nicht der Fall ist, es sei denn, man gleicht dies durch eine Senkung der Zieltemperatur aus. Mechanische Belüftungssysteme können mit Wärmetauschern (Wärmerückgewinnungsanlage) arbeiten, die den Energieverlust verringern, aber sie sind nicht für die heiße und feuchte Saunaluft ausgelegt, was ihre Wirksamkeit verringert. Die einzige allgemeine Regel zur Minimierung der Energieverluste besteht darin, dass die heißeste Luft nicht aus dem Deckenbereich abgesaugt werden sollte. Falls dort

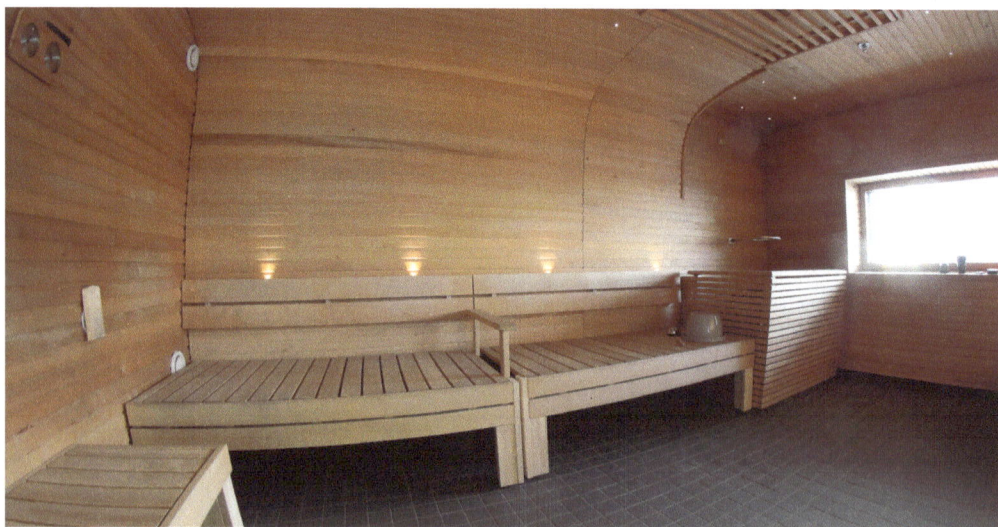

Abbildung 97. Die Konvektionssauna im finnischen Verband für Menschen mit körperlichen Behinderungen in Helsinki sieht fast wie jede andere Sauna aus, mit Ausnahme der Bänke, die durch normale Holzsitze ersetzt wurden.

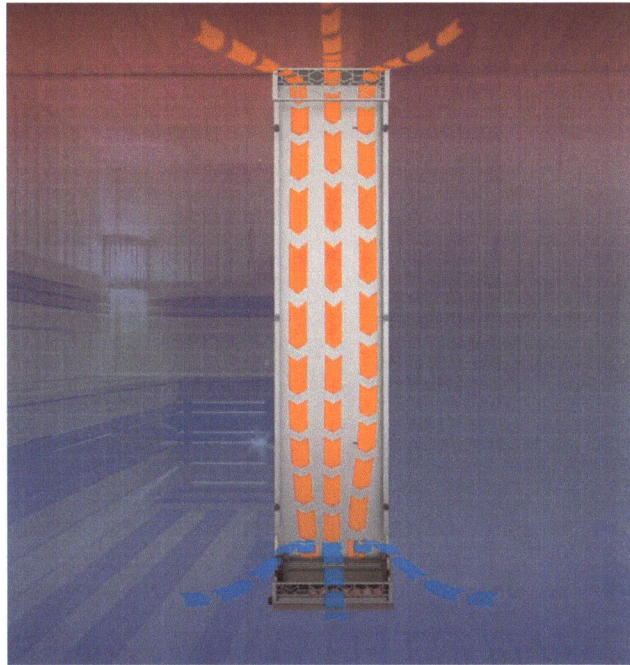

Abbildung 98. Das Saunum Base-Gerät (auch bekannt als AirSolo) zirkuliert heiße Luft von oben und bläst sie auf Bodenhöhe aus. Die Abbildung veranschaulicht, wie Saunum die Auswirkungen der Schichtung umkehrt.

Lüftungsöffnungen vorhanden sind, sollten sie geschlossen oder so eingestellt werden, dass sie während des Saunabetriebs so wenig wie möglich stören.

## Belüftungslösungen für eine Sauna

Es gibt zwei grundsätzlich verschiedene Formen der Belüftung: mechanische Belüftung und natürliche Belüftung. Bei der mechanischen Belüftung strömt die Frischluft durch Kanäle in die Saunakabine ein und wieder aus, wobei sie durch Belüftungsmaschinen (Gebläse), die in der Regel mit Strom betrieben werden, gezwungen wird. Bei der natürlichen Belüftung sorgen Wind, Schwerkraft und die Gesetze der Physik für einen Luftstrom durch die Saunakabine. Sie haben nicht immer die Wahl, welches System Sie verwenden möchten. In Finnland richten sich die meisten integrierten Saunen nach dem Belüftungssystem des Hauptgebäudes. Wenn es sich um eine freistehende Saunakabine handelt, können die Anforderungen gelockert werden, aber in der Regel sollten Sie vor der weiteren Planung immer die örtlichen Vorschriften prüfen. Neben den Vorschriften wirkt sich auch die Wahl des Ofens auf die Belüftungsmöglichkeiten aus. Die holzbeheizten Öfen benötigen während des Heizens eine erhebliche Luftzufuhr. Nach Untersuchungen der Universität Ostfinnland haben moderne Heizgeräte im Durchschnitt einen Luftkoeffizienten von etwa 3, was bedeutet, dass für die Verbrennung von 1 kg trockenem Holz 10 m³ Luft (10.000 Liter) benötigt werden. Diese Luft wird ungleichmäßig verbraucht, je nachdem, wie stark das Feuer zu einem bestimmten Zeitpunkt brennt. Wenn der Ofen ständig brennt, entsteht ein mechanisches Abluftsystem mit hohem Durchsatz, das einen ungewöhnlich großen Luftstrom benötigt, um zu funktionieren. Typische mechanische Belüftungssysteme für kleine Häuser, d. h. HLK-Anlagen (Heizung, Lüftung, Klimaanlage), können diesen Luftstrom nicht bereitstellen. Daher wird ein spezieller Einlass empfohlen, der die Luft frei strömen lässt, da sonst unerwartete Luftströme und ein negativer Raumluftdruck entstehen.

Typische Anwendungen der mechanischen Belüftung unterscheiden sich von der natürlichen Belüftung; erstere wird oft an der gleichen Stelle wie elektrische Heizungen eingesetzt: dort, wo bereits ein HLK-System im Gebäude vorhanden ist und eine natürliche Belüftung nur schwer oder gar nicht zu realisieren ist. In Tabelle 8 habe ich typische Anwendungsempfehlungen für beide zusammengestellt. Im Allgemeinen bevorzugen die Vorschläge für spezielle Saunagebäude eine natürliche Belüftung und für integrierte Saunen eine mechanische Belüftung. Letzteres ist dadurch gerechtfertigt, dass verhindert werden muss, dass Feuchtigkeit und Hitze die umliegenden Strukturen durch austretende Feuchtigkeit beschädigen.

| | Integrierte Sauna | Saunakabine | Öffentliche Sauna | Mobile Sauna |
|---|---|---|---|---|
| **Empfohlen** | Mechanisch | Natürlich | Mechanisch | Natürlich |
| **Möglich** | Natürlich | Mechanisch | Natürlich | Mechanisch |

Tabelle 8. Typische Anwendungen der mechanischen und
natürlichen Belüftung in verschiedenen Saunatypen.

Trotz der kurzen Geschichte der mechanischen Belüftung ist sie inzwischen das am besten erforschte System von beiden. Das Technische Forschungszentrum Finnlands (VTT) hat in den 1990er Jahren eine detaillierte Studie über die mechanische Belüftung durchgeführt, die die einzige verfügbare wissenschaftliche Quelle für Belüftungsempfehlungen ist. Für die natürliche Lüftung gibt es keine vergleichbaren Studien. Im Folgenden werde ich diese Systeme im Detail beschreiben. Eine kurze Zusammenfassung ihrer Unterschiede in Bezug auf Stärken und Schwächen findet sich in Tabelle 9. Sie enthält eine Variante der mechanischen Lüftung, bei der nur die Luftabsaugung mechanisiert wird und durch den entstehenden Unterdruck Frischluft angesaugt wird.

| | Vollständig mechanisch | Mechanisch (nur Abgas) | Natürlich |
|---|---|---|---|
| **Vorteile** | Konstante Leistung; Forschungsbasierte Designempfehlungen; Standalone | Gewährleistet den Durchfluss | Langlebig Nahezu wartungsfrei Geräuscharm |
| **Nachteile** | Energieverbrauch; Zusätzliche Kosten für Ausrüstung und Betrieb; Abhängigkeit von Strom; Geräuschentwicklung | Erzeugt Vakuumbedingungen; Benötigt Strom; Geräuschentwicklung Energieverschwendung | Leistung hängt von der Umgebung ab; Leistung ist schwer vorhersagbar; Platzierung der Lüftungsöffnungen ist anspruchsvoll |

Tabelle 9. Vor- und Nachteile der verschiedenen Belüftungsoptionen.

# Mechanische Lüftung im Detail

Die mechanische Belüftung ist ein System, das Luft von außerhalb des Gebäudes ansaugt und sie durch ein System von Kanälen, Wärmetauschern, Klappen und Ventilatoren im Gebäude zirkulieren lässt. Die Zirkulation wird durch einen Abluftventilator vervollständigt, der die verbrauchte Luft absaugt. In Finnland sind diese Systeme heute Standard bei allen

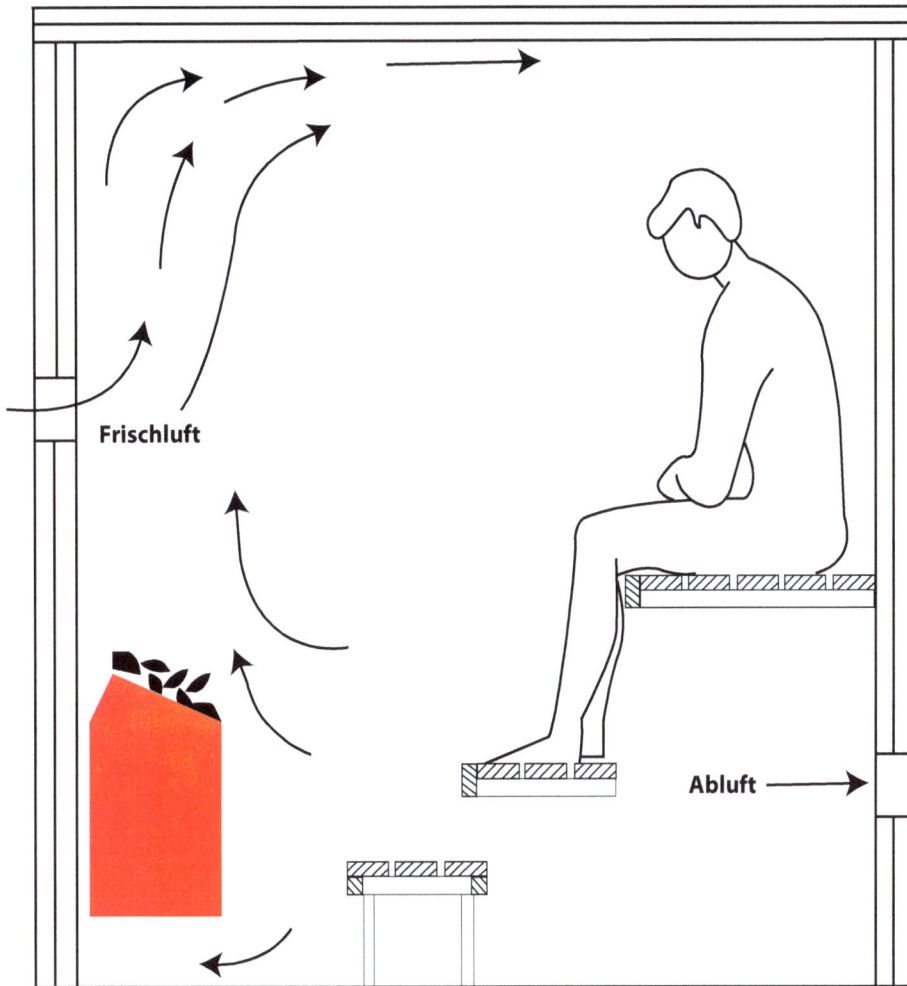

Abbildung 99. Die empfohlene Anordnung der mechanischen Lüftung gemäß VTT.

Einfamilienhäusern. Damit die mechanische Belüftung erfolgreich ist, muss die Strömung der Norm entsprechen, und die Öffnungen für die Zu- und Abluft müssen an den richtigen Stellen in der Sauna platziert werden, um eine gute Durchmischung zu gewährleisten. Glücklicherweise können wir uns auf einen VTT-Forschungsbericht stützen, der eine Reihe von Versuchen mit einer kleinen Saunakabine dokumentiert (Äikäs & Holmberg, 1992). In der Studie wurde die optimale Platzierung der Zu- und Abluftöffnungen dokumentiert, um eine gleichmäßige Temperaturverteilung zu erreichen (siehe Abb. 99, S. 127).

Die empfohlene Konfiguration für Zu- und Abluftkanäle ist, dass die Frischluft von oberhalb des Ofens einströmen sollte, vorzugsweise nicht an der Decke, sondern an einem Punkt in der Nähe des Ofens (z. B. 50 cm darüber). Die Abluftöffnung sollte sich unterhalb der Fußbank befinden (siehe nächstes Kapitel und Abschnitt über Die Gestaltung der Bank). Zusätzlich sollte die Sauna mit einer Abluftöffnung in der Decke ausgestattet sein, die nach dem Saunabaden geöffnet werden kann, um die feuchte Luft zu entfernen, und die vor dem Aufheizen und der erneuten Benutzung der Sauna geschlossen werden kann.

Mechanische Lüftung ist für HLK-Fachleute einfach zu realisieren. Der Abluftteil erfordert möglicherweise eine spezielle Lösung, die in die Wand passt. In Finnland wird hinter der Holzverkleidung der Saunawand oft ein ausziehbarer „Saunakanal" verwendet, um den über der Decke verlaufenden Kanal auf die erforderliche Höhe in Bodennähe zu verlängern. Eine mechanische Saunabelüftung ist schwieriger zu realisieren, wenn die Saunakabine zu groß ist, um mit einem einzigen Abzug betrieben zu werden, oder so klein, dass sie zu Zugluft neigt (unter 3 m²).

Die mechanische Belüftung sollte einen regelbaren Volumenstrom haben, der entweder elektronisch oder mechanisch im Lüftungskanal gesteuert wird. Dies kann bei kleinen Häusern, in denen in der Regel eine einzige Maschine die gesamte Lüftungs- und Klimaanlage betreibt, schwierig sein. Aber wenn es möglich ist, diesen Wunsch zu erfüllen, sollte man es auf jeden Fall tun. Die einstellbare Belüftung bietet die Flexibilität, das System so einzustellen, dass die Belüftungsströmung optimal ist, idealerweise basierend auf dem $CO_2$-Gehalt. Wie bereits erwähnt, geben die finnischen Vorschriften einen Ausgangspunkt vor, wie hoch der Durchfluss sein sollte, um die Anforderungen zu erfüllen, aber dies sagt nichts darüber aus, ob dieser Durchfluss in der Praxis zu hoch oder zu niedrig ist, da die sauna-spezifische Mischung nicht berücksichtigt wird. Leider gibt es keinen Leitfaden für das subjektive Wohlbefinden.

# Natürliche Belüftung und ihre Vorzüge

Die Schwerkraft und die Gesetze der Physik haben in der Geschichte der finnischen Sauna seit Tausenden von Jahren mühelos und erfolgreich die Belüftungsprobleme gelöst. Die natürliche Belüftung reagiert auf viele Umweltvariablen, die die mechanische Belüftung nicht beeinflussen. Dazu gehören, in der ungefähren Reihenfolge ihrer Bedeutung:

- Außentemperatur,
- Windgeschwindigkeit,
- Windrichtung,
- Atmosphärendruck, und
- Feuchtigkeit.

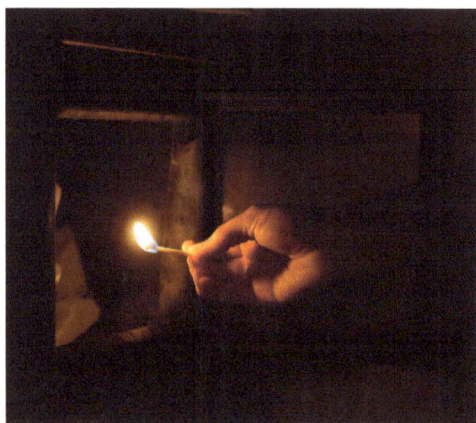

Abbildung 100. Einen ersten Eindruck von der Belüftungsleistung des Holzofens erhält man, wenn man ein Streichholz anzündet und sieht, wie sich dessen Flamme aufgrund des anfänglich schwachen Luftzugs in Richtung Brennkammer neigt.

Ich muss betonen, dass die Funktionsweise der natürlichen Belüftung mathematisch gesehen probabilistisch ist; wenn sie richtig konzipiert ist, funktioniert sie die meiste Zeit über wie vorgesehen, aber nicht immer. Wenn es draußen stürmt, kann sich der Luftstrom plötzlich umkehren. Da die natürliche Belüftung empfindlich auf die Umgebungsbedingungen reagiert, ist das Vorhandensein von Kontrollmechanismen (Luken, verstellbare Lüftungsöffnungen usw.) noch wichtiger als bei der mechanischen Belüftung. In einer Saunakabine am See sind z. B. Lüftungsöffnungen an den gegenüberliegenden Wänden sinnvoll, damit eine geschlossen und die andere geöffnet werden kann, wenn ein Sturm von einer Seite herkommt. Um eine Verallgemeinerung aus der Forschung zur mechanischen Belüftung vorzunehmen: Die

Unterdruck

Unterdruck

Überdruck

Überdruck

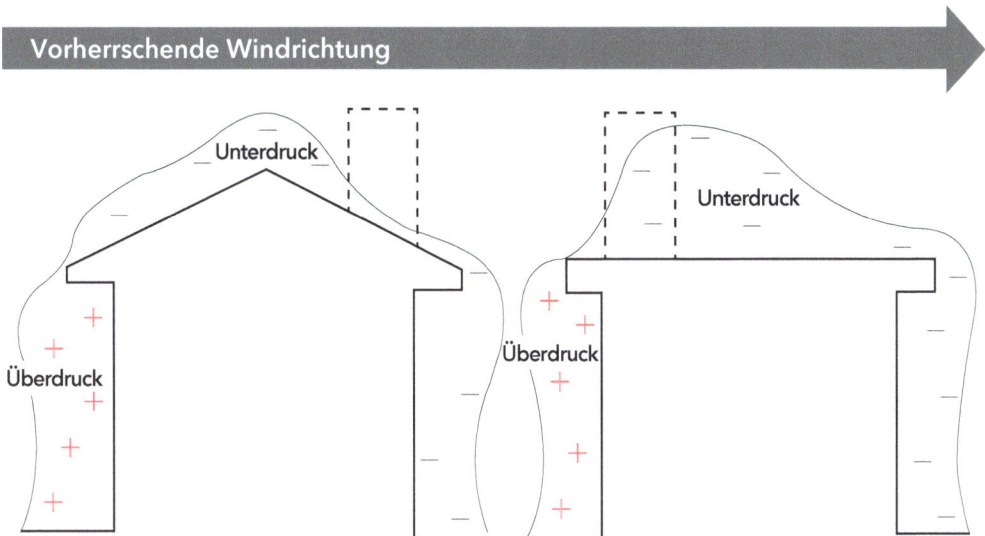

Abbildung 101. Wind influences natural ventilation and draft in a wood-burning heater. Design should Berücksichtigen Sie die vorherrschende Windrichtung und platzieren Sie Abzugs- und Lüftungsöffnungen auf der Seite mit Unterdruck. Adaptiert aus Konya & Burger, 1973.

Vermischung funktioniert am besten, wenn die Frischluft knapp über dem oberen Niveau des Ofens zugeführt werden kann. Die Kunst besteht darin, gegen die Gesetze der Physik anzukämpfen und zu verhindern, dass sich dieser Einlass in einen Auslass verwandelt.

In Saunakabinen, die mit holzbeheizten Dauerbrandöfen ausgestattet sind, ist die natürliche Lüftung eine einfache und bequeme Option. Da diese Öfen sehr viel Luft verbrauchen, ist der erforderliche Lüftungsstrom leicht zu erreichen, so dass nur das Problem der Durchmischung bleibt. Bei Elektroheizungen ist die natürliche Belüftung schwieriger zu bewerkstelligen. Sie ist zwar möglich, aber die Energieeffizienz kann darunter leiden. Insgesamt gibt es keine exakte Wissenschaft, die den Lösungen der natürlichen Belüftung zugrunde liegt, und die beste Richtlinie ist, Raum für Anpassungen bei der Nutzung zu lassen.

Bei der Prüfung möglicher Lösungen für elektrische und holzbeheizte Saunen stütze ich mich auf bekannte funktionierende Beispiele und bewährte Verfahren, die in Finnland eingesetzt werden. Ich kann keine hundertprozentige Zufriedenheit garantieren, ohne etwas auszuprobieren. Die möglichen Probleme und Unzulänglichkeiten werden bei jeder Option besprochen. Sie sollten jedoch nie ganz auf die Belüftung verzichten, nur weil sie nicht einfach zu planen ist.

# Natürliche Belüftung in einer elektrischen Sauna: Querlüftung

Der Standort der elektrischen Sauna bestimmt, wie sie am besten belüftet werden kann. Ist die Sauna in ein Haus integriert, das keinen direkten Zugang zur Außenluft hat, sind die Möglichkeiten begrenzt. Befindet sich der Elektroofen in einer separaten Kabine, dann sind einige der Möglichkeiten, die später für holzbeheizte Saunen aufgeführt werden, ebenfalls anwendbar. Die eine einfache Lösung, die ich Querlüftung nenne, ist immer möglich (Abb. 102, S. 132). Bei der Querlüftung befindet sich die Zuluftöffnung unterhalb des Ofens und die regelbare Abluftöffnung hoch oben in der gegenüberliegenden Wand. Dies ist auch die Methode, die für UL 875-konforme Saunen erforderlich ist. Aufgrund

Die Rauchsaunen im Saunahaus der Finnish Sauna Society basieren alle auf natürlicher Belüftung und werden von den Gästen sehr geschätzt.

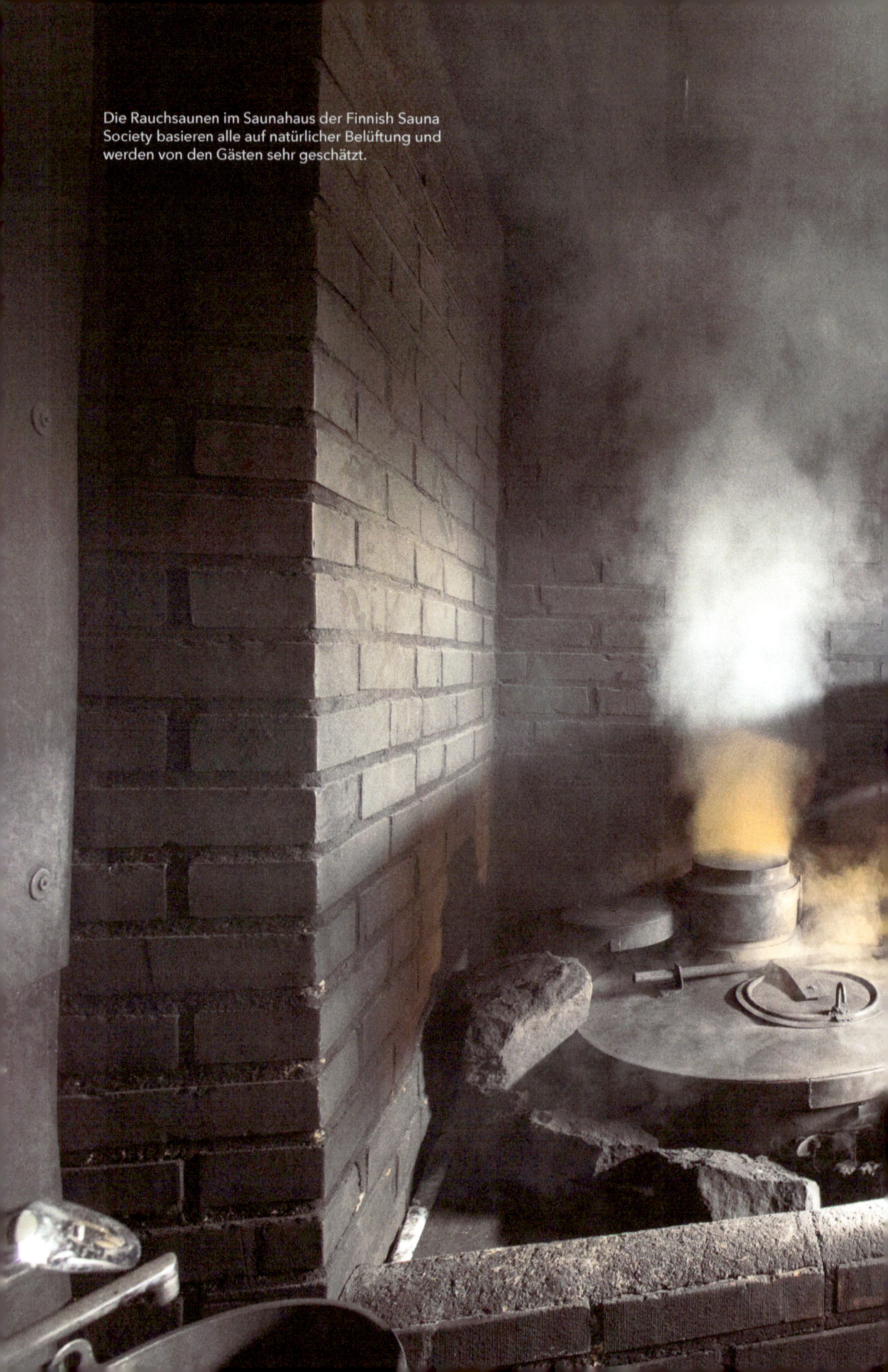

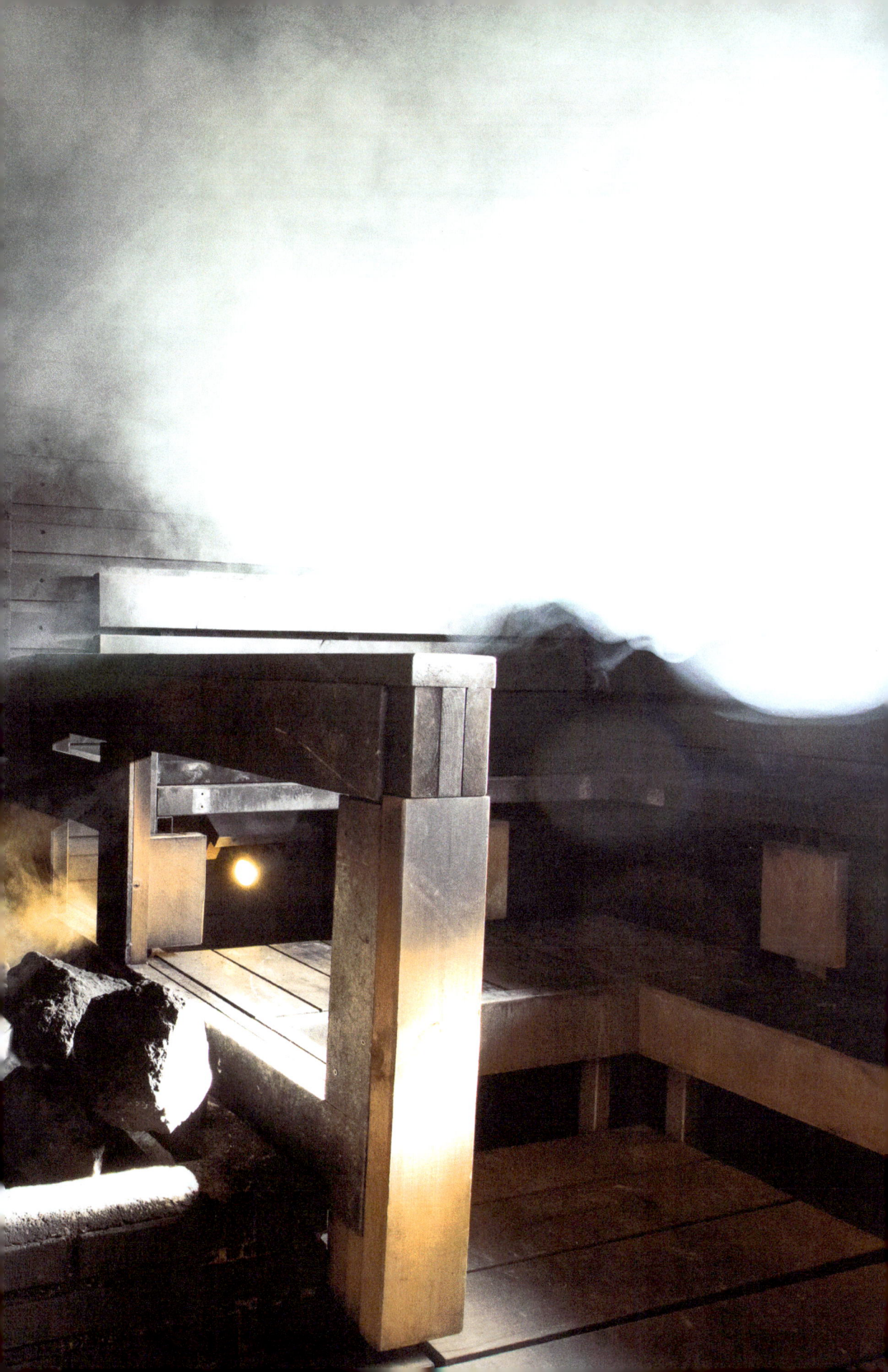

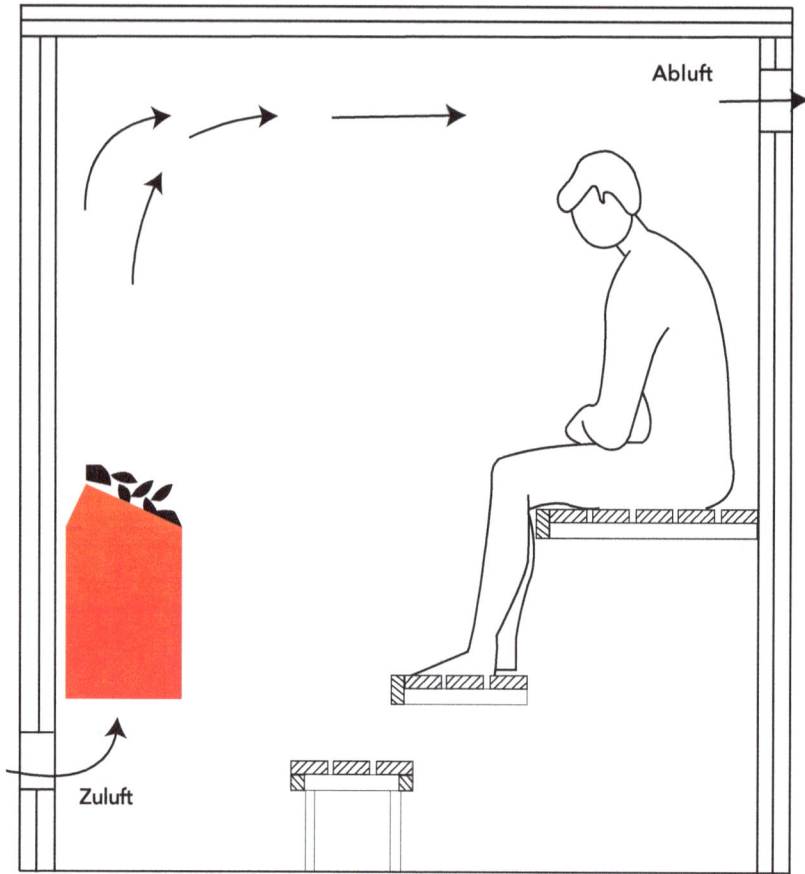

Abbildung 102. Querlüftung.

von Wärme und Feuchtigkeit entweicht die Luft natürlich. Um die entweichende Luft zu kompensieren, strömt frische Luft von unterhalb des Ofens ein, wo die vom Ofen erzeugte Konvektionsströmung die beste Chance hat, sie mit der Raumluft zu vermischen. Wie gut dies funktioniert, hängt jedoch vom jeweiligen Heizgerät ab.

# Natürliche Belüftung in einer holzbeheizten Sauna

Für Saunakabinen gibt es mehrere bekannte gute und einfache natürliche Lüftungslösungen. Befindet sich der holzbeheizte Saunaofen in einer integrierten Sauna, wird die Zufuhr von Frischluft aus dem Freien komplizierter und die folgenden Ratschläge sollten befolgt werden. Für separate Saunagebäude sind die folgenden Lösungen für die Frischluftzufuhr erprobt und bewährt:

1. Halboffener Fußboden: Die Holzdielen haben einen Abstand von 10 mm zueinander, so dass Frischluft aus dem Raum, der mit der Außenluft verbunden ist, unter dem Fußboden zugeführt wird.

2. Bodennahe Belüftung: Einlässe/Auslässe befinden sich tief in den Wänden, sehr nahe am Boden. Ähnlich wie Option (1), aber auch möglich, wenn der Boden solide ist. Dazu sind vorzugsweise mehrere einstellbare Lüftungsöffnungen in verschiedene Richtungen erforderlich.

132

3. Unterirdischer Luftkanal: Einlass mit Metallrohr, das über und neben dem Heizgerät verläuft.

Die ersten beiden Optionen, die halboffene und die bodennahe Belüftung, ähneln sich in gewisser Weise, da sie beide teilweise auf der Erzeugung von Löyly beruhen, um einen Luftmischungsmechanismus zu schaffen. Die Idee ist, dass sich das Volumen des Wassers, das plötzlich aus den Saunasteinen verdampft, um das Tausendfache erhöht: Aus einem Liter Flüssigkeit werden über

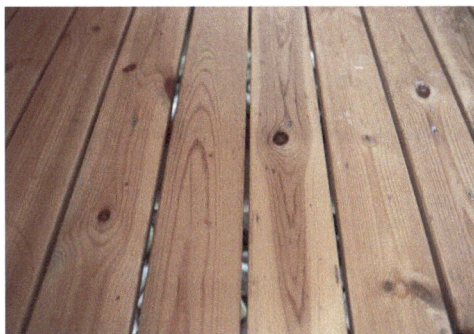

Abbildung 103. Der halboffene Boden weist echte Lücken zwischen den massiven Holzdielen auf. Der Blick auf den Boden ist gegenüber der großen offenen Fläche zweitrangig.

tausend Liter Gas. Dadurch entsteht in der Saunakabine vorübergehend ein Überdruck, der die vorhandene Luft zum Entweichen zwingt. Wenn die Saunatür schlecht geschlossen ist, kann sie aufschlagen, und wenn die Ausdehnung stark genug ist, kann man sie im Trommelfell spüren. Durch diesen Kolbeneffekt wird vorübergehend Luft aus den Lüftungsöffnungen verdrängt, die jedoch kurz darauf wieder angesaugt wird. Es ist auch zu erwarten, dass die Heizung dazu beiträgt, die kühle Luft anzuheben und sie langsam mit der Raumluft zu vermischen, wie im Fall der Querlüftung. Dieser Luftaustausch erfordert einen beachtlichen Bereich der Lüftungsöffnungen in Bodennähe. Im Falle einer integrierten Sauna könnte dies über einen „fehlenden" unteren Teil einer Tür geschehen, der etwa 20 cm² für die Luft in den angrenzenden Raum offen lässt.

Der halboffene Boden (Abb. 103, S. 133), der an ein Entenbrett erinnert, ermöglicht einen gleichmäßigen Luftstrom über die gesamte Bodenfläche. Dies erfordert, dass die Saunakabine auf Pfeilern steht. Der offene Boden stellt eine Herausforderung für die Grauwasserentsorgung dar, wenn in der Saunakabine Wasser zum Waschen verwendet wird. Unter dem halboffenen Bodenbereich kann ein schwimmbadähnliches Becken gebaut werden, um das austretende Wasser aufzufangen, falls erforderlich. In alten russischen Badehäusern wurde eine ähnliche Lösung verwendet, indem die Bodenbretter künstlich über das eigentliche Betonfundament angehoben wurden. Eine Alternative zu den Fugen zwischen den Holzbrettern besteht darin, einen guten Spalt (etwa 15 mm) zwischen dem Boden und den Wänden zu lassen. Dieser Spalt sollte von der Seite abgedeckt werden, um zu verhindern, dass Wasser ungehindert in den Spalt läuft, in empfindliche Stellen eindringt und strukturelle Schäden verursacht.

Die Belüftung auf Bodenhöhe funktioniert am besten, wenn zwei oder mehr verstellbare Lüftungsöffnungen in Bodennähe angebracht werden können. Dies ist selbst dann möglich, wenn die Sauna auf einem soliden, flachen Fundament steht und die Wände der Saunakabine gleichzeitig die Außenwände des Gebäudes sind. Die Fläche der Lüftungsöffnungen sollte recht groß sein, bei einer mittelgroßen Sauna etwa so groß wie ein Schuhkarton (etwa 600 cm²). Die Lüftungsöffnungen müssen ajustierbar sein, damit unabhängig von den Witterungsbedingungen ein angemessener Luftstrom erreicht werden kann.

Der unterirdische Luftkanal (Abb. 104, S. 134) kann Frischluft in eine Saunakabine leiten, unabhängig davon, ob diese von Außenwänden eines Gebäudes umgeben ist. Er muss zusammen mit dem Fundament des Gebäudes errichtet werden. Der Luftkanal stellt wichtige Anforderungen. Erstens wird seine Funktionsfähigkeit verbessert, wenn das Ende des Kanals außerhalb des Gebäudes mindestens einen Meter höher liegt als auf der Innenseite. Dadurch

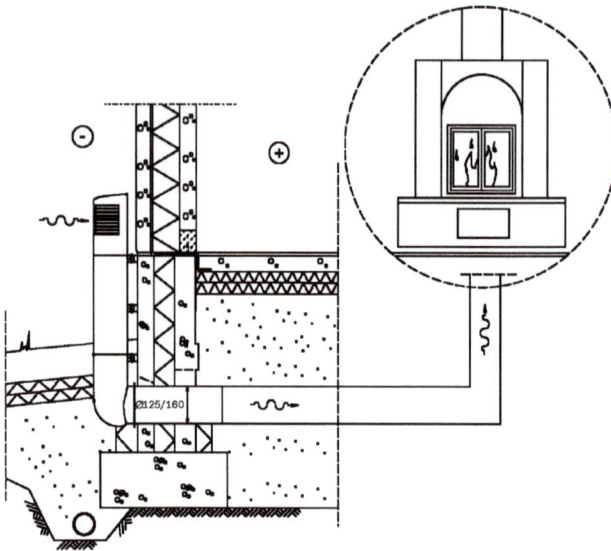

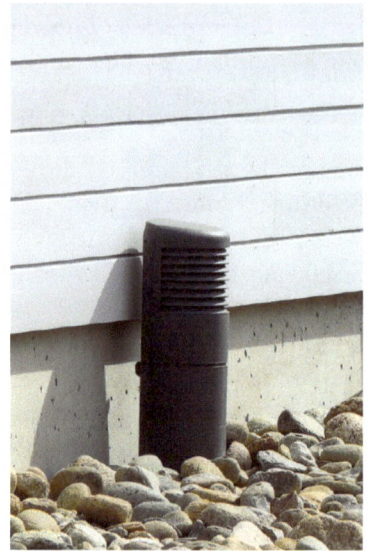

Abbildung 104. Unterirdischer Luftkanal „Ross" von außen und von innen in einer Sauna, hergestellt von der finnischen Firma VILPE. Die Installation ist von außen nicht sichtbar.

entsteht ein kleiner Schwerkraftsog, der dabei hilft die kältere Luft in die Sauna zu leiten. Es empfiehlt sich daher, den Aufstieg der kalten Luft mit einem Steigrohr zu verstärken, das die Zugwirkung nutzt, um die Luft höher zu ziehen, damit sie erst oberhalb des Ofens

Abbildung 105. Es wird empfohlen, den Luftkanal oberhalb der Heizung enden zu lassen.

abgesaugt wird (siehe Abb. 105, S. 105). Um den Luftzug zu erzeugen, sollte der Kanal im Inneren der Saunakabine mit einem Rohr, vorzugsweise aus Metall, verlängert werden, das in der Nähe des Ofens durch dessen Strahlungswärme erwärmt wird. Da die einströmende Luft das Rohr kühlt, funktioniert dies am besten mit einem Holzofen, der für den Abzug sorgt. Dadurch entsteht ein Aufwärtsschub, und die Frischluft wird kraftvoll hoch in die Sauna gedrückt, wobei die Chancen groß sind, dass sie sich gut mit der Saunaluft vermischt. Der Nachteil ist, dass der Steigrohrteil ein wenig Planung erfordert, da der erforderliche Rohrquerschnitt mindestens 80 cm$^2$ beträgt. Ein Rohr mit einem Durchmesser von 10 cm ist zwar möglich, aber schwer zu verstecken.

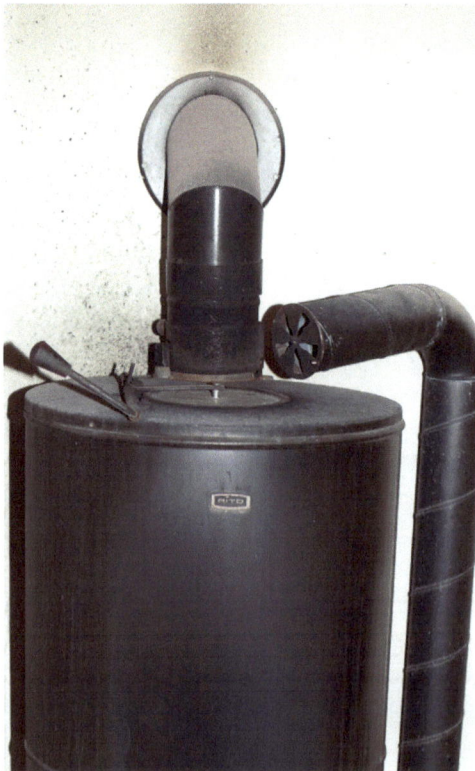

Es lassen sich auch andere geniale Lösungen erfinden mit Hilfe eines Holzofens. Der Zuglufteffekt kann auf verschiedene Weise genutzt werden, um frische Luft hereinzulassen. Der finnische Architekturprofessor Unto Siikanen hat eine

Saunakabine entworfen, in der ein gemauerter Schornstein und ein Wandabschnitt einen Zugeffekt unterstützen, der zwischen der Ziegelwand und der Außenwand des Gebäudes auftritt und frische Luft von unten nach oben befördert, die sich effektiv mit der Luft im Innenraum vermischt. Um effektiv zu sein, ist ein ständig befeuerter holzbefeuerter Ofen erforderlich, der für den zusätzlichen Sog der Frischluft sorgt.

Die bisher besprochenen Lösungen für die natürliche Belüftung haben sich hauptsächlich auf das Problem der Frischluftzufuhr und -mischung konzentriert. Es sollte erwähnt werden, dass die Luftqualität in der Sauna auch durch einen cleveren Mechanismus der Luftabsaugung verbessert werden kann. Bei den bisherigen Lüftungsbeispielen wurde davon ausgegangen, dass die gesamte Abluft durch den Schornstein des holzbeheizten Ofens abgesaugt wird. Das funktioniert in der Regel recht gut, weil der Feuerraum des Ofens nahe am Boden liegt, wenn auch möglicherweise weiter von den Bänken entfernt. Es kann aber auch ein separater Abluftschacht installiert werden, um die Abluft zu verstärken und zu stabilisieren.

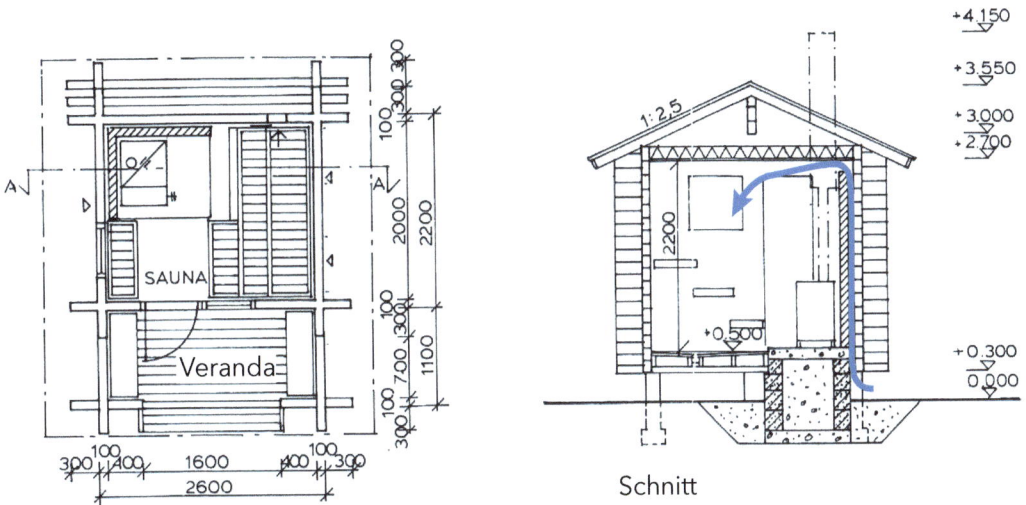

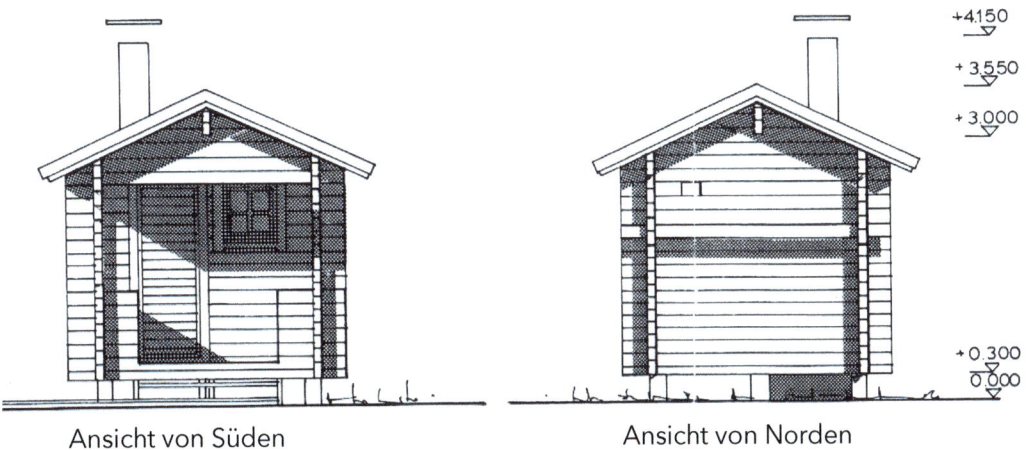

Abbildung 106. Entwurf der Saunakabine von Prof. Siikanen und der Plan für die Frischluftzufuhr mit blauer Markierung im Schnitt.

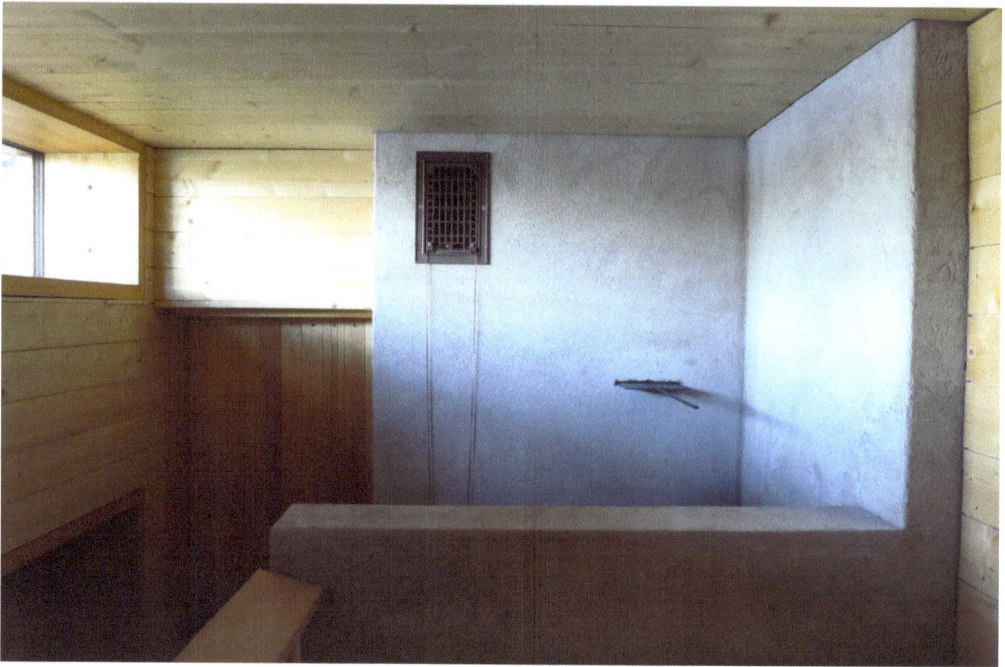

Abbildung 107. Eine große Entlüftungsöffnung ist mit einem gemauerten Kamin verbunden. © Livady Architects.

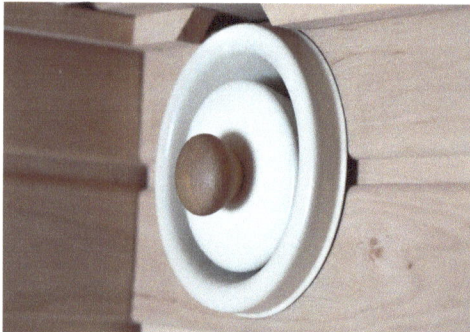

Abbildung 108. Die verstellbare Entlüftungsöffnung in der Nähe der Decke eignet sich ideal für die Abluft, da sie bei jeder Benutzung der Sauna betätigt werden sollte.

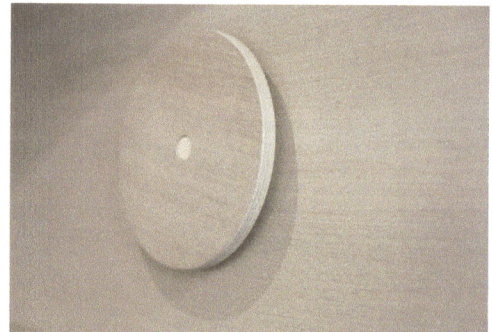

Abbildung 109. Lüftungsöffnungen sehen normalerweise ziemlich hässlich aus, aber das muss nicht sein - sie könnten auch so aussehen wie dieses mit Holz verkleidete Modell von Cariitti TAIVE.

Bei einem gemauerten Schornstein ist ein Abzug einfach zu realisieren, da dieser mehrere separate Schornsteine aufnehmen kann, von denen einer für den Abzug der Sauna bestimmt ist. Wenn der Abzug neben dem Schornstein des Ofens platziert wird, erwärmt er sich auf natürliche Weise und beginnt, einen Aufwind zu erzeugen. Dadurch wird die Luft effektiv abgeführt. Dieser Schornstein sollte sowohl am Boden als auch an der Decke verstellbare Öffnungen haben. Wenn ein Wärmespeicherofen, Einzelofen oder Tunnelofen verwendet werden soll, ist diese Art von Abzugsvorrichtung viel wichtiger, da der Ofen keine bequeme, automatische Abzugsvorrichtung bietet.

Und schließlich sollte eine natürliche Belüftung immer eine Luke in der Nähe der Decke umfassen. Diese dient sowohl zum Trocknen nach dem Baden als auch zur Regulierung der Belüftung während der Nutzung, falls erforderlich.

136

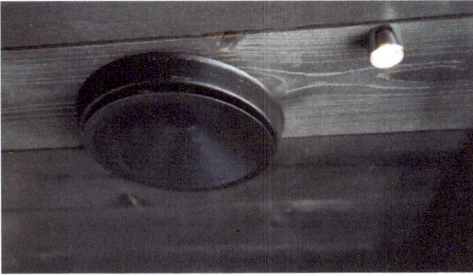

Abbildung 110. Die Frischluftzufuhr kann sich in der Decke befinden und ist immer geöffnet.

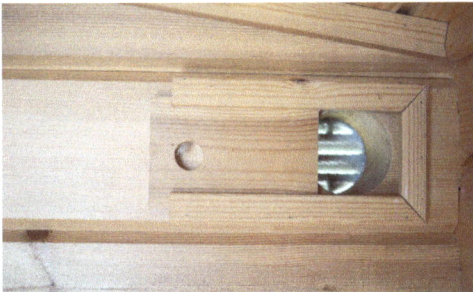

Abbildung 112. Die traditionelle Lüftungsklappe in Saunakabinen wurde aus Holz gefertigt und öffnete einen Kanal direkt durch die Wand nach außen. Das Holz kann zusammen mit dem Rest der Innenausstattung veredelt werden.

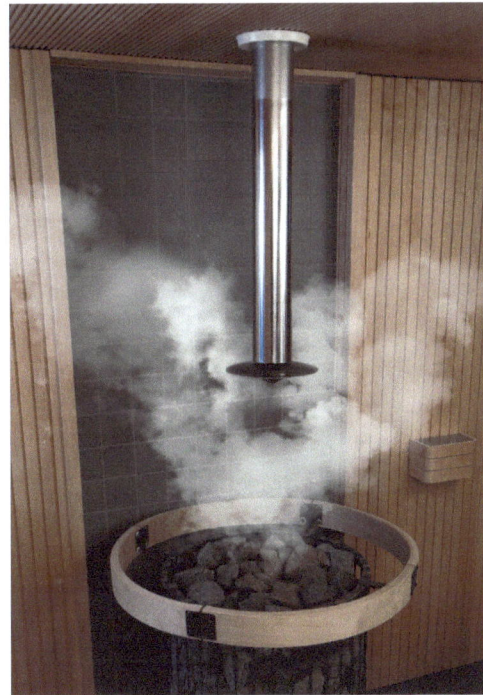

Abbildung 111. VeskuAir ist eine finnische Innovation, die den Frischluftstrom verbessert, indem sie ihn näher an die Heizung leitet und einen Mechanismus hinzufügt, der verhindert, dass Löyly den Luftstrom blockiert. Foto: © Vesa Leskisenoja.

# Weitere Lektüre

## Bücher und wissenschaftliche Quellen

Alexander et al., 2013
Graeffe et al., 1976
Nore et al., 2015
Perez et al., 2013
RT, 2017
Tissari et al., 2019
Vuolle-Apiala, 2016
Zeich et al., 2015
Äikäs & Holmberg, 1992

## Internetquellen

KLAF's SANARIUM Saunaklimasystem: https://www.klafs.com/sanarium-with-saunapur.html
Saunum Luftzirkulationssysteme für Konvektionssaunen: https://saunum.com/

## Weiter Internetquellen

https://cris.vtt.fi/en/publications/saunan-l%C3%A4mp%C3%B6tilat-ja-ilmanvaihto
https://www.who.int/news-room/fact-sheets/detail/ambient-(outdoor)-air-quality-and-health

# 5.
# Innenarchitektur

Der Anblick einer sorgfältig handgefertigten Sauna, der Komfort sorgfältig geschnitzter Erlenbänke oder der Duft einer warmen Holzeinrichtung sind ein wahrer Augenschmaus. Überraschenderweise spielt sogar die Decke eine Rolle für das großartige Löyly-Erlebnis, zusammen mit anderen zahlreichen Einrichtungsentscheidungen.

Foto Silver Gutmann, © Huum.

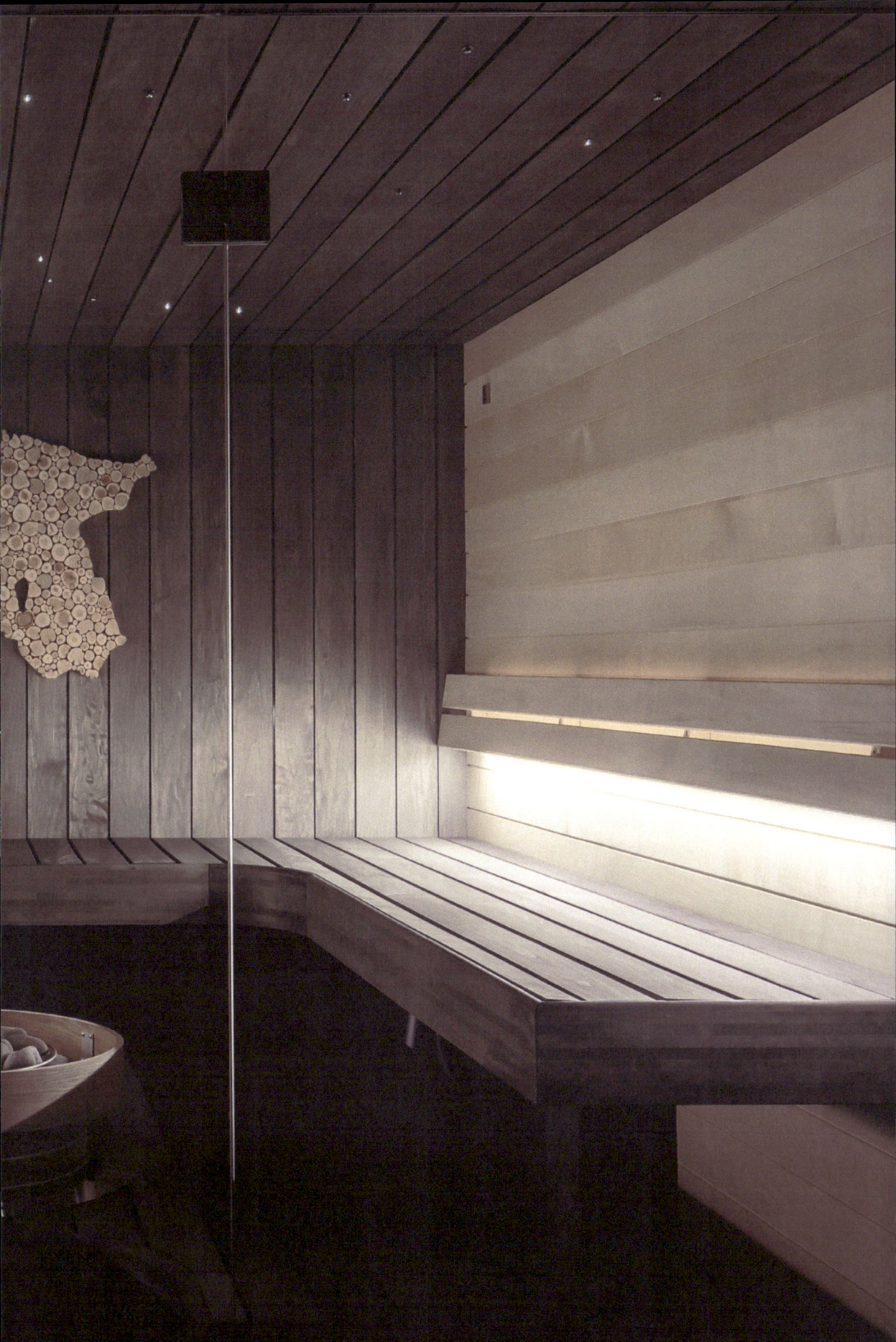

Eine gute Inneneinrichtung ist das letzte Glied auf dem Weg zu einer gut funktionierenden Sauna und einem angenehmen Saunagang. Die Saunabänke sind der sichtbarste Teil der Innenarchitektur, zusammen mit der Auswahl der Materialien und Oberflächen für die Decke, die Wände und die Bänke. Obwohl die Innenraumgestaltung das Aussehen der Sauna beeinflusst, ist sie in erster Linie für ihre Funktion und Nutzbarkeit entscheidend. Es hat sich herausgestellt, dass mehrere Entscheidungen über die Inneneinrichtung Auswirkungen auf das Saunaerlebnis haben. Zu diesen Faktoren gehören – in der Reihenfolge ihrer Bedeutung – folgende:

- Decke,
- Bänke,
- Innenraummaterialien und deren Behandlung,
- Wände,
- Boden,
- Tür,
- Fenster,
- Beleuchtung, und
- Sicherheitsausrüstung.

Darüber hinaus gibt es Überlegungen zur Zugänglichkeit, zur Benutzerfreundlichkeit und zu besonderen Bedürfnissen, die sich jedoch nicht systematisch in spezifischen, sichtbaren Teilen der Sauna niederschlagen.

Zu beachten ist, dass in diesem Buch, das nun die endgültigen Saunaelemente vorstellt, Dampfsperren und Isolierung nicht ausführlich behandelt werden. Dies ist ein absichtliches Versäumnis für ein Buch über die Planung von Erlebnis-Saunen, da sie keinen direkten Einfluss auf das Saunaerlebnis haben (siehe jedoch Seite 159 für eine Referenzlösung). Allerdings

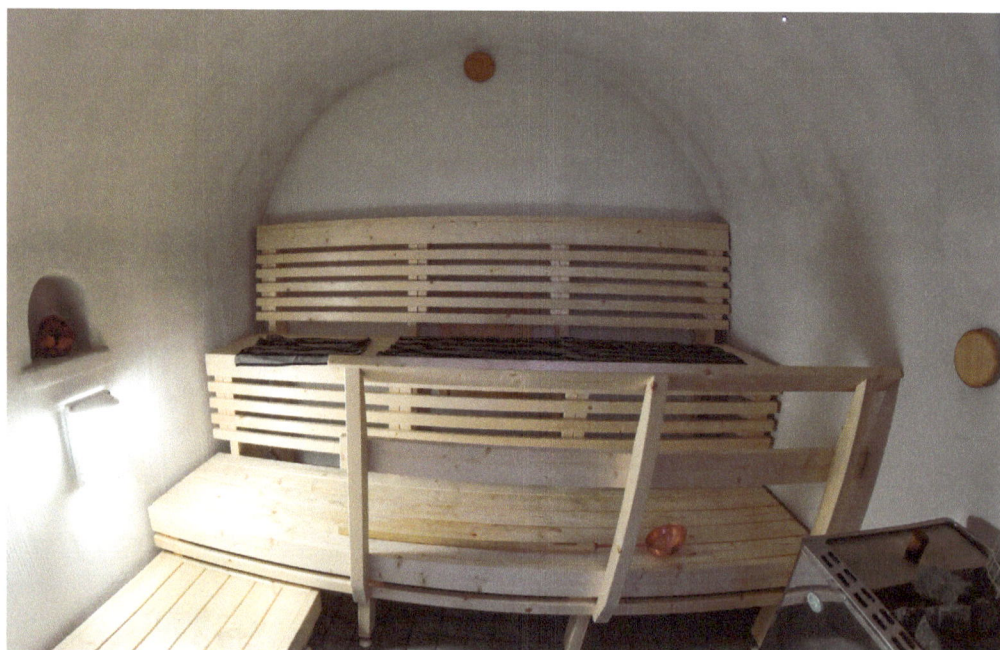

Abbildung 113. Kuppeldecke eines unterirdischen Saunamodells namens Holvisauna.

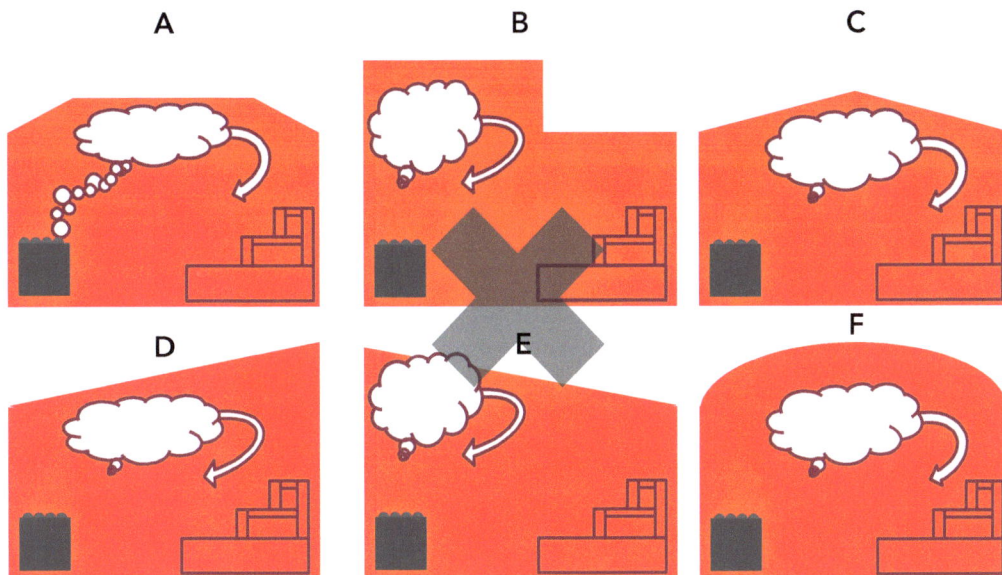

Abbildung 114. Abbildung der empfohlenen (A, C, D und F) und vermeidbaren Deckenmodelle (B und E).

empfehle ich dringend, diese Faktoren bei der Planung und Konstruktion zu berücksichtigen. Eine ordnungsgemäße Isolierung garantiert Energieeffizienz, und eine Dampfsperre um die Saunakabine herum verhindert, dass Feuchtigkeit aus der Sauna entweicht. Diese beiden Faktoren sind miteinander verknüpft: Wenn eine Isolierung angebracht wird, ist auch eine Dampfsperre erforderlich. Dies ist bei integrierten Saunen sehr wichtig. In Finnland gibt es klare Vorschriften für die Isolierung und den Bau von Feuchträumen wie Saunen. Andere Länder haben möglicherweise ihre eigenen Vorschriften. Wenn es diese in einem Land nicht gibt, bleibt zu bedenken, dass die Gesetze der Physik immer noch gelten. Es darf nicht vernachlässigt werden, was mit der Hitze und der Feuchtigkeit geschieht, die nur schwer aus der Saunakabine entweichen können. Einfache Saunakabinen kommen in der Regel mit einer minimalen Isolierung aus, vorzugsweise an der Decke und in den Wänden. Um energieeffizient zu sein, sollte eine Sauna ziemlich luftdicht sein, d. h. wenn man durch die Wand oder in den Ecken Tageslicht sehen kann, ist das nicht gut.

## Die Decke

Auch wenn es kaum jemandem auffällt, ist die Decke ein wichtiger Teil einer Sauna. Zum einen ist die Decke ein Leitfaden für den Löyly. Von den Steinen geht der Löyly direkt nach oben, trifft auf die Decke und setzt dann seine Flucht zu den höchsten und entlegensten Stellen an der Decke fort. Wenn eine saunierende Person weiter weg vom Heizkörper sitzt, wird sie vielleicht überrascht sein, dass der Löyly diese zuerst erreicht, bevor er sich auf die Saunabadenden stürzt, die näher am Heizkörper sitzen. Diese Bewegungen des Löyly haben Auswirkungen darauf, wie die Decke gestaltet wird. Der Löyly muss in Richtung der Saunabadenden gelenkt werden, damit er für sie zugänglich ist. Es ist zu vermeiden, dass der Löyly in eine Falle gerät, so dass er sich (zu sehr) verlangsamt und sich nicht frei im Raum bewegen kann. Und wenn geschickt geplant wird, kann der Fluss des Löyly durch die Gestaltung der Decke beeinflusst werden (siehe Abb. 115, S. 142).

Es gibt mehrere Varianten von Decken, die sich gut für die Verteilung von Löyly im Raum eignen. Diese sind in Abbildung 114 dargestellt. Die ideale Deckenform ist eine Kuppel oder

141

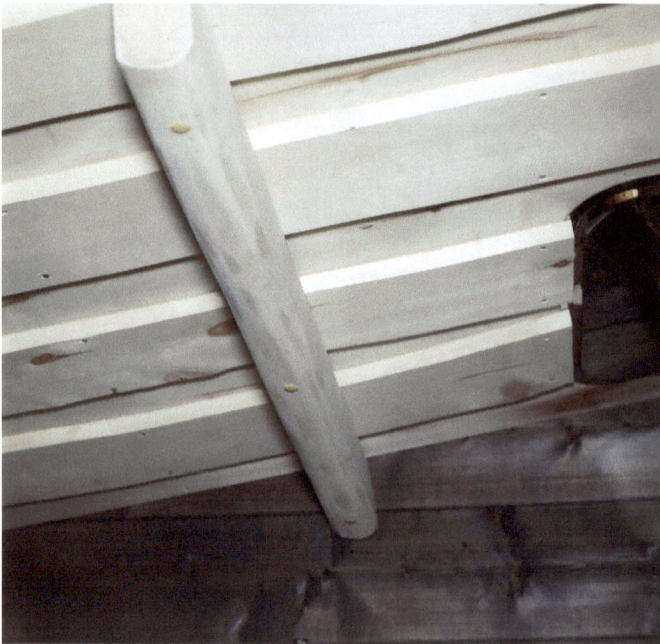

Abbildung 115. Löyly-Leiste, ein Stück Holz, das senkrecht an der Decke befestigt ist, im Weg des Löyly.

eine Halbkuppel, die keine Ecken hat, die den Löyly bremsen. Die nächstbeste Deckenform ist eine Decke ohne scharfe Ecken (ähnlich einer Kuppel), die einem Mansard- oder Satteldach ähnelt. Dann gibt es noch den Typ mit flacher Decke, der am weitesten verbreitet und am einfachsten zu bauen ist. Sie ist eine gute Lösung, kann aber in den Ecken leicht einbrechen. Dann gibt es die riskanten geneigten Formen. Die Neigung einer flachen Decke kann erfolgreich durchgeführt werden, wenn die Lage der Bänke und der Heizung

berücksichtigt wird. Wenn die Decke in die falsche Richtung geneigt wird, wird der Löyly von den Saunabadenden weggeführt und geht verloren. Das Gleiche gilt für alle anderen unebenen oder nicht ebenen Deckenmodelle; sie sind nicht zu empfehlen, insbesondere bei umfangreicheren Bankstrukturen.

Wenn die Decke bereits gebaut wurde, es aber Probleme mit dem Löyly gibt, gibt es einige Abhilfemaßnahmen. Löyly-Führungen können aus 15 cm x 5 cm großen Holzrohlingen (oder noch kleiner) hergestellt werden, um den Löyly zu lenken, ihn zu verlangsamen und weniger heftig zu machen. Bei einer flachen Decke kann in der Ecke, wo Decke und Wand aufeinandertreffen, ein breites Brett (etwa 20 cm) angebracht werden, um die Bewegungen von Löyly zu erleichtern.

Ich werde die geeigneten Materialien für die Decke und andere Oberflächenmaterialien der Sauna besprechen, aber jetzt möchte ich auf die Bedachungsmaterialien eingehen, die für das Saunaerlebnis in einer Kabine von Bedeutung sind, auch wenn sie sich außerhalb der Saunakabine befinden. Die Dachmaterialien und die Isolierung zwischen der Decke und dem Dach bestimmen, wie die natürlichen Geräusche von Regen und Wind im Inneren der Sauna wahrgenommen werden. Für die meisten in Finnland saunierenden Personen ist die gewünschte akustische Umgebung meist trocken. Dies legt nahe, dass eine Dacheindeckung verwendet werden sollte, die im Gegensatz zu den meisten Metalllösungen wenig Lärm verursacht. Dies bedeutet in der Regel einen Kompromiss zwischen Haltbarkeit und Komfort. Für meine Hütte habe ich mich für Asphaltschindeln und nicht für Metall entschieden. Metall ist wahrscheinlich langlebiger als andere Materialien, erfordert wenig Wartung und ist etwas feuersicherer. Tonziegel sind ebenfalls langlebig, müssen aber gewartet werden. Traditionelle estnische Saunen hatten Dächer aus Heu (siehe Seiten 166–167), das zwar leise ist, aber in Kombination mit einem Holzofen auch eine Brandgefahr darstellt.

# Sauna-Bänke

Saunabänke und die Decke sind ein perfektes Paar. Wie wir gelernt haben, steigen heiße Luft und Löyly ganz natürlich zur Decke auf. Um ihre Gesellschaft zu genießen, müssen wir uns ebenfalls in die Höhe begeben – oder eine Technik verwenden, die den Gesetzen der Physik widerspricht. In der finnischen Saunatradition sind zu diesem Zweck verschiedene Arten von Saunabänken gebaut worden. Die Konstruktionsregeln für die Bänke sind recht einfach, können aber mit anderen Saunaplänen in Konflikt geraten und so die Konstruktion erschweren. Diese Regeln enthalten Hinweise zu den Maßen, der Anordnung, den Materialien und sogar zur Konstruktion der Bänke.

Die Gestaltung der Bänke beginnt wiederum mit der Berücksichtigung der Nutzenden. Wie viele Personen sollen gleichzeitig in die Sauna passen? Sitzen alle, oder wollen einige sich hinlegen? Soll es Möglichkeiten geben, in verschiedenen Höhen zu sitzen? Gibt es spezielle Rituale, die in der Sauna durchgeführt werden sollen, wie z. B. Quirlen, Aufgüsse oder Schröpfbehandlungen? Die Antworten auf diese Fragen beeinflussen das Design der Bänke.

Meine Empfehlung für private Saunen ist immer, genügend Platz zu schaffen, damit die Menschen verschiedene Plätze und Ausrichtungen ausprobieren können. Ein Saunabesuch auf dem Rücken kann für manche Personen eine große Veränderung bewirken, da so eine gleichmäßige Wärmeverteilung über den Körper gewährleistet ist und der Kopf nicht der größten Hitze ausgesetzt ist. Das Gehirn wird dank der sich erweiternden Blutgefäße und der Schwerkraft besser mit Blut und Sauerstoff versorgt, die sich normalerweise in den unteren Gliedmaßen sammeln würden. Personen, die jedoch regelmäßig unter Schwindelgefühlen leiden, wenn sie aufstehen, oder eine Herz-Kreislauf-Erkrankung haben, sollten die liegende Position vorsichtig ausprobieren, da der Blutdruckabfall beim Aufstehen zu Ohnmachtsanfällen führen kann.

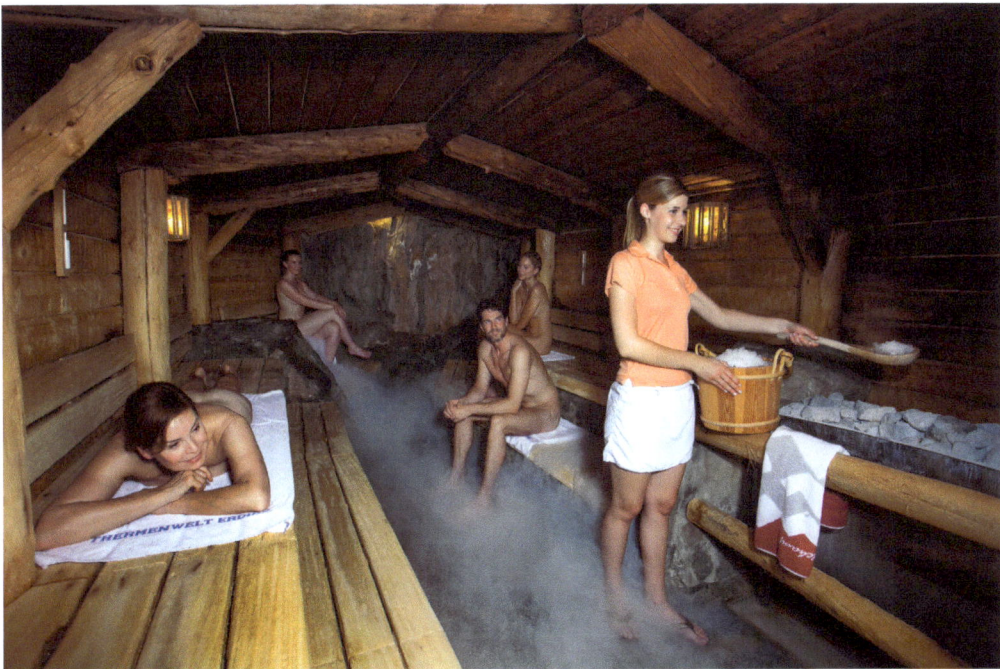

Abbildung 116. In Deutschland wird traditionell gerne in Rücken- oder Bauchlage in der Sauna entspannt; in Finnland galten lange Zeit zwei Ebenen mit Sitzbänken als angemessene Option. Das Bild zeigt beide Varianten. Foto © Therme Erding.

# Saunabänke: Abmessungen und Maßangaben

In dem Kapitel über Wärme und Luftqualität habe ich das Gesetz von Löyly und die Warmluftschichtung erwähnt (siehe S. 94 und 121). Sie sind auch für die Gestaltung von Bänken wichtig. Die vertikale Dimension ist von größter Bedeutung. Das traditionelle finnische Design setzt eine sitzende Haltung voraus und geht von zwei Bankebenen aus: einer oberen Sitzbank und einer unteren Fußbank. Diese entsprechen den üblichen Empfehlungen der Ergonomie, und die obere Bank sollte 40 bis 45 cm über der Fußbank liegen.

Große Saunen können mehrere Ebenen mit Sitzbänken haben, die dann in der Regel denselben Höhenunterschied von 45 cm aufweisen. Zu beachten ist, dass 45 cm zu viel für einen normalen Steigbügel sind (Höhe der Stufe). Wenn es also drei oder mehr Sitzebenen gibt, müssen Stufen hinzugefügt und der Höhenunterschied pro Stufe auf ein vernünftiges Maß gebracht werden, z. B. 22,5 cm. Eine praktische Steighöhe liegt zwischen 15 cm und 30 cm, abhängig von der Länge der horizontalen Abmessung (Trittstufe oder Treppentiefe). In Finnland gilt diese Formel zur Bestimmung eines ergonomischen Treppengangs:

2 x Setzstufe + 1 Trittstufe ≈ 66 cm

So sollte z. B. eine 15 cm hohe Setzstufe von einer 36 cm langen Trittstufe begleitet werden. Bei Saunabänken ist eine so lange Trittstufe in der Regel schwierig anzuordnen und kann durch eine Verschränkung der Stufen ausgeglichen werden.

Die Position der oberen Bank wird im Verhältnis zur Decke bestimmt. Sie sollte in einem Bereich von 100 cm bis 120 cm unter der Decke liegen, vorzugsweise näher an 120 cm. Diese Empfehlung basiert auf der Tatsache, dass die Sitzhöhe eines Erwachsenen etwa fünfzig Prozent der Gesamthöhe ausmacht. In Finnland passen achtundneunzig Prozent der Menschen gerade noch in den Bereich von 100 cm, und 120 cm sind sehr bequem, ohne dass die Gefahr besteht, mit dem Kopf an die Decke zu stoßen. Im internationalen Vergleich ist die finnische

## Innenmaße der Sauna

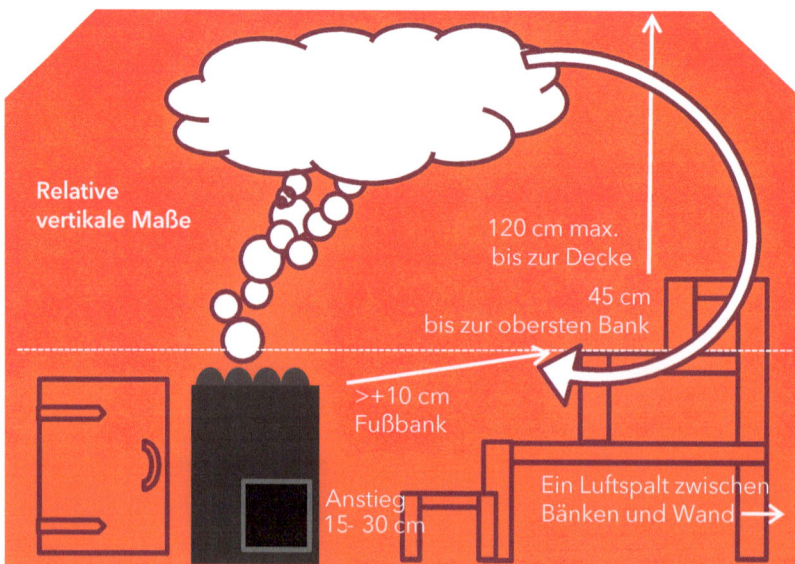

Abbildung 117. Abbildung der vertikalen Abmessungen der Bank und der Steigstufe.

Bevölkerung nicht kleiner als ein durchschnittlicher Westler, so dass es kaum einen guten Grund gibt, dieses Maß zu überschreiten, um größere Personen unterzubringen. Auf der anderen Seite sind 120 cm gerade genug, um sich selbst zu quirlen, aber auch das Maximum, wenn ein kräftiger Löyly und eine gute Energieeffizienz gewünscht werden. Je höher man über 120 cm hinausgeht, desto mehr Energie wird verschwendet und ein Puffer für den Löyly geschaffen. Die russische Banja-Tradition beispielsweise bevorzugt einen viel geräumigeren oberen Teil über der Fußhöhe, damit Personen, die professionell quirlend tätig sind, stehen und quirlen können, ohne jemals an die Decke zu stoßen. Das bedeutet, dass die Decke mindestens 180 cm über der obersten Bank liegt. Dies führt zu einem sehr langsamen und weichen Löyly, der manuell nach unten geführt werden muss.

Bis jetzt haben wir von der Decke und der obersten Bank abwärts gezählt. Als Nächstes müssen wir das Gesetz von Löyly berücksichtigen und feststellen, ob der Entwurf diesem Gesetz gehorcht. Wir wissen, dass die Fußbank jetzt mindestens 145 cm unter der Decke liegt. Es ist also zu ermitteln, wie hoch die Heizung ist, und sicherheitshalber mindestens 10 cm, besser 20 cm, hinzuzurechnen. Ist die eingestellte Höhe des Ofens höher als die Fußbank, und entspricht die Konstruktion den gesetzlichen Vorschriften?

Wenn ja, großartig, wenn nicht, ist ein kritischer Punkt in der Planung erreicht. Um das Problem zu beheben, sollten folgende Möglichkeiten in Betracht gezogen werden: Kann die Decke angehoben werden, oder kann die Heizung durch die Wahl eines anderen Modells oder durch eine andere Installation niedriger eingestellt werden? Wenn nicht, sollte vielleicht eine mechanische Lösung zur Verringerung der Luftschichtung in Betracht gezogen werden, wie im Kapitel über die Luftqualität beschrieben.

Die horizontalen Abmessungen der Bänke richten sich nach den in Tabelle 10 zusammengestellten ergonomischen Richtlinien. Neben der Ergonomie spiegeln sie auch die finnische Einstellung zum persönlichen Raum wider. Obwohl viele Personen in Finnland in öffentlichen Räumen gerne Abstand halten, tolerieren sie in der Sauna eine recht große Nähe, selbst zu völlig Fremden. Das bedeutet, dass einige Maße, wie die empfohlene Sitzbreite von 60 cm, global gesehen wahrscheinlich ein Mittelwert zwischen asiatischen und amerikanischen Komfortstandards sind und mehr als ein typischer Business-Class-Flugzeugsitz. Die Sitztiefe sollte ebenfalls 60 cm betragen oder sogar 90 cm, wenn eine Person ihre Füße auf die Sitzbank legen möchte. Die Breite und Tiefe verlagern sich, wenn eine Person eine liegende Position einnimmt. In diesem Fall sollten die Maße denen eines bequemen Bettes mit einer Länge von 180 bis 200 cm und einer Breite von mindestens 60 cm entsprechen. Durch die Verwendung einer

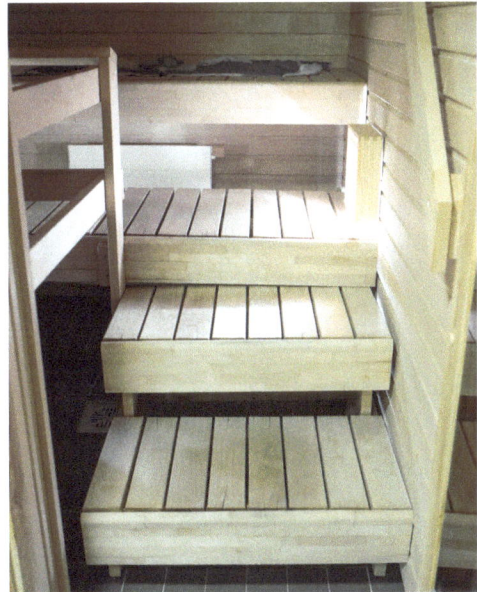

Abbildung 118. Beispiel für eine Bankkonstruktion aus einer typischen 4 m2 großen, elektrisch beheizten Wohnsauna. Die Höhen ab der untersten Stufe betragen ungefähr +25 cm, +25 cm, +15 cm und +40 cm, wodurch die oberste Bank insgesamt 105 cm über dem Boden liegt. Die unterste Bankebene in einer kleinen Sauna ist in der Regel ein beweglicher Hocker, der zur Reinigung leicht entfernt werden kann.

Rückenlehne wird die Person von der Wand weggedrückt, was ausgeglichen werden muss, um die Sitztiefe beizubehalten.

Rechnen wir die Zahlen zusammen. Am Beispiel einer Saunakabine für vier (erwachsene) Personen wird deutlich, dass etwa 240 cm Bankbreite benötigt werden (bei einer einzigen Bank). Wenn zwei Erwachsenen die Möglichkeit gegeben werden soll, auf dem Rücken zu liegen, werden etwa 360 cm benötigt, möglicherweise auf zwei verschiedenen Ebenen, in maximal zwei Abschnitten von je 180 cm. Eine 240 cm breite Bank auf zwei Ebenen (60 cm tief) würde dies zum Beispiel ermöglichen.

| Ziel | Maße |
|---|---|
| Von der obersten Bank bis zur Decke | 100-120 cm |
| Bankhöhe | 40-45 cm |
| Stufenhöhe | 30-35 cm |
| Stufenlauf | 25-35 cm |
| Bankbreite pro Person | 60 cm |
| Fußbankraum | > 30 cm |
| Tiefe der Sitzbank, sitzend | 45-60 cm |
| Tiefe der Sitzbank, Füße hoch | 80-90 cm |
| Bankbreite/-tiefe zum Liegen auf dem Rücken oder Bauch | 180-200 cm |

Tabelle 10. Empfohlene Maße für verschiedene Bankabschnitte.

## Saunabänke: Gestaltung und Sicherheit

Wir haben nun herausgefunden, wie viel Sitzfläche die Bänke bieten sollten. Die nächste Aufgabe besteht darin, ein Layout zu entwerfen, das diese Anforderungen erfüllt. Heutzutage gibt es eine Handvoll gängiger Grundrisse, die in kleinen und mittelgroßen Saunen verwendet werden. Wenn die Sauna größer wird oder auf einem anderen als einem rechteckigen Grundriss basiert, ist es notwendig, einen individuellen Entwurf zu erstellen, der sich an den Grundrissen orientiert. Die Grundrisse sind so benannt, wie sie in der Draufsicht auf die Bank aussehen, d. h. wenn man sie direkt von oben betrachtet:

- I-Modell oder die Rückwandbank,
- II-Modell, Plattform, oder gegenüberliegende Bänke,
- L-Modell, und
- U-förmiges Modell

Das I-Modell oder die „Rückwand" ist der alte Standard. Es nimmt die Länge einer einzigen Wand ein, in der Regel gegenüber dem Eingang, und kann mehrere Ebenen enthalten, mindestens die obere Bank und die Fußbank. Dieses Modell ist einfach zu konstruieren und zu bauen, indem man es entweder an der Wand befestigt oder frei auf dem Boden der Sauna stehen lässt. Die L-Bank und die U-Bank sind Varianten des I-Modells. Bei beiden Varianten bildet die Bank eine Ecke und reicht bis zu einer (L-Form) oder zwei anderen Wänden (U-Modell). Ansonsten sind sie dem I-Modell ähnlich, nur komplizierter zu bauen.

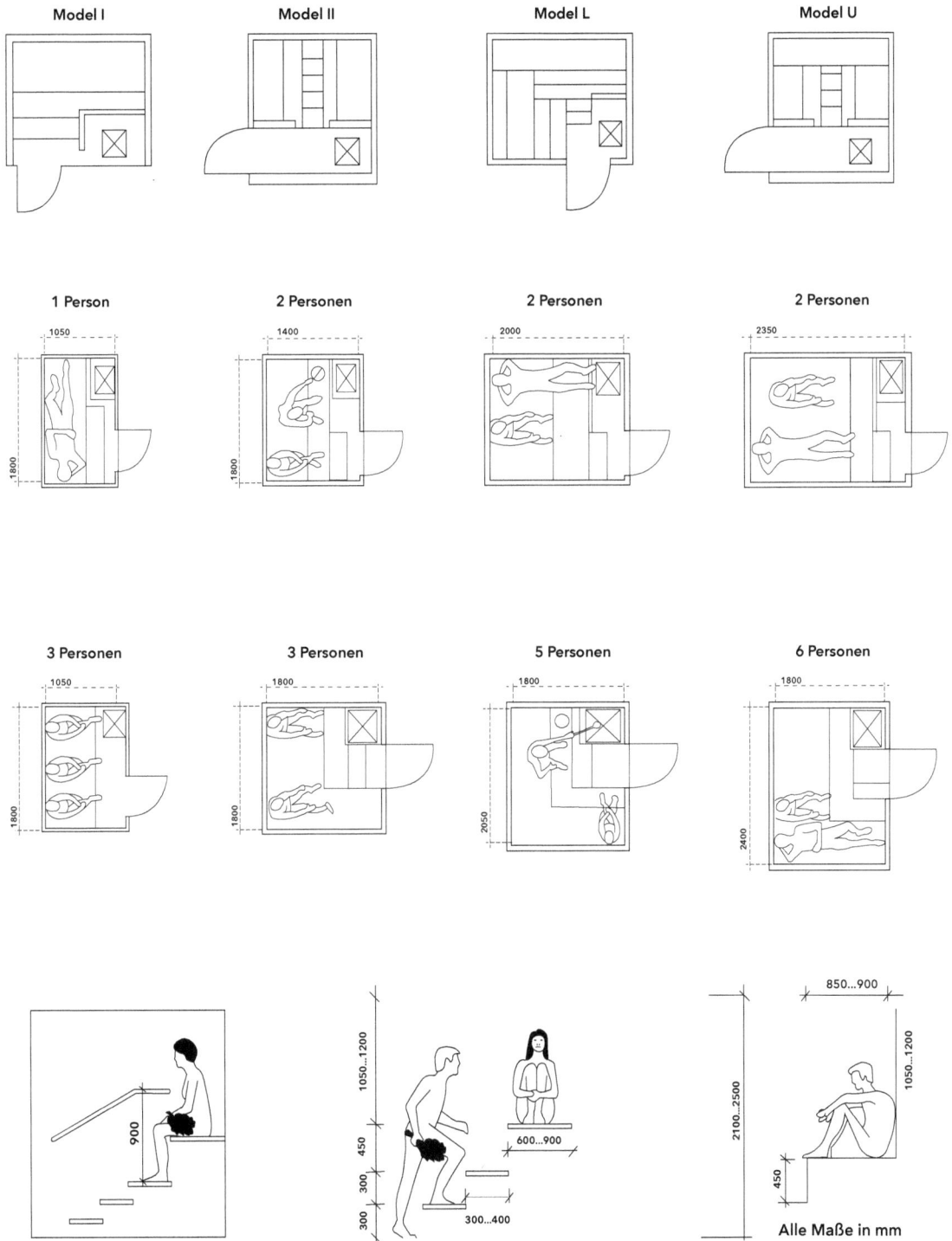

Model I  Model II  Model L  Model U

1 Person  2 Personen  2 Personen  2 Personen

1050  1400  2000  2350

1800  1800

3 Personen  3 Personen  5 Personen  6 Personen

1050  1800  1800  1800

1800  1800  2050  2400

900

1050...1200

450

300  300  300

600...900

300...400

850...900

2100...2500

1050...1200

450

Alle Maße in mm

Abbildung 119. Illustration der Modelle für die Anordnung von Bänken: I-, II-, L- und U-Form. Eine Adaption von Liikkanen, 2019 und Konya & Burger, 1973. http://fiverr.com/online_work24.

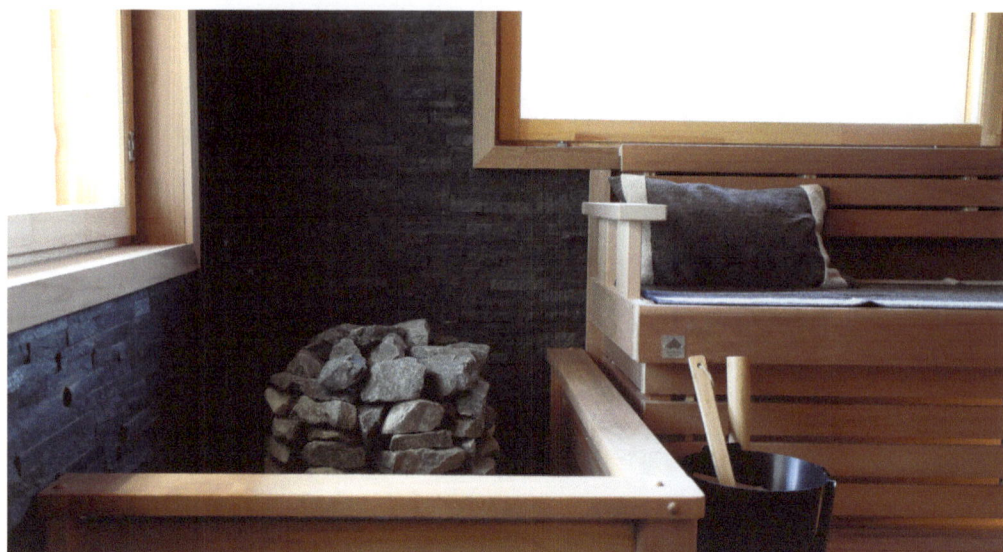

Abbildung 120. Rückenlehne, Handlauf und Heizungsschutzgitter aus Erlenholz.

Das Modell II besteht aus zwei Bänken, die sich auf gegenüberliegenden Seiten des Raumes gegenüberstehen. Die Bänke können miteinander verbunden werden, so dass die Fußbank eine einzige Plattform ist, die sich von Wand zu Wand erstreckt. Die Idee des Podestes ist sehr alt und geht zurück auf Rauchsaunen mit kleinen Hockern zum Sitzen. Heutzutage ist das Podestmodell bei den neuen integrierten Saunen sehr beliebt, die auch einen integrierten Elektroofen enthalten können, der durch das Podest in der Mitte des Raums zwischen den beiden oberen Bänken reicht. Dies ist eine moderne Entwicklung. Der Vorteil des Modells II besteht darin, dass mehr Personen Platz finden. In einer 2 m x 2 m großen Sauna mit zwei 2 m breiten Bänken finden beispielsweise mindestens sechs Personen Platz. Der größte Nachteil dieser Konstruktion ist, dass sie vor allem in einer kleinen Sauna leicht gegen das Gesetz von Löyly verstößt. Diese Bänke sind auch viel mühsamer zu reinigen und zu pflegen, da vor allem der Raum unter der einheitlichen Plattform fast unzugänglich sein kann, es sei denn, die Plattform ist hoch genug.

Bei allen Bankmodellen müssen Handläufe, Sicherheitsgeländer und eine Art Rückenlehne angebracht werden. Die Geländer sind ein wichtiger Bestandteil für den Komfort, die Sicherheit und die Zugänglichkeit der Sauna. Rückenlehnen sorgen für Komfort und verhindern, dass Saunagäste die Wand berühren, da die Rückenlehne leichter sauber zu halten oder zu ersetzen ist als die Saunawand.

Denken Sie an die Reinigung und Wartungsfreundlichkeit. In Finnland sind die Bänke in der Regel modular aufgebaut, so dass sie zur Reinigung in angemessen großen Stücken ausgebaut werden können. Es gibt auch Modelle, die über einen Schwenkmechanismus verfügen, um die Reinigung zu erleichtern. In öffentlichen Saunen ist die Reinigung eine tägliche Aufgabe. Beachten Sie auch, dass die Bankkonstruktion die Luftzirkulation in der Sauna beeinflusst. Eine möglichst offene Bankkonstruktion, die etwa 5 bis 10 cm von den Wänden entfernt ist, trägt zu einer guten Luftzirkulation und zu einer gleichmäßigen Löyly bei. Ein wertvoller Tipp der finnischen Tischlerinnen und Tischler ist, niemals Metallteile um die Bänke herum sichtbar zu lassen, da sie zu heiß werden und außerdem mit der Zeit Wasser in das Holz eindringen lassen. Daher sollten alle Schrauben, die die Bänke zusammenhalten, von unten angebracht werden.

Bänke bringen Überlegungen zur Zugänglichkeit mit sich. Selbst wenn die Sauna für den privaten Gebrauch bestimmt ist, sollte die grundlegende Zugänglichkeit sichergestellt werden, indem die Treppensteigung moderat gehalten wird und neben jeder Stufe immer Handläufe angebracht sind. Diese sind für Personen mit vorübergehend oder dauerhaft eingeschränkter Mobilität von großem Nutzen, auch wenn Menschen ohne Einschränkungen sie nicht ständig benutzen müssen. In Finnland bedeutet Barrierefreiheit auch, dass schwerbehinderte Personen die Sauna genießen können sollten. Ich habe bereits die Konvektionssauna erwähnt, die den Bau einer hohen Bankkonstruktion überflüssig macht. Eine Alternative, die in einen normalen Raum eingebaut werden kann, ist die „Aufzugsbank", die über einen elektrischen Hebemechanismus verfügt, mit dem die Bank von einer normalen, niedrigen Sitzhöhe auf etwa einen Meter Höhe angehoben werden kann. Wenn die Sauna für eine querschnittsgelähmte Person mit guten Armen konzipiert ist, kann eine spezielle Anordnung der Sitzebenen es ermöglichen, nur mit den Händen auf die oberste Bank zu steigen. Viele finnische Querschnittsgelähmte empfinden die Sauna als besonders angenehm, da sie ihnen hilft, ihren Unterkörper aufzuwärmen, was wiederum den Schlaf verbessert, neben vielen anderen Vorteilen.

## Wie ist der Saunagang für Menschen mit besonderen Bedürfnissen möglich?

In Finnland können Menschen mit verschiedenen motorischen Behinderungen, wie beispielsweise Tetraplegiker*innen, bereits seit einiger Zeit die Sauna genießen. Tatsächlich profitieren Personen mit einer Lähmung der unteren Körperhälfte (Paraplegie) in hohem Maße vom Saunagang. Es gibt vier Möglichkeiten, um das Problem zu lösen, dass eine Person im Rollstuhl die Wärme und den Dampf in vollem Umfang genießen kann. Die erste ist eine motorisierte Bank, die eine Person von einer normalen Sitzhöhe hoch in die Sauna heben kann. Die zweite ist eine spezielle Vorrichtung, mit der die Heizung unterhalb der normalen Bodenhöhe installiert wird, wodurch die Temperaturunterschiede im Raum verringert werden. Die dritte Option für Menschen mit Querschnittslähmung ist die Konstruktion von Bänken mit moderater Erhöhung, sodass die Person sich nur mit den Händen selbst hochheben kann. Und die letzte Lösung ist die Konvektionssauna, die warme Luft und Löyly im Saunaraum zirkulieren lässt. Beachten Sie, dass für Rollstuhlnutzende eine breite Tür (90 cm) und eine ausreichende Bodenfläche reserviert werden müssen, und um lokale Anforderungen zu erfüllen (z. B. ADA und 155 cm Durchmesser freie Bodenfläche).

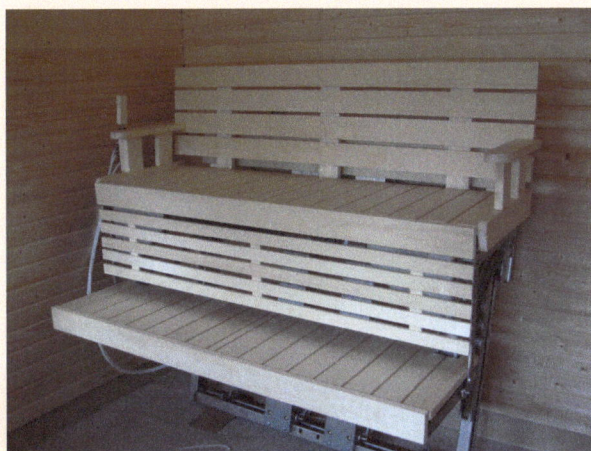

Abbildung 121. Ein motorisierter Tisch hebt eine querschnittsgelähmte Person aus einer normalen Sitzposition auf eine höhere Position im Raum. Diese Lösung ist ziemlich teuer. Foto © Taitotiimi.

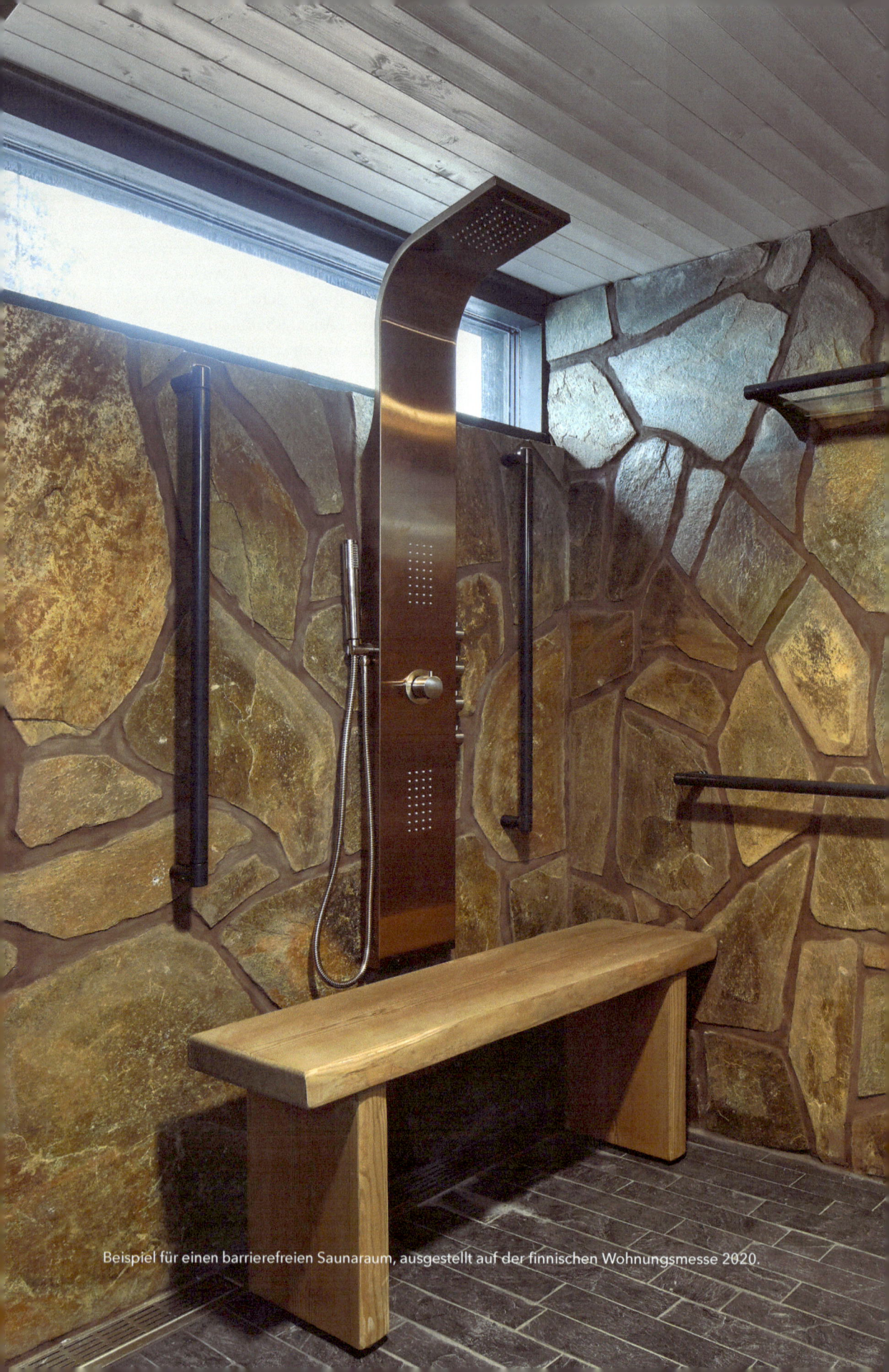

Beispiel für einen barrierefreien Saunaraum, ausgestellt auf der finnischen Wohnungsmesse 2020.

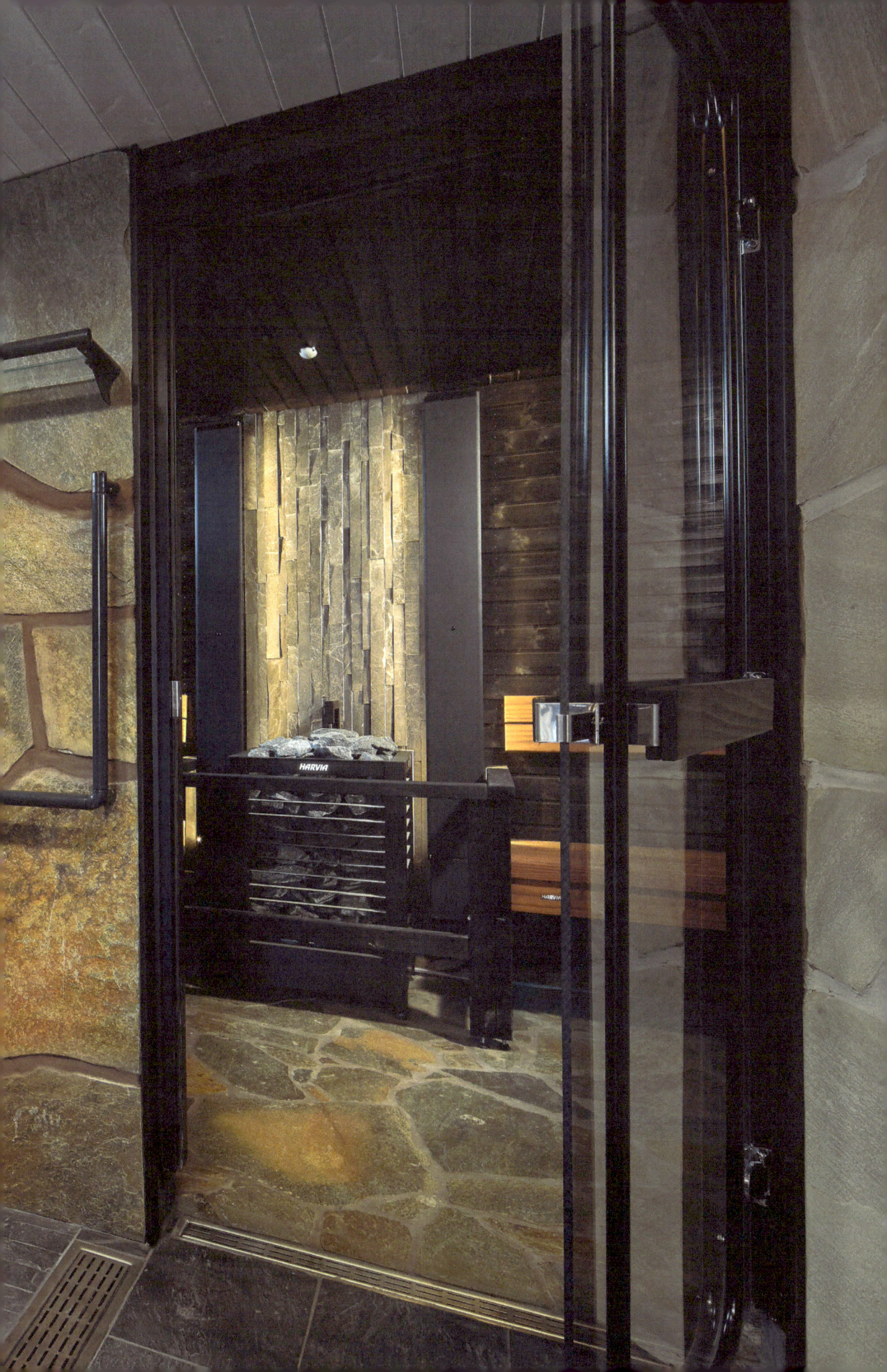

Bei der Gestaltung von Bänken muss man sich nicht unbedingt an ein traditionelles Modell halten. Alternative Sitzbank-Varianten lassen sich fantasievoll in fast jeder Form und aus jedem Material herstellen: von der Hängematte bis zum Schaukelstuhl. Für welche Art von Sitzkomfort Sie sich auch immer entscheiden, Sie sollten sich an die oben genannten Grundsätze halten und das Gesetz von Löyly beachten. Die verschiedenen Arten von Stühlen sind vielleicht verlockend, aber sie lassen sich nicht mit einer vernünftigen Deckenhöhe in Einklang bringen, so dass Sie unweigerlich das Beste von Löyly verlieren, wenn Sie sich entscheiden, auf die traditionelle erhöhte Bank zu verzichten—es sei denn, Sie können das Problem der Luftschichtung durch andere Mittel abmildern oder eine sehr hohe Sauna bauen.

## Saunabänke: Materialien und ihre Anforderungen

Um bequem auf einer heißen Oberfläche zu sitzen, darf die Sitzfläche den Hintern nicht verbrennen. Um dies zu erreichen, müssen die Materialien die Wärme nur mäßig leiten, d. h. sie sollten gut isolieren. Saunabänke werden in der Regel aus Holz hergestellt, das diesen Zweck gut erfüllt. Es gibt einige Unterschiede zwischen den Holzsorten, wobei die Espe in Bezug auf Gewicht und Farbe am leichtesten ist und somit die besten Eigenschaften aufweist. Espe hat jedoch den Nachteil, dass sie sehr empfindlich auf Flecken reagiert und ihren hellen Farbton gegen einen stumpfen Grauton eintauscht, der nur durch Schimmelmuster gefärbt wird. Langlebigkeit ist nicht nur eine Frage des Aussehens, sondern auch der Beständigkeit: Espe verrottet nicht so leicht und bleibt auch dann noch funktionstüchtig, wenn sie ihr schönes Aussehen verloren hat. Die Dauerhaftigkeit kann durch thermische Behandlung verbessert werden. Verschiedene thermisch behandelte Holzvarianten sind der aktuelle Standard in finnischen Saunen. Thermoholz ist ein Oberbegriff für Hölzer, die zur Verbesserung der Haltbarkeit und Stabilität thermisch modifiziert wurden. Thermisch modifizierte Espe, Kiefer und Erle sind im Saunabau derzeit sehr beliebt. Sogenannte Thermoholzvarianten haben einen dunkleren, bräunlichen Farbton und einen unverwechselbaren Geruch. Der Geruch kann recht stark sein, und wer plant, ein solches Bankmaterial zu verwenden und beispielsweise die

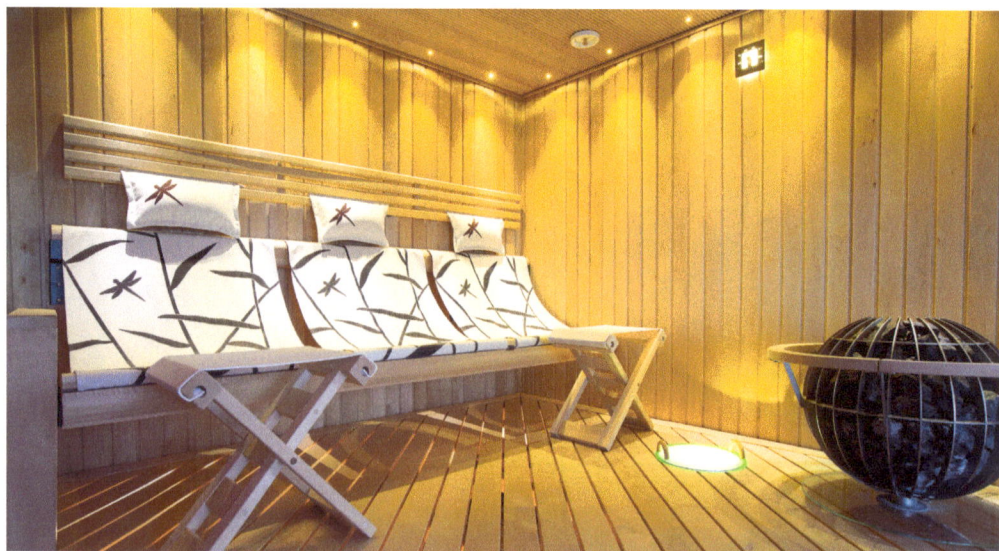

Abbildung 122. Diese „Bänke" bestehen aus Baumwollstoff, der zum Waschen leicht abgenommen werden kann. Die Gesamtanordnung hat Schwierigkeiten, das Gesetz von Löyly zu erfüllen.

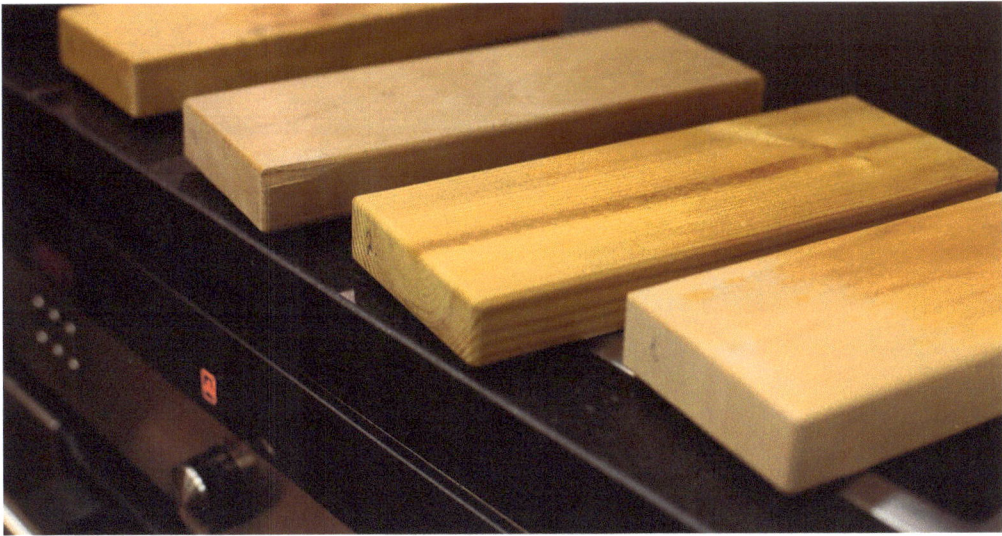

Abbildung 123. Holzproben, die auf Saunatemperatur erhitzt und befeuchtet wurden, um ihren Duft freizusetzen.

gesamte Inneneinrichtung der eigenen Sauna mit Thermo-Esche auszukleiden, tut gut daran, das Material persönlich zu prüfen, um festzustellen, ob dieser Geruch angenehm ist. Durch die thermische Behandlung verändert sich das Holz; immergrüne Bäume verlieren zum Beispiel Saft. Dies spricht dafür, für Saunabänke oder die Decke Materialien wie finnische Fichte und Kiefer zu verwenden, die ansonsten saftanfällig sind. Unbehandeltes, astfreies Fichtenholz wurde bereits erfolgreich eingesetzt. Eine thermische Behandlung macht das Holz außerdem leichter und verbessert so die Isolierung.

Thermopine hat sich in Finnland zu einem der beliebtesten Materialien für Sitzbänke entwickelt, auch wegen seines günstigen Preises. Es wird behauptet, dass es das haltbarste Material ist, obwohl keine Untersuchungen vorliegen. Aber auch Fichte, Esche und sogar Birke wurden für den Bau von Bänken verwendet. Das afrikanische Abachi war im zwanzigsten Jahrhundert lange Zeit klarer Marktführer, ist aber inzwischen aus Finnland fast verschwunden. Heute werden vor allem nordamerikanische Sorten wie die rote Zeder (Thuja plicata) oder die Monterey-Kiefer (Pine radiata) importiert. Für Saunabänke können viele verschiedene Holzarten verwendet werden, wobei die von den Händlern als für den Saunabetrieb bestimmt angegebenen Hölzer am sichersten sind. Rotholz oder Eukalyptus sind beispielsweise ungeeignet, da sie Gesundheitsrisiken bergen: Rotholz beim Bau und Eukalyptus beim Gebrauch. Unabhängig davon, welches Material verwendet werden soll, ist es ratsam, sich im Voraus über dessen Eignung zu informieren. Tabelle 11 enthält einige Vorschläge für geeignete Holzprodukte.

| Europa | Nordamerika | Australasien und der Rest der Wetl |
|---|---|---|
| Espe*<br>Schwarzerle*<br>Fichte<br>Kiefer* | Rote westliche Zeder<br>Gelbe (Alaska-) Zeder<br>Hemlock<br>Westküsten Redwood<br>Fichte | Radiata-Kiefer*<br>Obechi* |

Tabelle 11. Derzeit weltweit verwendete Saunahölzer nach Herkunft.
(* Thermisch modifizierte Varianten verfügbar)

153

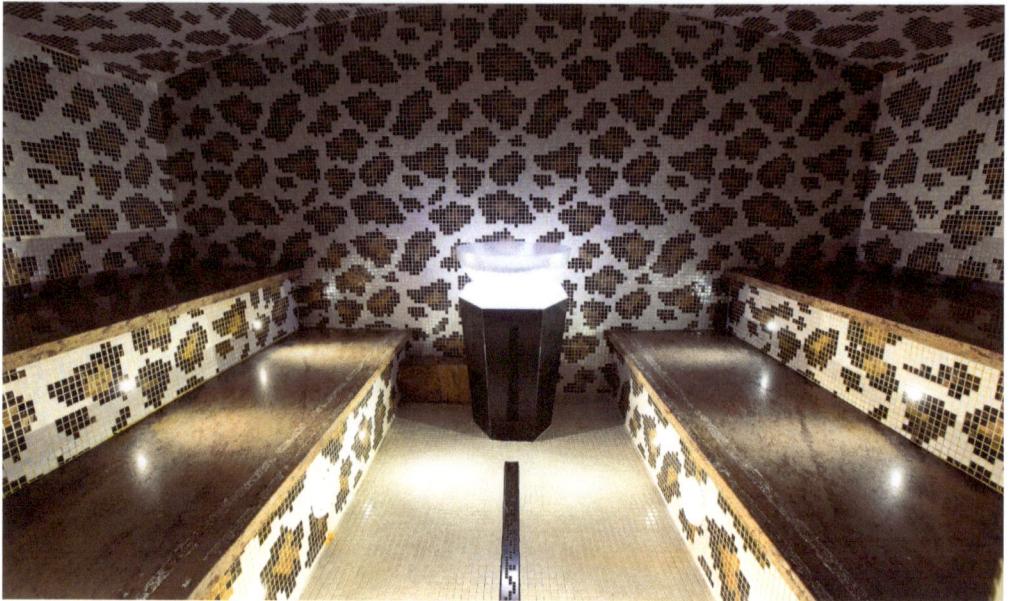

Abbildung 124. Dampfbäder verwenden in der Regel Sitzgelegenheiten aus Stein oder Fliesen, die für Saunen nicht üblich oder empfehlenswert sind.

Der letzte Faktor, der die Wahl des Materials der Saunabank beeinflusst, ist die Hygiene. Ein Teil der unsichtbaren Magie der Sauna besteht darin, dass die Oberflächen, wenn sie sich auf Temperaturen von mehr als 55 °C erhitzen, mit der Zeit automatisch steril werden und Viren oder Bakterien abtöten, die möglicherweise von Saunabesuchenden eingeschleppt wurden. Holzwerkstoffe erwärmen sich leicht und besitzen antibakterielle Eigenschaften, die sich aus den so genannten flüchtigen Verbindungen ergeben, was eine gute Grundlage für die Hygiene darstellt.

Bänke können auch aus Beton hergestellt und mit Keramikfliesen belegt werden. Diese in öffentlichen Saunen bevorzugten Lösungen sind sehr haltbar, da sie jahrzehntelang problemlos Hitze und Feuchtigkeit vertragen. In Bezug auf Hygiene und Komfort ist die Situation widersprüchlich. Da keramische Materialien die Wärme gut leiten, wird diese Art von Sitzfläche bei 50 °C zu heiß zum Sitzen. Die Lösung, die in Dampfbädern verwendet wird, ist ein Wasserkühlsystem im Inneren der Bänke. Dadurch werden die Bänke zwar bequemer, aber der Hygienevorteil entfällt. Die Betonbänke können mit Holzplatten oder leichten Sitzbezügen verkleidet werden. Dies stellt eine neue gestalterische Herausforderung dar und beeinträchtigt die Vorteile der Betonstruktur, da diese Holzteile zu den neuen austauschbaren und zu wartenden Teilen der Bank werden. Dies kann aber dennoch vorteilhaft sein.

# Saunabänke, Decke und Wände: Beschichtung oder natürliche Oberfläche?

In den letzten zwanzig Jahren sind verschiedene Arten von Beschichtungen und Schutzmitteln für Saunaoberflächen verfügbar und beliebt geworden. Derzeit gibt es auf dem finnischen Markt drei leicht unterschiedliche Arten von Produkten, die als Saunafarbe, Saunawachs und Saunaöl bezeichnet werden. Mit diesen Produkten können die verschiedenen Oberflächen der Saunakabine ‚angemalt' werden, um fast jede erdenkliche Farbkombination zu erzielen. Eine lustige Illustration dieses Potenzials ist die einzigartige Sauna im Keller des zentralen

Helsinkier Burger-King-Restaurants, die mit den drei Markenfarben des Unternehmens getönt ist.

Die Innovation bei den Saunabeschichtungen bestand darin, Produkte zu entwickeln, die den extremen Temperaturen in der Sauna standhalten können, ohne sich zu zersetzen. Dadurch ist es möglich geworden, die Holzoberflächen zu schützen und ihnen neue Farbtöne zu verleihen. Es gibt jedoch einen Unterschied zwischen dem, was möglich ist, und dem, was wünschenswert ist. Es gibt mehrere Argumente, die gegen eine Beschichtung von Holzoberflächen sprechen, und nur wenige, die dafür sprechen. Es ist anzumerken, dass den folgenden Argumenten harte empirische Beweise fehlen, wenn es um das Verhalten der Beschichtungslösungen unter Saunabedingungen geht. Dies gilt jedoch für beide Seiten, und die Beschichtungshersteller möchten natürlich, dass Menschen ihre Angebote kaufen.

Die Argumente für die Beschichtung konzentrieren sich auf das Aussehen, das insbesondere bei integrierten Saunen nicht zu verachten ist. In kleinen, modernen finnischen Häusern sind integrierte Saunen zu einem Teil des ‚Home Spa'-Erlebnisses geworden, bei dem die Bänke mehr als fünfzig Prozent der sichtbaren Oberflächen ausmachen können. Die Behandlung bildet eine Schutzschicht für das Holz, die die Reinigung oder theoretisch auch die Erneuerung der Beschichtung erleichtert, während die Holzstruktur darunter intakt bleibt. Einige Produkte enthalten auch Antischimmelmittel. Allerdings gibt es auch bei diesen Produkten mindestens drei potenzielle Probleme.

Obwohl die Saunabeschichtung die Produktanforderungen für die Verwendung in Innenräumen in Bezug auf Emissionen, wie z. B. flüchtige organische Verbindungen (VOC), erfüllt, wurden alle Standardprüfverfahren für Beschichtungen für die üblichen Raumtemperaturen von etwa 20 °C und nicht für den Temperaturbereich der Sauna von 70 °C bis 120 °C entwickelt. Das bedeutet, dass das Produkt zwar der Hitze standhält, die tatsächlichen Emissionen und das Verhalten in der Saunaumgebung jedoch unbekannt sind. Einige der Anstriche sind auf Acrylbasis hergestellt, und Menschen, die empfindlich auf Kunststoffverbindungen reagieren, könnten allein auf diese Eigenschaft reagieren. Der zweite Nachteil ist, dass die Beschichtung die natürlichen hygroskopischen Eigenschaften des

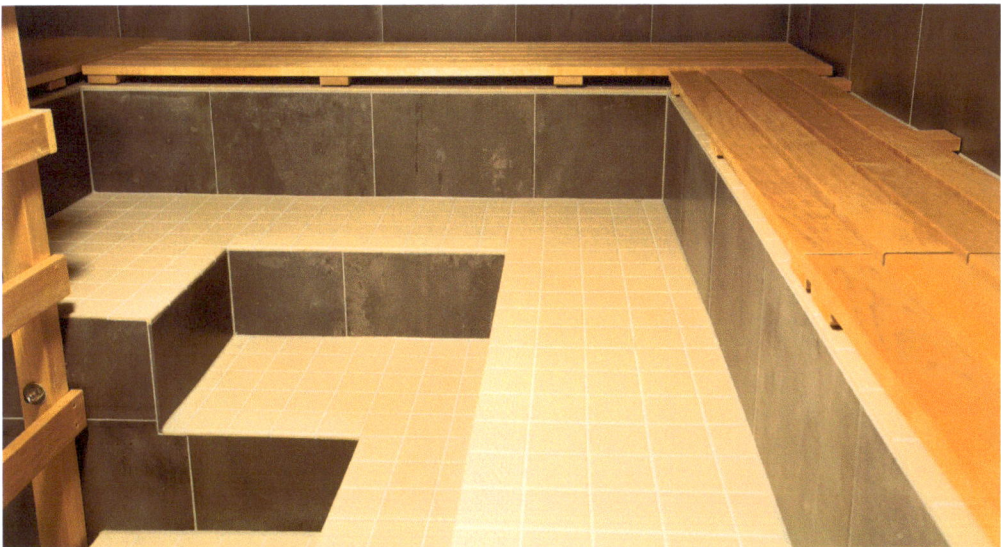

Abbildung 125. Holzrost, der die gefliese Bank bedeckt, ist eine mögliche Lösung, die in der Uusi Sauna in Helsinki im Männerbereich angewendet wird.

# Das atmende Baumaterial

Holz ist von Natur aus ein hygroskopisches Material, was bedeutet, dass es entweder gasförmiges Wasser (Feuchtigkeit) oder $CO_2$ aus der Luft aufnehmen und im Gegenzug Wärme abgeben oder Wasser abgeben (desorbieren) und Wärmeenergie aus der Luft aufnehmen kann. Welche der beiden Möglichkeiten zum Tragen kommt, hängt von den Umgebungsbedingungen ab (in der Physik als Feuchtigkeitssorptionsisotherme bekannt). Diese Eigenschaft ist für die finnische Sauna von Vorteil, in der sich die Luftfeuchtigkeit ständig ändert. Große, unbehandelte Holzoberflächen wirken als Puffer für Löyly, mildern die Kondensation auf der Haut und erwärmen wiederum die Strukturen in der Sauna. Der daraus resultierende Effekt wird als wünschenswert empfunden und ist wahrscheinlich einer der Gründe, warum unbehandelte Holzoberflächen auch in der ISA-Sauna-Definition erwähnt wurden. Die Gefahr von Beschichtungsmitteln besteht jedoch darin, dass sie eine unzulässige Membran auf dem Holz bilden und die hygroskopische Funktion verhindern. Es gibt auch andere hygroskopische Materialien, die einige der gleichen Funktionen wie Holz erfüllen. Ton, Heu, Torf und sogar Beton können dies bis zu einem gewissen Grad leisten. Leider ist nur der Beton mit seinem bekannten industriellen Aussehen in den meisten Saunatypen ohne Weiteres verwendbar.

Im Gegensatz dazu bieten mit Keramikfliesen verkleidete Saunen oder Banjas keinen hygroskopischen Puffer und sorgen für einen raueren, stärkeren und unerbittlicheren Löyly. Sie können sich den Unterschied vorstellen, wenn Sie an einem heißen Sommertag atmungsaktive Baumwollkleidung im Vergleich zu nicht atmungsaktiver Polyesterkleidung tragen. Viele Saunabeschichtungsprodukte enthalten Acryl, und es kann leicht passieren, dass sich eine zu dicke Membran bildet, wenn mehrere Schichten dieses Materials auf die Saunawände aufgetragen werden, um aus einer halbtransparenten Saunabeschichtung eine undurchsichtige Oberfläche zu erzielen.

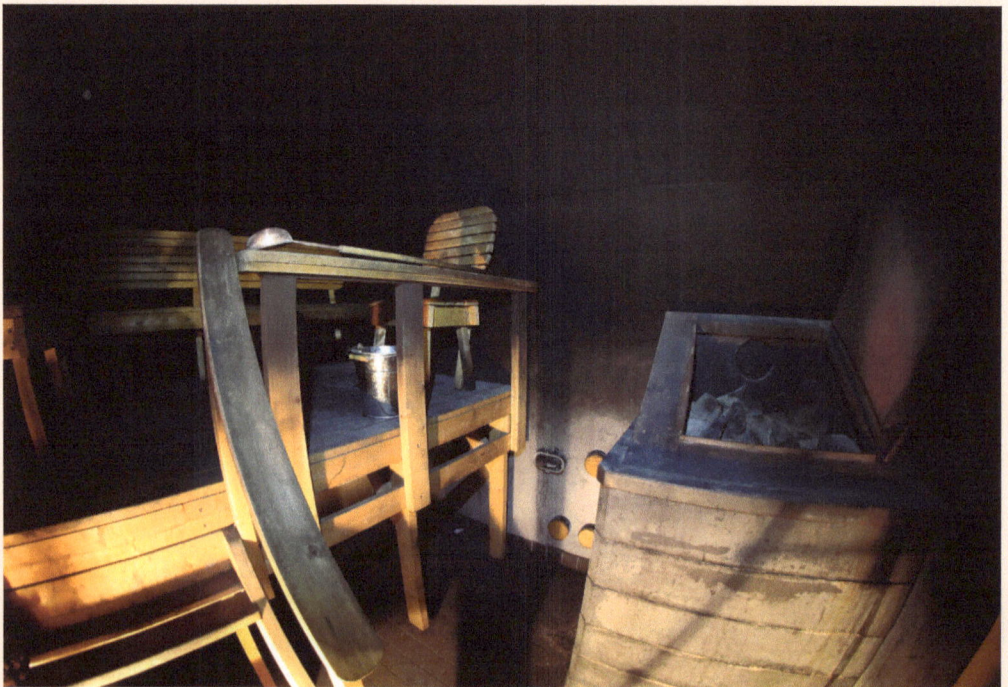

Abbildung 126. Einige finnische Saunen wurden erfolgreich aus Beton gebaut. Die Wände dieser unterirdischen Gewölbesauna bestehen aus einfachem Beton.

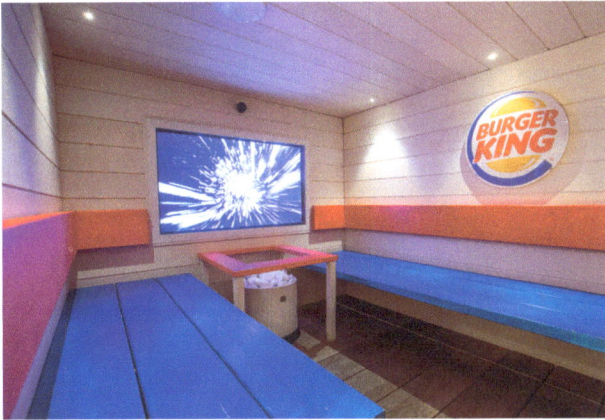

Abbildung 127. Die Burger King Sauna in Helsinki verfügt über eine charakteristische Farbpalette sowie einen Fernseher hinter einem Fenster.

Holzes behindert, die sich sonst positiv auf das Dampferlebnis auswirken.

Das dritte fragwürdige Ergebnis der Oberflächenbehandlung ist, dass sie eine Einbahnstraße ist. Die Beschich-tung lässt sich nur schwer von den Holzplatten entfernen. Es ist einfacher, die Paneele komplett zu ersetzen. Wenn eine massive Holzwand beschichtet wird, d. h. die gemeinsame Außen- und Innenwand, kann dies die Sauna dauerhaft ruinieren. Das Gleiche kann passieren, wenn nicht im Voraus geprüft wird, wie sich ein getönter Anstrich verhält. Tests sollten immer außerhalb der sichtbaren Flächen erfolgen, um das gewünschte Ergebnis sicherzustellen, denn das Abtönen von Beschichtungen ist kein hundertprozentig zuverlässiges Verfahren. Die letzte Vorsichtsmaßnahme ist, dass unbehandeltes Holz einen natürlichen Geruch abgibt, den die meisten Menschen in Finnland als angenehm empfinden. Wenn die Oberfläche versiegelt wird, wird der Geruch minimiert oder geht ganz verloren.

Obwohl Beschichtungslösungen hier insgesamt sehr kritisch betrachtet werden, soll nicht vorgeschlagen werden, sie ganz zu verbieten. Der Saunaboden beispielsweise erwärmt sich nicht sehr stark und hat wenig Wechselwirkung mit Löyly, so dass er sicher behandelt werden kann. Es gibt auch Behandlungslösungen, die ausschließlich Farbstoff oder Farbpigmente enthalten, nicht aber Öl, Wachs oder andere Substanzen, die normalerweise vorhanden sind, um den Farbstoff an die behandelte Oberfläche zu binden und die poröse Oberfläche des Holzes abzudichten. Es ist zu erwarten, dass Holzfärbemittel auf Spiritusbasis eine solide Tönung ohne die negativen Nebenwirkungen erzielen, da sie vor der Notwendigkeit warnen, das Holz mit einer separaten Substanz zu ‚versiegeln'. Die Herausforderung besteht darin, zu gewährleisten, dass die alternativen Produkte die Saunatemperaturen überstehen. So ist z. B. die traditionelle Tünche (Kreidefarbe ohne Acrylverbindungen) ebenfalls eine hygroskopische Farbe, die hohen Temperaturen standhält und erfolgreich eingesetzt wurde.

Der Nachteil von unbehandeltem Holz ist, dass die Oberflächen empfindlich bleiben. Auch ohne Beschichtungsmittel ist es ratsam, das Holz regelmäßig zu behandeln, z. B. mit Paraffinöl (Kerosin; auf Erdölbasis), das eine vorübergehende Schutzschicht bildet, um zu verhindern, dass das Holz Wasserspritzer oder menschliches ‚Öl' aufnimmt und nass und schmutzig wird. Auch andere Ölsorten, z. B. Küchenbrettöl (könnte auch Paraffin sein!), können ausprobiert werden. Diese sind nicht annähernd so wirksam wie die eigentlichen Beschichtungsmittel und müssen regelmäßig neu aufgetragen werden—in einer Wohnsauna, die einmal pro Woche benutzt wird, mindestens jährlich.

Auch hier gilt: Welches Mittel auch immer gewählt wird, es sollte im Voraus experimentell geprüft werden, vielleicht mit Hilfe eines Haushaltsofens, um die Saunatemperatur mit einer Probe zu simulieren. Wenn eine farbenfrohe Sauna gewünscht ist, empfiehlt es sich, eine einfarbige Wand aus Keramikelementen, Himalaya-Salzplatten, Glasfliesen oder Ähnlichem zu wählen. Es ist ratsam, zu vermeiden, alle Wände, die Decke und die Bänke zu behandeln,

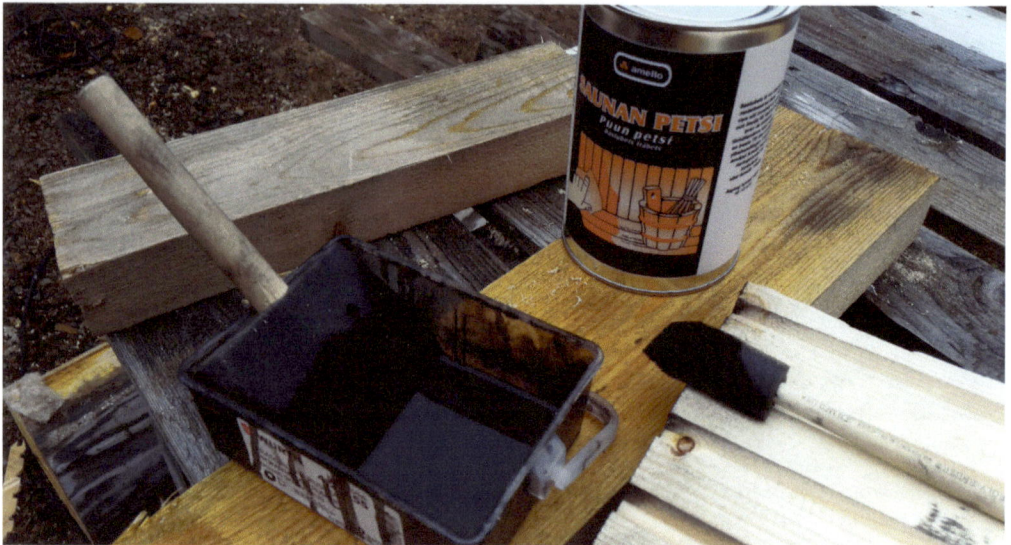

Abbildung 129. Ich habe die Wände meiner Blockbohlen-Sauna mit einer schwarzen Farbe auf Spiritusbasis behandelt, ohne dass dabei erkennbare Nachteile auftraten. Es wurden zwei Schichten aufgetragen, um ein nahezu deckendes Finish zu erzielen.

damit etwas natürliches Holz erhalten bleibt, um den Dampf zu puffern und den Duft des Holzes zu bewahren.

Obwohl sich dieses Buch vor allem mit dem Inneren der Saunakabine befasst, muss betont werden, dass auch die Umkleidekabine und sogar der Waschraum von den hygroskopischen Eigenschaften des Wandmaterials beeinflusst werden. Wenn Menschen den heißen Raum verlassen, kommen sie buchstäblich dampfend heiß heraus. Wenn sie sich in einer Umkleidekabine abkühlen wollen, muss diese Kabine in der Lage sein, die von den Badenden eingebrachte Feuchtigkeit zu bewältigen. Eine gute Belüftung und die richtigen Materialien helfen dabei.

## Sauna-Wände

Zu den Wänden der Saunakabine wurden bereits viele Hinweise gegeben. Für den Saunagenuss ist der obere Teil der Wände am wichtigsten, um Wärme und Feuchtigkeit in der Sauna zu halten. Die Dampftasche, auch bekannt als Wärmekammer (finnisch löylytasku), bezeichnet ein imaginäres Volumen eines luftdichten Raums in der Sauna, das sich ungefähr über der obersten Ebene des Ofens befindet und wiederum dem Gesetz von Löyly folgt. Wenn Löyly entsteht, entsteht im Inneren der Tasche erheblich mehr Dampf und außerhalb nur sehr wenig, da die durchschnittliche Temperatur im Inneren der Tasche höher und gleichmäßiger ist.

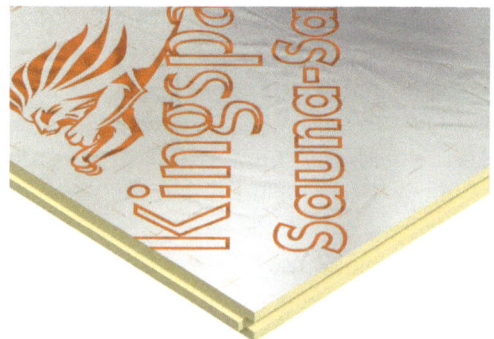

Abbildung 128. Polyisocyanurat-Dämmplatten (PIR, eine flammhemmende Variante von PUR) sind eine moderne, effektive und feuchtigkeitsbeständige Lösung, die bei Bedarf in Saunen eingesetzt werden kann. Das weithin bekannte Produkt Sauna-Satu ist nur 30 mm dick, gut isolierend (0,022 W/(m·K)), brandsicher und einfach zu installieren. Foto © Kingspan.

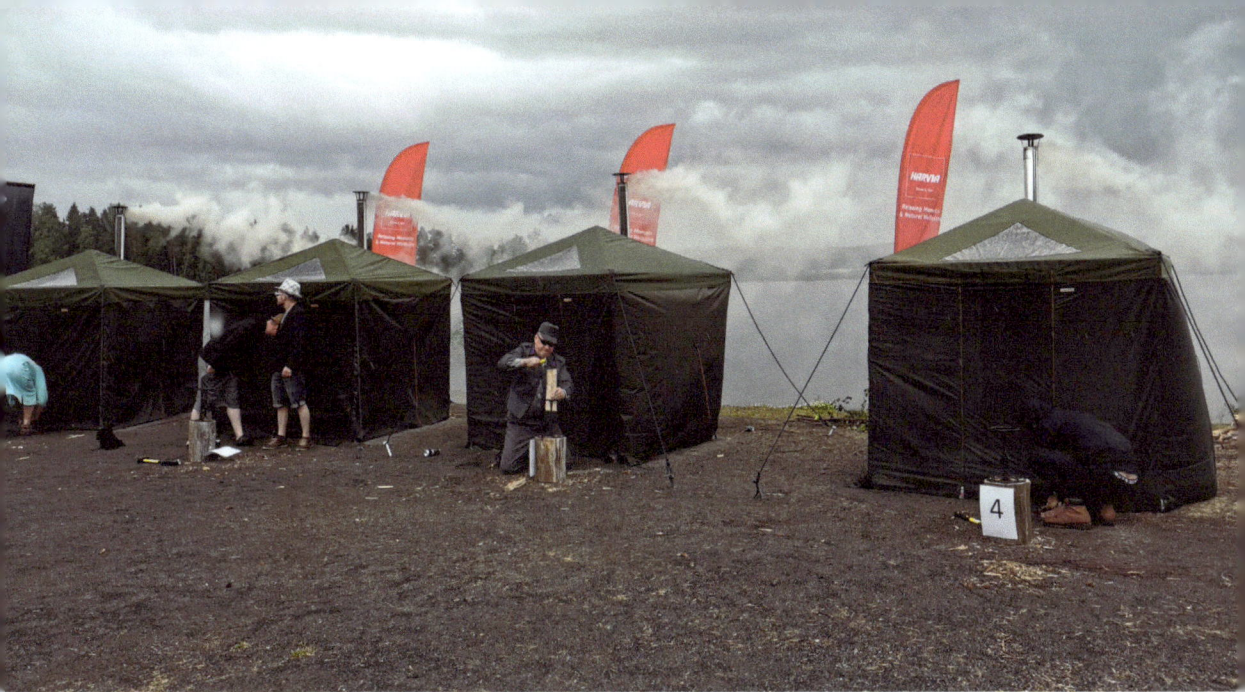

Abbildung 130. Zelt-Saunen wurden bei den Sauna-Heizmeisterschaften in Peurunka, Finnland, eingesetzt. Die Isolierung ist unerheblich, wenn die thermische Leistung in Hülle und Fülle zur Verfügung steht. Foto von der Veranstaltung 2019.

Die Wände sind dazu da, die Dampftasche zu sichern, was eine hervorragende Isolierung (Wärmewiderstand; R-Wert), d. h. einen niedrigen Wärmedurchgangskoeffizienten (U-Wert) erfordert. Der R-Wert misst, wie gut ein Material dem Wärmefluss widersteht, und gibt die Wirksamkeit eines Isoliermaterials an. Der U-Wert misst die Geschwindigkeit des Wärmedurchgangs durch ein Material. U-Wert und R-Wert stehen in umgekehrter Beziehung zueinander. In Saunen, die nicht täglich oder mitten im Winter genutzt werden, ist der Unterschied in der Energieeffizienz zwischen einer schlechten und einer sehr guten Isolierung in der Praxis jedoch recht gering. Deshalb können schlecht isolierte Lösungen wie Zeltsaunen

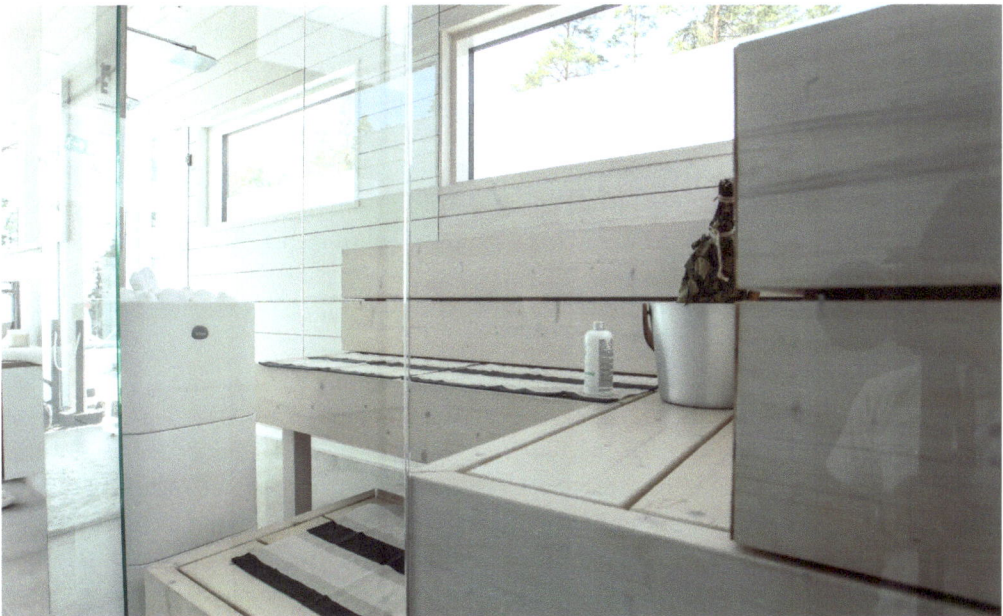

Abbildung 131. Die Kombination aus Glaswand und -tür ist nahezu transparent und täuscht die Kamera ebenso leicht wie das Auge.

159

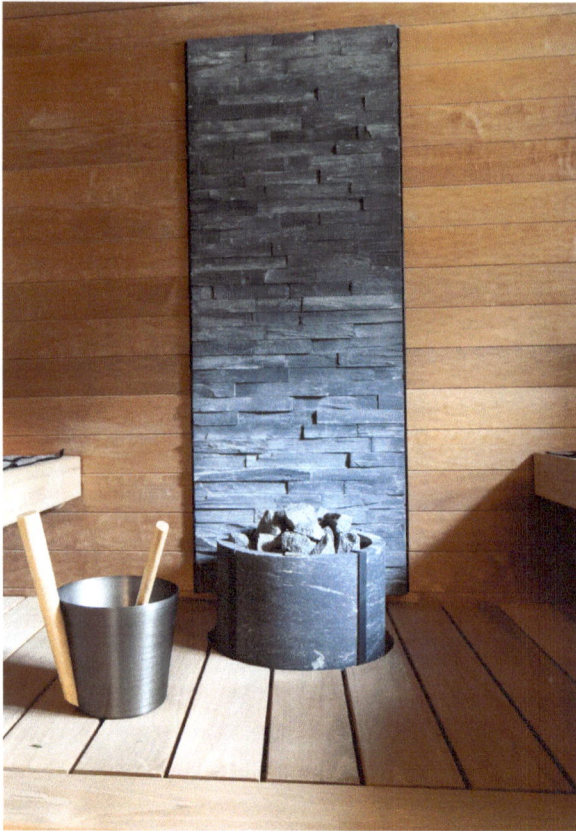

Abbildung 132. Die Wand aus Gesteinselementen in einer modernen integrierten Sauna erstreckt sich hinter dem Ofen vom Boden bis zur Decke.

funktionieren—auch wenn sie am einfachsten in der warmen Jahreszeit zu betreiben sind, wenn die schlechte Isolierung nicht so sehr ins Gewicht fällt.

Die oben gemachten Aussagen über die Saunamaterialien und ihre Behandlung gelten auch für die Wände. Die Wände haben die größte Oberfläche und folglich den größten Einfluss auf das Verhalten der Sauna. Im Gegensatz zu den Bänken gibt es in Finnland einen großen Designtrend bei integrierten Saunen, der die Verwendung von Glaswänden und -türen bevorzugt. Diese Lösung ist aus zwei Gründen attraktiv. Der erste ist das veränderte Aussehen der Sauna und der angrenzenden Räume. Durch die transparenten Wände wirkt der Raum wie ein einziger großer Raum, und auch die Beleuchtung wird verbessert. Der zweite Grund, der für Glaswände und -türen spricht, ist ihre überlegene

Haltbarkeit. Glas überlebt die meisten anderen Materialien, die in einer Sauna verwendet werden, und muss nur gereinigt werden, so dass es—abgesehen von Unfällen—alles andere überdauert. Der größte Nachteil ist, dass diese Wände aus einfachem Glas bestehen, das eine schlechte Isolierung bietet. Dies führt sowohl zu Wärmeverlusten als auch zu gefährlich heißen Oberflächenbereichen. Außerdem hat Glas nicht die erwünschten hygroskopischen Eigenschaften von Holz. Während eine typisch finnische Kombination aus Glaswänden und -türen in Bezug auf die Isolierung durch zusätzliche Dichtungen verbessert werden kann, ist es nicht empfehlenswert, eine Glaswürfelsauna zu bauen. Eine einzelne Wand aus Glas, die sorgfältig konstruiert ist, um den Wärmeverlust zu minimieren, ist immer noch ein akzeptabler Kompromiss für die Qualität von Löyly.

Stein- und Glasverbundwerkstoffe können auch verwendet werden, um ‚Effekt'-Wände in einer Sauna zu schaffen. In den letzten zehn Jahren wurde es in finnischen integrierten Saunen Mode, ein Steinwandelement hinter dem Ofen anzubringen. Diese sehen zwar ansprechend aus, haben aber die gleichen Nachteile wie die Wände aus Vollglas und das zusätzliche Problem, dass poröse und zerklüftete Oberflächen schwieriger zu reinigen sind als Vollglas. Wenn eine Entscheidung für diese Art von dekorativen Wänden getroffen wird, sollte darauf geachtet werden, dass die Wandelemente für den Einsatz in der Sauna geeignet sind, da einige ‚Fels'-Elemente nicht wirklich aus Fels bestehen oder das Glasmaterial einen Kunststoffkleber enthält, der den Temperaturen in der Sauna nicht standhält.

# Abdichtung und Dampfsperre in einer typischen integrierten finnischen Sauna

Als Referenz folgt der grundlegende Entwurf einer integrierten Sauna-wandkonstruktion, die für den Umgang mit Wasser in seinen verschiedenen Formen ausgelegt ist. Diese Art von Konstruktion wird häufig in Wohnungssaunen verwendet, ist jedoch nicht unbedingt für Saunagebäude aus massivem Holz erforderlich.

Kurz gesagt, flüssiges Wasser landet auf dem Boden und wird dann zu einem Abfluss geleitet. Bei der Erzeugung von Löyly entstehen große Mengen Wasserdampf. Dieser versucht, durch jedes Loch zu entweichen, das er finden kann. Dampfsperren und Belüftung werden eingesetzt, um zu verhindern, dass Dampf in die Gebäudestruktur eindringt. Wasserdampf, der innerhalb der Gebäudestruktur kondensiert, kann die Baustruktur beschädigen und das Wachstum von Schimmel, Bakterien und Pilzen begünstigen.

Im Detail umfasst die Konstruktion mehrere Schichten mit unterschiedlichen Funktionen. Von innen nach außen betrachtet befinden sich auf dem Boden Keramikfliesen auf einer wasserundurchlässigen Schicht, die auf den Betonboden aufgetragen wurde. In den Beton kann eine elektrische oder Wasserheizung eingebettet sein, die dafür sorgt, dass der Boden trocken bleibt. Die wasserundurchlässige Schicht reicht vom Boden mindestens 10 cm die Wand hoch oder über die gesamte Höhe der Wand, wenn die Wand ebenfalls gefliest ist. Es ist zu beachten, dass eine normale Wassersperre der starken Strahlungswärme der Heizung nicht standhält.

Bei der Begutachtung einer fertigen Wand (oder Decke) fällt nur die Holzver-kleidung auf, die zwischen 14 und 28 mm dick ist. Diese Verkleidung verhindert, dass Spritzwasser weiter eindringt, aber sie kann jedoch vorübergehend nass werden. Unter der Verkleidung befinden sich Nagelleisten, die einen vertikalen Luftspalt von mindestens 25 mm und maximal 50 mm vom Boden bis zur Decke bilden. Der Luftspalt sorgt für die Belüftung der Rückseite der Paneele. Die Verkleidung beginnt mindestens 50 mm oder höher über dem Boden und endet etwa 10 bis 20 mm unterhalb der Deckenverkleidung, sodass jeglicher Dampf zurück in den Raum gelangt. Bei horizontalen Verkleidungen ist dies dank der Wandkonstruktion einfach, bei vertikalen Verkleidungen sind jedoch versetzte horizontale Nagelleisten erforderlich, um einen Luftspalt vom Boden bis zur Decke zu ermöglichen.

Hinter dem Luftspalt befindet sich die Dampf-sperre, klassischerweise eine Kombination aus Alu-miniumpapier und Aluminiumband auf der Dämmung und der eigentlichen Wandkonstruktion. Bei Papier sollten die Fugen mindestens 150 mm überlappen. Heutzutage wird häufig eine 30 mm dicke PIR-Platte mit einer Aluminiumoberfläche auf einer Seite und Nut- und Federverbindung verwendet, da sie sehr praktisch ist. Klebeband wird verwendet, um Lücken und Durchgangsfugen zu versiegeln: Belüftung, Abfluss, Elektrizität usw. Die Decke folgt derselben Konstruktion, sollte jedoch aufgrund ihrer höheren Wärmebelastung immer gut isoliert sein.

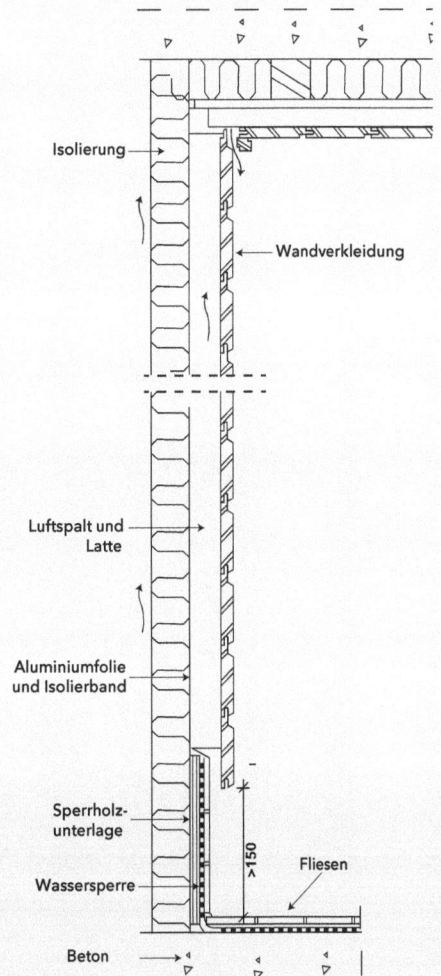

Isolierung

Wandverkleidung

Luftspalt und Latte

Aluminiumfolie und Isolierband

Sperrholz-unterlage

Wassersperre

>150

Fliesen

Beton

# Die Saunatür

Die Saunatür ist ein notwendiges, aber meist wenig aufregendes Detail. Im Idealfall sollte der Türrahmen unter dem Niveau der Dampftasche bleiben. Dies würde unter allen Umständen einen minimalen Wärme- und Löylyverlust garantieren. Da moderne Türen in Finnland jedoch 200 cm hoch sind, ist dieses Ideal nur schwer zu verwirklichen, da das Deckenniveau dann mindestens 350 cm über dem Fußboden liegen sollte, oder der Eingang müsste anders gestaltet werden, z. B. mit einer Treppe vom darunter liegenden Stockwerk. Als Kompromiss für die Zugänglichkeit wird in der Regel eine Tür mit normaler Höhe und einer minimalen Schwelle gewählt. In großen Saunen können mehrere Türen vorhanden sein, wenn dies aus Gründen des Personenflusses oder des Brandschutzes wünschenswert erscheint.

Einige finnische Saunakabinen machen eine Ausnahme und haben eine altmodische Türkonstruktion übernommen, bei der die Tür nur 80 cm hoch und ebenso breit ist. Die Türschwelle ist mit 40 cm außergewöhnlich hoch, was wiederum Saunagäste dazu zwingt, auf die eigenen Schritte zu achten und den Raum in einem seitlichen Bogen zu betreten. Die daraus resultierende Höhe des Türrahmens von 120 cm bedeutet, dass die Integrität der Dampftasche auch bei einer bescheidenen Deckenhöhe gewährleistet werden kann; die Zugänglichkeit wird jedoch beeinträchtigt.

Eine einfache Lösung, um die Dampftasche intakt zu halten, aber eine normale Türhöhe beizubehalten, besteht darin, einen Teppich oder einen schweren ‚Löyly-Vorhang‘ aufzuhängen, um den oberen Teil des Türrahmens abzudecken, wie in Abbildung 133 dargestellt. Dadurch wird der Dampf ausreichend gebremst, so dass er nicht vollständig entweicht, selbst wenn die Tür zum Zeitpunkt des Löylys geöffnet sein sollte. Ein weiteres Problem im Zusammenhang mit der Belüftung ist, dass die Tür eine Öffnung zwischen der Tür und der Türschwelle lassen kann.

Die Sicherheitsfunktion der Tür darf nicht vergessen werden. Die Tür ist der wichtigste Fluchtweg, wenn die Hitze im Raum unerträglich wird oder die Sauna im schlimmsten Fall in Brand gerät. Deshalb muss die Saunatür immer nach außen aufgehen und darf keinen Schließ- oder Riegelmechanismus haben, der sich von innen nicht ohne Schlüssel öffnen

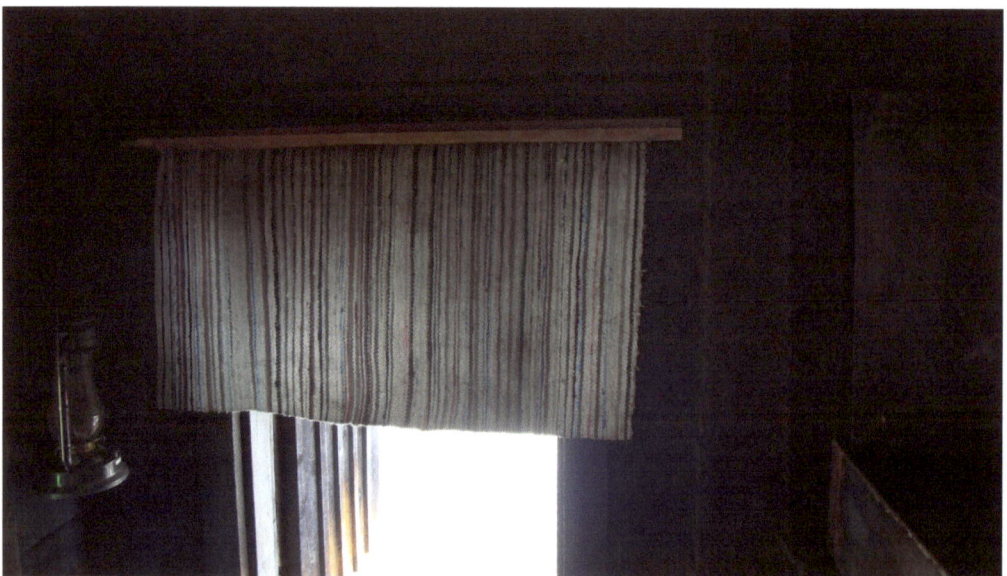

Abbildung 133. Der Löyly-Vorhang bedeckt die Tür teilweise und minimiert so den Verlust von Löyly, falls die Tür undicht sein sollte.

lässt. Griffe zum Schieben (von innen) und Ziehen (von außen) werden empfohlen. Außerhalb Finnlands sind teilweise andere Traditionen verfolgt worden, bei denen Schlösser an Saunakabinentüren angebracht wurden. Dies hat zu bedauerlichen tödlichen Zwischenfällen geführt. Die Tür sollte mit einem Schließmechanismus ausgestattet sein, der sie geschlossen hält, wenn kein Verkehr herrscht. Neben einfachen Holzschlössern gibt es dafür zahlreiche Lösungen. An der Saunatür des Suvikallio ist beispielsweise ein großer Magnet angebracht, der für etwas zusätzliche Kraft sorgt und verhindert, dass sich die Kabinentür ungewollt öffnet, wenn eine große Menge Löyly entsteht. Es gibt im Handel erhältliche Alternativen mit dem gleichen Zweck.

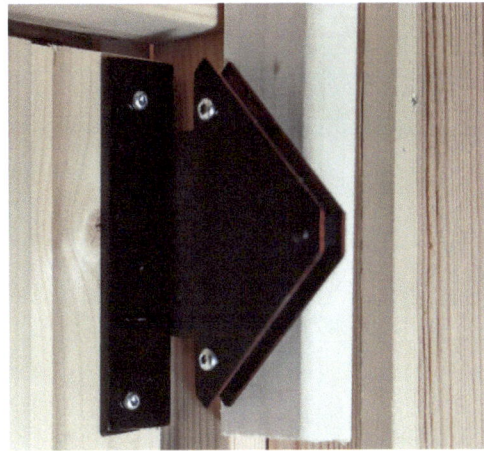

Abbildung 134. Der Türschließmagnet ersetzt kompliziertere feder- oder hydraulisch betriebene Türschließer, die unter Saunabedingungen möglicherweise nicht lange halten würden.

Das Material der Tür erfüllt alle Anforderungen, die auch an die anderen Oberflächen der Sauna gestellt werden. Traditionelle finnische Saunatüren waren aus Holz, moderne Türen sind aus Glas. Glastüren sind etwas billiger in der Herstellung und nehmen logistisch weniger Platz in Anspruch, so dass sie kommerziell überlegen sind. Der Mehrwert einer Sauna ergibt sich nur aus ihrer größeren Robustheit. Glastüren eignen sich besonders für eine Familiensauna, wenn Kinder nicht so viel Zeit in der Sauna verbringen wie Erwachsene, die die Kinder durch das Glas hindurch beaufsichtigten können. Das Glas sollte getönt oder mit Markierungen versehen sein, um zu verhindern, dass Badegäste hineinstolpern (siehe Abbildung auf der nächsten Seite). Persönlich bevorzuge ich Holztüren, die einen Glaseinsatz haben.

# Der Saunafußboden

Der Saunafußboden ist der erste Berührungspunkt, wenn die Sauna betreten wird. Wenn man barfuß ist, spürt man sofort die Temperatur, die Nässe und die Sauberkeit der Sauna. Ein guter Saunaboden ist sicher und zuverlässig; er ist nicht rutschig, pechschwarz, brennend heiß oder eiskalt. Auch hier ist Holz ein hervorragendes Material für den Bodenbelag. Da sich Saunafußböden weder aufheizen—wie die anderen Oberflächen—noch mit Löyly interagieren, gibt es mehr Möglichkeiten für das Fußbodenmaterial. Der Fußboden ist eine der Oberflächen, bei denen nicht systematisch auf der Verwendung von Holz bestanden werden muss.

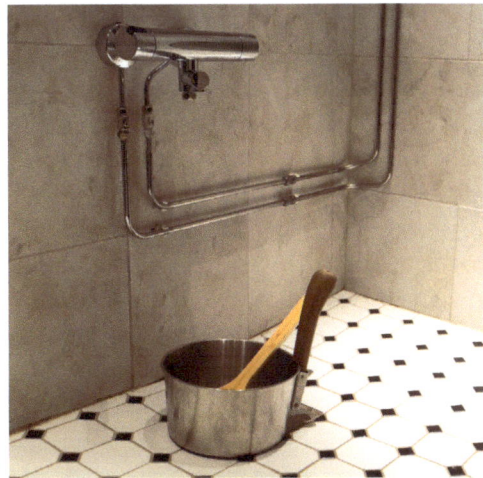

Abbildung 135. Fliesenböden eignen sich gut für eine integrierte Sauna, sofern die Fliesen über eine angemessene Rutschfestigkeit verfügen.

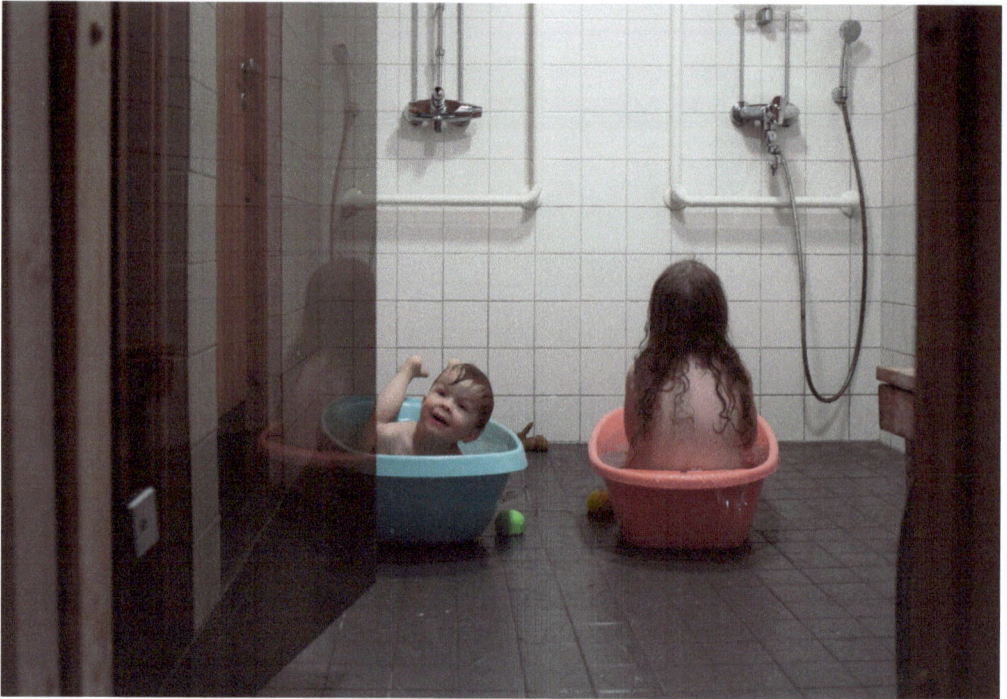

Abbildung 136. Glastüren und -wände ermöglichen die Nutzung der Familiensauna, da Eltern dank der Transparenz beobachten können, was im privaten Bad vor sich geht. Die Tür muss geschlossen bleiben.

Der Fußboden wird am stärksten mechanisch beansprucht und ist auch feuchter als die anderen Oberflächen. In den Saunakabinen, in denen die Sauna auch zum Waschen genutzt wird, kann die Wassermenge beträchtlich sein. Deshalb brauchen Saunaböden ein ausreichendes Gefälle von ein bis zwei Prozent zum Abfluss hin, damit der Boden schnell austrocknen kann. Außerdem ist es empfehlenswert, den Holzboden mit einer wasserabweisenden Beschichtung zu versehen, z. B. mit einem Ölanstrich. Einige finnische Kabinenhersteller verwenden Bootslack oder Lasur, um eine nahtlose und feste Oberfläche zu schaffen. Das ist in Ordnung, solange die Oberfläche nicht zu rutschig wird.

Die genaue Ausführung des Saunabodens hängt davon ab, um welche Art von Sauna es sich handelt. Ist es eine integrierte Sauna, so bietet sich ein Betonboden, eventuell mit integrierter Heizung, ein Fliesenboden oder polierter Beton an. Bei Saunakabinen ist die Situation weniger eindeutig. Wenn eine Kabine auf einer Betonplatte gebaut wird und die Kabine nicht während der gesamten Jahreszeiten warm gehalten wird, dann bleibt der Beton die meiste Zeit des Jahres auf einer unangenehm kalten Temperatur, zumindest im finnischen Klima. Das macht ihn zu einer schlechten Wahl für ein Saunaerlebnis. Es ist unmöglich, den Betonboden nur mit Saunawärme zu erwärmen. Die einzige Möglichkeit, die Sauna angenehm zu gestalten, ist der Einbau eines elektrischen Heizsystems in den Beton. Der Versuch, den Beton mit einer darüber liegenden Holzleiste abzudecken, führt zu einem komplizierten Fußbodenaufbau und einer Anhebung des Fußbodenniveaus, was zu neuen Problemen führen kann. Ohne eine vollständige Isolierung des Betons, z. B. mit PU-Platten, wird dies nicht gelingen. Aus diesen Gründen werden Betonböden für Saunakabinen, die das ganze Jahr über nur selten benutzt werden, speziell weit außerhalb der tropischen Zone, nicht empfohlen.

Für gefliesste Böden gibt es eine große Auswahl an Fliesen, und es sollte möglich sein, Optionen zu finden, die mit dem Rest der Einrichtung kompatibel sind. Die Auswahl der

Fliesen muss jedoch nach der Rutschfestigkeit der Fliesen eingeschränkt werden. Diese Werte beschreiben die Reibung der Fliesen und ihre typische Anwendung. Die internationale Norm ISO 10545 und die deutsche Norm DIN 51130 / 51097 bilden die Grundlage für die Bewertung der Rutschfestigkeit. Fliesen müssen für die Verwendung in Feuchträumen geeignet sein, was je nach dem verwendeten Bewertungssystem mit „Gruppe C", „R11, R12, R13" oder „Klasse 2" angegeben werden kann. Aus Sicherheitsgründen sollten keine Fliesen mit einer geringeren oder gar keiner Einstufung verwendet werden.

Ein weiterer Aspekt ist die Frosttoleranz der Fliesen, wenn sie in einer Kabine verlegt werden, in der die Innentemperaturen unter 0 °C liegen können. Die Fliesen selbst kommen mit den hohen Saunatemperaturen gut zurecht, aber es ist zu beachten, dass die Temperatur direkt unter dem Ofen um Hunderte von Grad Celsius höher sein kann als anderswo. Wenn unter den Fliesen ein Abdichtungsmaterial angebracht ist, sollte es der Hitze standhalten. Wenn dies nicht der Fall ist, sollte der Saunaofen auf einer Sicherheitsplattform, z. B. einer Stahlplatte, aufgestellt werden, die ihn vom Boden trennt.

Das letzte Detail am Boden ist ein Abfluss, der das Wasser aus dem Nassbereich ableiten soll. Dies muss selbst in den kleinsten Kabinen berücksichtigt werden, da Wasser seinen Weg zu den Holzstrukturen finden und schließlich Fäulnis verursachen kann. In der hier beschriebenen Saunakabine gibt es einen Holzfußboden (2,5 cm dick, mit zwei Prozent Gefälle), der in zwei Teile geteilt ist, und unter der Öffnung eine Aluminiumrinne zum Auffangen des Grauwassers. Die Rinne ist mit einem Kunststoffrohr versehen, das zu einem Kunststoffsammelbehälter führt, der in einer Grube neben der Sauna ausgehoben wurde. Das überschüssige Wasser wird nach dem Saunagang immer vom Boden zur Rinne gewischt. Das Fundament der Saunakabine ist erhöht, was diese Vorkehrungen vereinfacht hat. Diese Lösung funktioniert selbst bei -20 °C erstaunlich gut, ohne dass das Grauwasser gefriert oder der Boden zu kalt wird. Die geringe Wärmeleitfähigkeit von Holz in Verbindung mit einer guten Luftzirkulation macht es recht einfach, die Oberfläche im Inneren der Saunakabine zu erwärmen, während die andere Seite der Bodenoberfläche noch unter dem Gefrierpunkt liegt. Dies ist bei anderen Bodenmaterialien nicht möglich. In dieser Kabine fühlt sich die kleine Betonplatte unter dem Ofen (die wegen ihrer Festigkeit ausgewählt wurde) trotz der größeren Strahlungswärme an den Rändern fast nie unangenehm warm an.

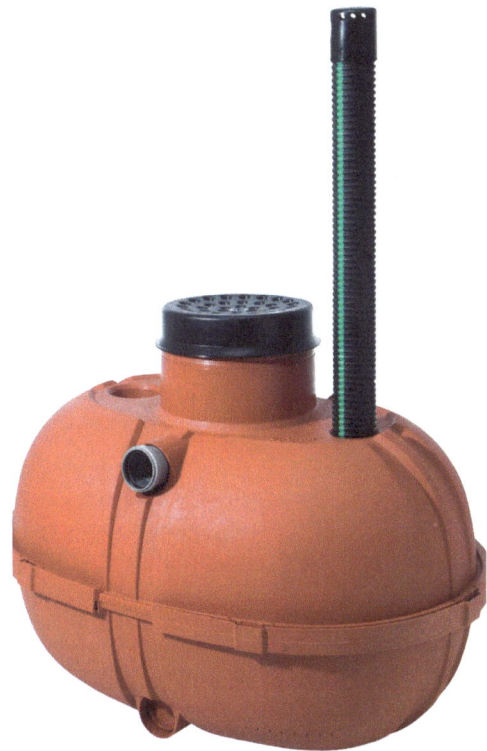

Abbildung 137. Ein Kunststoff-Sammelschacht der finnischen Marke Uponor, die zur Georg Fischer Gruppe gehört. Dieses Modell verfügt über eine aufsteigende Entlüftung und einen Boden, der bewusst nicht wasserdicht ist.

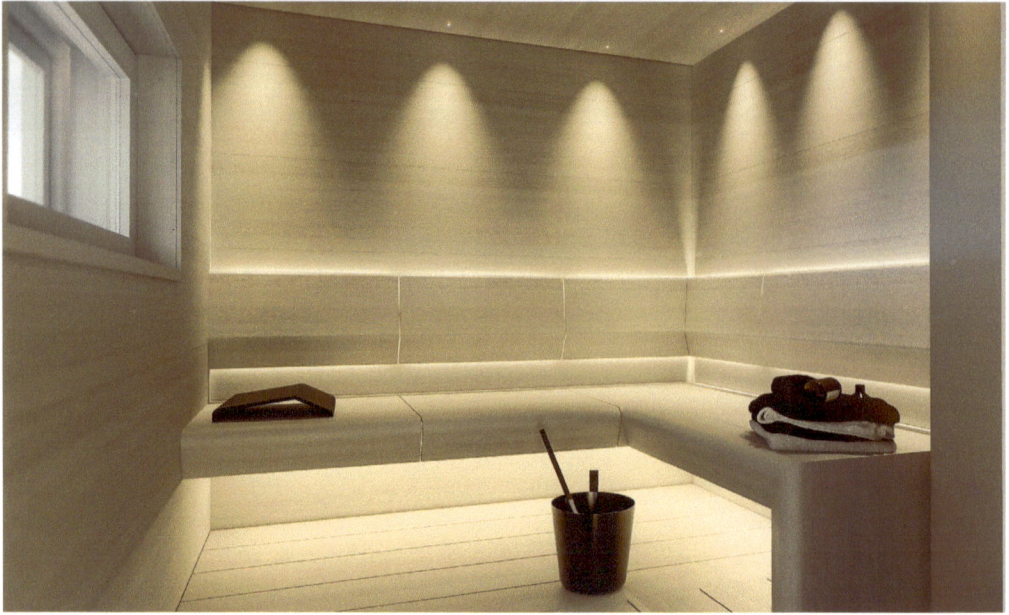

Abbildung 138. Die Kombination von natürlichem und verschiedenen Arten von künstlichem Licht kann eine angenehme und harmonische Atmosphäre schaffen. Foto © Cariitti, Taive.

## Saunafenster und Beleuchtung

Natürliches Licht ist ein wesentlicher Bestandteil der finnischen Saunatradition. Kleine Fenster in Bodennähe sorgen seit der Zeit der Rauchsaunen für Licht. Folglich war das traditionelle Ambiente der Saunen früher eher düster oder sogar dunkel. Eine gleichmäßig verteilte, schwache Beleuchtung (unter 10 Lux) ist immer noch akzeptabel, da sie zur Beruhigung beiträgt und einen friedlichen Gemütszustand unterstützt. Aus Gründen der Sicherheit und des Komforts ist eine angemessene Beleuchtung empfehlenswert, wobei die Lichtintensität möglicherweise elektronisch geregelt werden kann.

Das Hinauf- und Hinabsteigen auf der Saunatreppe erfordert eine gute Beleuchtung. Das Gleiche gilt für den Umgang mit dem Ofen, z. B. um einen Löyly zu erzeugen oder um heißes Wasser aus dem Wasserboiler zu entnehmen. Die größte Auswirkung auf die Sicherheit haben die fast fünfzig Prozent der kurzsichtigen Menschen, die normalerweise eine Brille tragen, die in einer Sauna unhandlich und unüblich ist. Bei Dunkelheit verschlimmert sich die Kurzsichtigkeit, weil sich die Pupillen weiten (siehe Abb. 139, S. 167). Generell sollten alle sicherheitskritischen Bereiche in der Sauna mit einer Beleuchtung ausgestattet sein. Wenn möglich, sollte eine zweite Beleuchtungsanlage mit herkömmlicher Beleuchtungsstärke (bis zu 100 Lux) für die Reinigung und Wartung der Sauna vorgesehen werden.

Fenster sind immer eine gute Lösung für die Beleuchtung der Sauna. Für eine netzunabhängige Saunakabine sind sie vielleicht alles, was benötigt wird, wenn das fehlende natürliche Licht in den dunkleren Jahreszeiten in den Teilen der Welt, in denen dies der Fall ist, mit Kerzen und Laternen ergänzt werden kann. Bei Saunafenstern gibt es einige Dinge zu beachten. Erstens können moderne Fenster mit sehr hoher Energieeffizienz mit Argon- oder Kryptongas gefüllt sein, das sich bei Saunatemperaturen ausdehnt und das Fensterglas beschädigen kann. Das Saunafenster sollte von innen zu öffnen sein, damit es zur zusätzlichen Belüftung genutzt werden kann, z. B. zum Trocknen der Sauna nach der Benutzung. Zu diesem Zweck sollte es mit einem Holzgriff ausgestattet sein.

Eine weitere Überlegung betrifft die Sicht und die Privatsphäre, die die Fenster bieten. Moderne Saunen in Blogs oder Marketingmaterialien für finnische Saunen haben große Fenster mit schönen Ausblicken. Was gibt es Schöneres, als sich an einer ruhigen Seelandschaft zu erfreuen? Aber die Sicht nach innen sollte berücksichtigt werden. In den dunklen Jahreszeiten kann selbst eine bescheidene Innenbeleuchtung den Spiegeleffekt der Fenster umkehren und das Innere der Sauna nach außen hin sichtbar machen. Es hängt vom Standort ab,

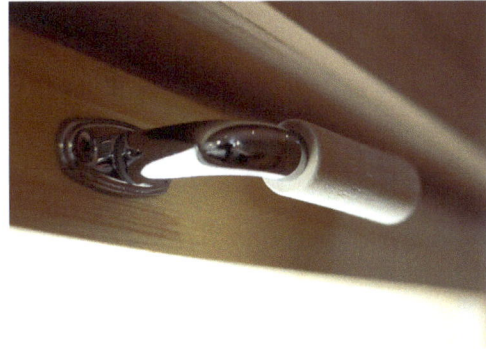

Abbildung 139. Der Fenstergriff aus Holz sorgt dafür, dass sich das Fenster auch bei heißer Sauna bequem öffnen lässt.

ob dies ein Problem darstellt. Die Durchsichtigkeit kann durch einen Filterschirm an der Außenseite oder durch die Verwendung von Milchglas gemildert werden, aber eine kleinere Fenstergröße oder ein hoch gelegenes Fenster im Raum kann die gleiche eingeschränkte Sicht von außen ermöglichen, aber für die Sicht nach draußen ausreichend sein.

In Finnland gibt es mehrere Monate im Jahr, in denen es kaum natürliches Licht gibt. Hier kann moderne Beleuchtungstechnik Abhilfe schaffen. LED-Leuchten ermöglichen eine kreative Beleuchtung in der Sauna mit Lichtstärken, die die Saunastimmung nicht zerstören. Es ist lediglich darauf zu achten, dass die elektrische Verkabelung und die Elektronik, die installiert werden, den Temperaturen in der Sauna standhalten. Standard-LED-Leuchten überleben beispielsweise nicht sehr lange, wenn sie in der Decke angebracht werden, während LED-Leuchten, die speziell für den Einsatz in der Sauna hergestellt wurden, hohen Temperaturen standhalten. Dank der geringen Größe der LEDs oder faseroptischen Leuchten können die kritischen Bereiche der Saunakabine gezielt beleuchtet werden—oder

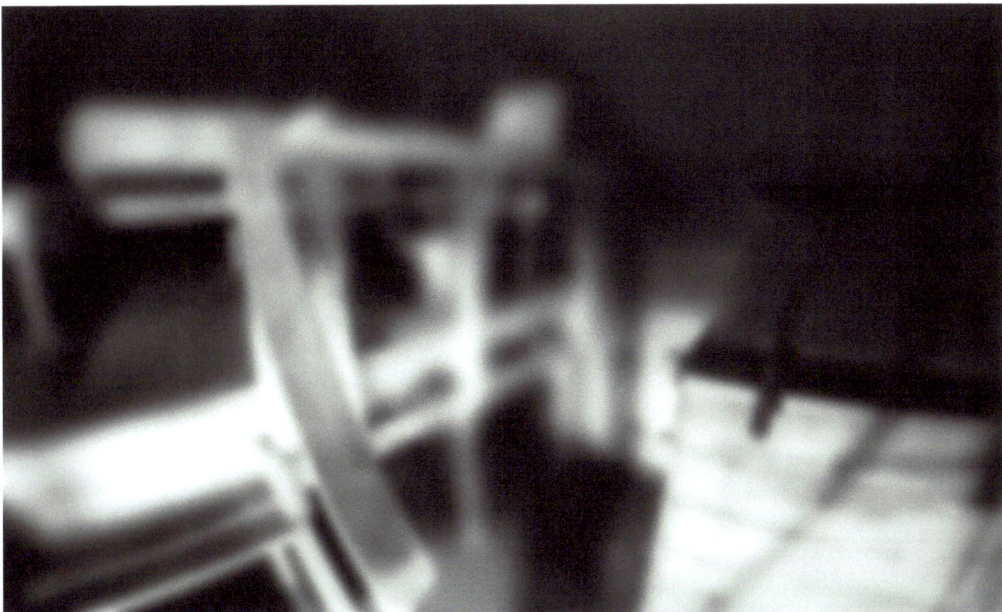

Abbildung 140. Wie eine kurzsichtige Person in einer Sauna sieht: Eine Simulation von Sehstörungen, die ich erstellt habe, um meine Sicht ohne Korrekturlinsen zu demonstrieren.

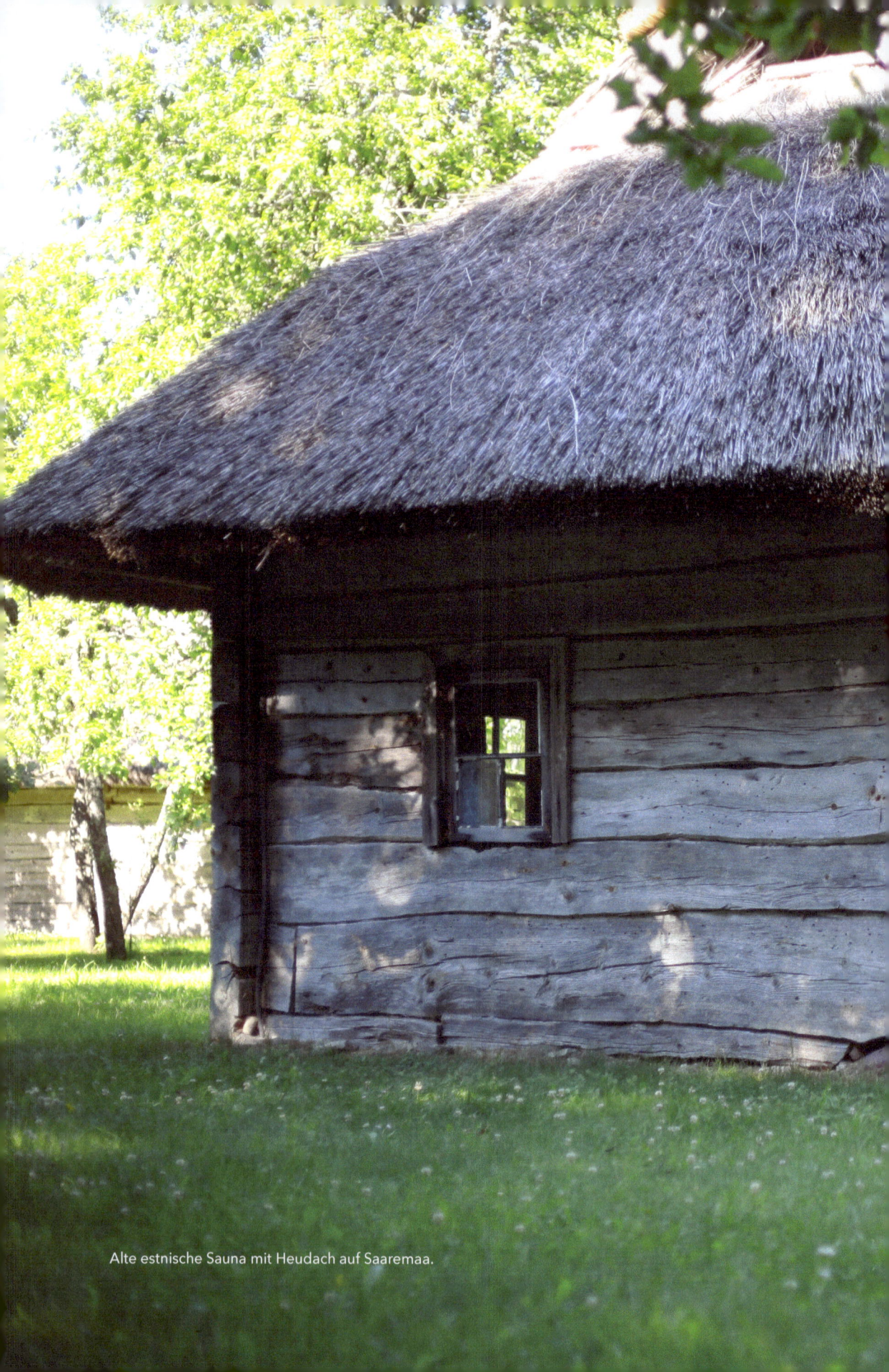

Alte estnische Sauna mit Heudach auf Saaremaa.

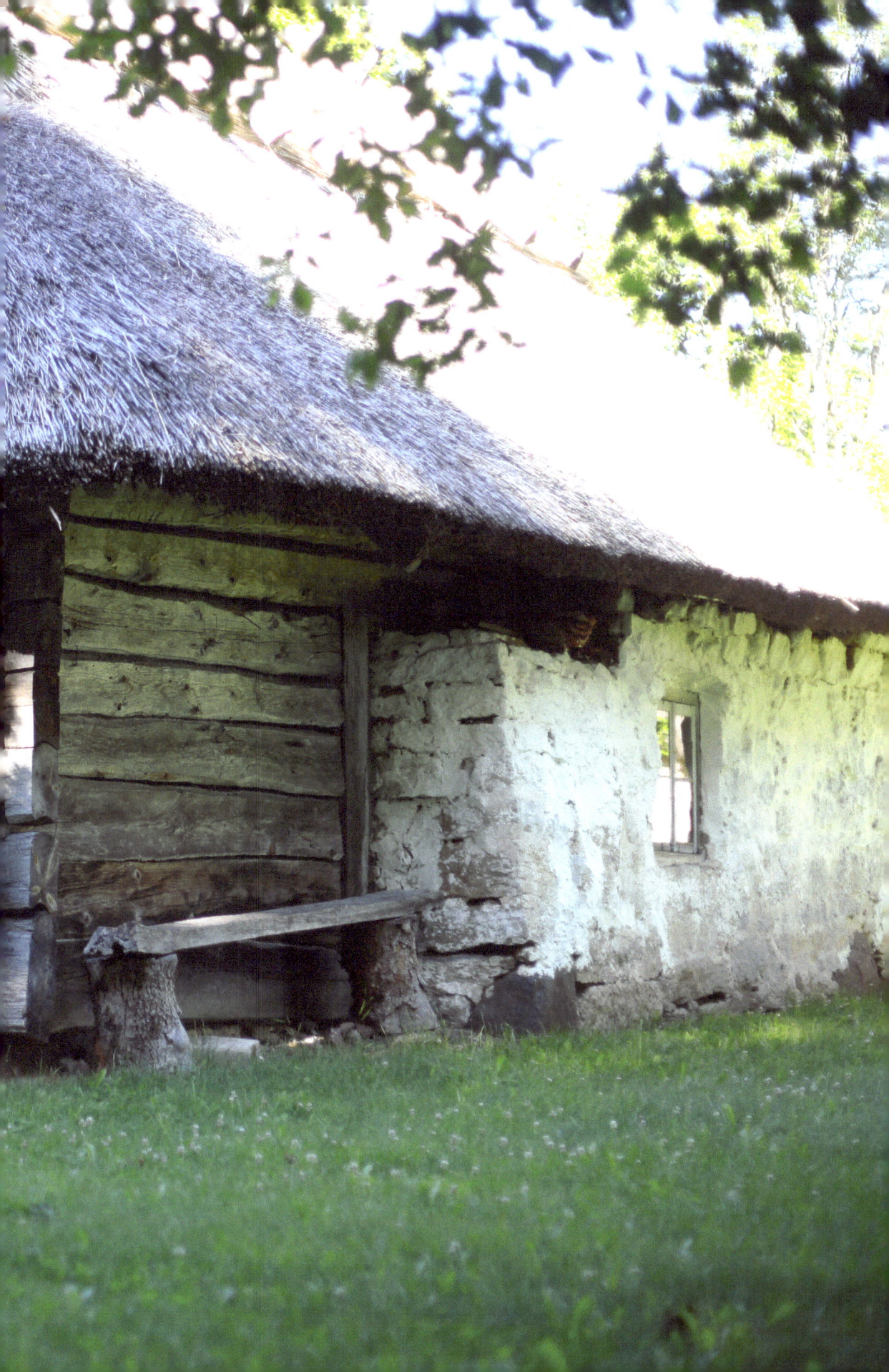

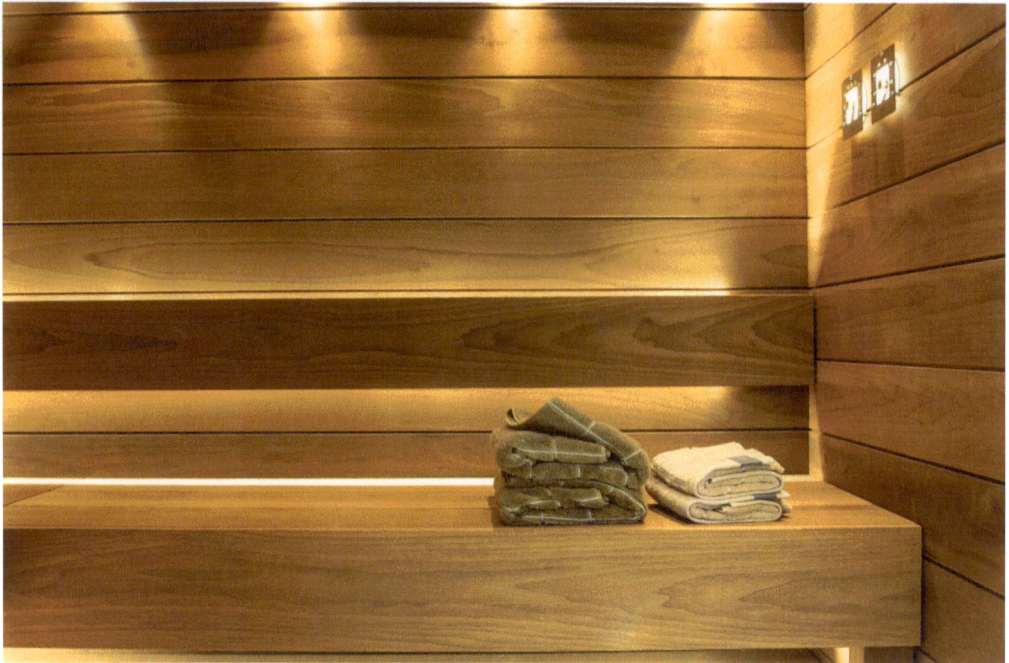

Abbildung 141. LED- und Glasfaserbeleuchtung der ersten Generation erzeugten Spotlichteffekte; die neuen Versionen beleuchten sanfte Bögen und Flächen. Die Lichtquelle selbst kann versteckt werden. Diese Installation verwendet 3.000 K LEDs.

es wird kreativ gearbeitet. Unabhängig von der Art der elektrischen Beleuchtung ist eine sorgfältige Planung erforderlich, da die Installationen im Voraus geplant werden müssen. Wenn beispielsweise Glasfaserkabel in den Wänden oder in der Decke verlegt werden, müssen im Voraus Vorbereitungen getroffen werden, um die Installation zu ermöglichen. Da Glasfasern und LED-Lösungen eine lange Lebensdauer haben, sollte es nicht nötig sein, die Wände vorzeitig abzureißen, es sei denn, das Design wird überdrüssig.

Bei der LED-Beleuchtung gibt es mehrere Varianten. LED-Leuchten ersetzten zunächst faseroptische Projektionen, bei denen das Licht durch dünne Glasfasern von einem leistungsstarken Projektor am anderen Ende des Faserbündels übertragen wurde. Dadurch entstand eine punktförmige Lichtquelle. Heutzutage können einzelne LED-Leuchten mit ähnlichem Effekt verwendet werden. Es gibt aber auch lineare LED-Leuchten, die die einzelnen Lichtpunkte verbergen und stattdessen Lichtbalken oder Lichtstrahlen erzeugen. Alle diese Lösungen sind sehr gerichtet, was bedeutet, dass das Licht sorgfältig ausgerichtet werden muss. Mehrere LED-Einheiten können miteinander kombiniert werden, solange auf eine einheitliche Farbtemperatur geachtet wird, und zwar mit einem möglichst hohen Farbwiedergabeindex (CRI). Persönlich werden warme, orangefarbene Lichter bevorzugt, die am unteren Ende des Temperaturspektrums liegen, zwischen 2.000 und 4.000 Kelvin. Sie betonen die Wärme der Sauna mit einem Ton, der an einen Kamin erinnert.

Herkömmliche Glühbirnen wurden ebenfalls häufig in Saunen verwendet, obwohl sie im Vergleich zu LED-Lösungen nicht sehr anmutig wirken. Glühbirnen waren von Natur aus hitzebeständig und lieferten omnidirektionales Licht. Da die Europäische Gemeinschaft jedoch die Verwendung ineffizienter Beleuchtung wie Glühbirnen stark eingeschränkt hat, schränkt dies den Nutzen der alten Technologie weiter ein und begünstigt LED-basierte Lösungen.

# Sicherheit in der Sauna: Vorbeugung von Unfällen und elektrischen Gefährdungen

In Finnland internationale elektrische Normen und lokale Vorschriften werden eingehalten, wenn es um die Installation von Elektrogeräten in der Sauna geht. Zum Beispiel müssen alle Geräte und Leitungen 100 cm über dem Boden eine spezielle Temperaturklasse haben. Die Temperaturklasse beträgt +125 °C für Geräte und +170 °C für Kabel. In einem Abstand von weniger als 50 cm zum Saunaofen dürfen keine Elektrogeräte aufgestellt werden, und zwar weder horizontal noch vertikal über dem Ofen. Alle elektrischen Geräte in einer Sauna müssen eine IP-Schutzart für feuchte Umgebungen haben, d. h. IPx4 oder höher (IP44, IP45, IP55 usw.). Die Vorschriften dienen der Verhütung von Brand- und Stromgefahren.

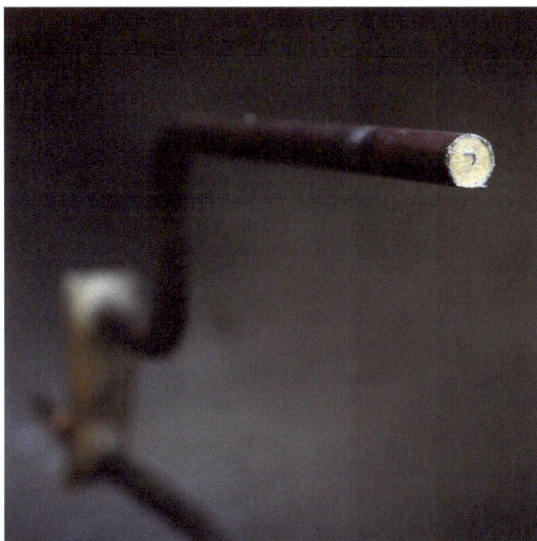

Abbildung 142. Der zerlegte Widerstand zeigt, was sich im Inneren des Widerstandselements befindet. In dem dünnen Draht in der Mitte fließt der elektrische Strom, gut isoliert durch eine Ummantelung.

Es stellt sich vielleicht die Frage, ob ein Elektroofen eine Gefahr darstellt. Schließlich verbraucht ein Ofen eine beträchtliche Menge an Strom und befindet sich in der Sauna. Manche Menschen haben sich zu dieser Annahme hinreißen lassen und aus Angst vor einem Stromschlag sogar die Verwendung von Wasser und die Herstellung von Löyly verboten. In den USA wird der UL-Standard sogar irreführend als „Trockenbadheizgeräte" bezeichnet. Aber keine Sorge, ein professionell hergestellter und installierter Elektroofen ist ein völlig sicheres Gerät, und wenn während des Betriebs eine Kelle Wasser auf die Steine gegossen wird, besteht für Saunabadende keine Gefahr eines Stromschlags. In Finnland wurden trotz Hunderttausender elektrischer Heizgeräte, die dort in Betrieb sind, noch nie Zwischenfälle mit Stromschlägen gemeldet. Der Grund dafür ist, dass die stromführenden Teile des elektrischen Systems des Heizgeräts niemals freiliegen. Auch wenn die rot glühenden Widerstände im Inneren des Heizgeräts zu sehen sind, handelt es sich dabei nicht um den elektrischen Strom, der eine Spannung hat. Der Strom fließt im Inneren des glühenden Teils, in einem Widerstand mit kleinem Fadendurchmesser, der nicht berührt werden kann.

Auch wenn die elektrischen Gefahren unerheblich sind, gibt es in einer Sauna Überlegungen zur physischen Sicherheit. Vier Sicherheitslösungen wurden bereits erwähnt:

- eine angemessene Beleuchtung in der Umgebung potenzieller Gefahrenstellen,
- ein rutschfester Boden,
- Geländer, die verhindern, dass man von den Bänken fällt, und
- Handläufe, die den Auf- und Abstieg auf der Treppe unterstützen.

171

Es gibt jedoch noch weitere Risiken, die es abzumildern gilt.

Die größten Bedenken bestehen in der Gefahr leichter Verbrennungen durch die Heizung und den Wasserkocher. Das Verbrennungsrisiko hängt davon ab, wie heiß der Ofen an seinen Außenkanten wird. Bei Elektroöfen ist die Wärmeverteilung um den Ofen herum gleichmäßiger, während bei Holzöfen heiße Stellen in der Nähe des Feuerraums auftreten können (siehe Abb. 49 auf S. 75). Es gibt jedoch große Unterschiede, und die technischen Daten des Ofens zu den Sicherheitsabständen müssen geprüft werden, um eine Vorstellung davon zu bekommen, wie heiß die Seiten des Ofens werden können. In der Regel ist es nie sicher, sich auf das Heizgerät zu lehnen, daher sollte in seiner Nähe ein Schutz angebracht werden. Schienen oder Ummantelungen, die das Heizgerät umgeben, können helfen, es vor versehentlichen Berührungen mit einem Finger oder der Hüfte zu schützen. Wenn Wert auf das Aussehen der Sauna gelegt wird, erfordert die Gestaltung dieser Sicherheitsmaßnahmen etwas Planung. So sind die meisten Schutzvorrichtungen standardmäßig aus glänzendem Edelstahl oder mattschwarzem Metall gefertigt. Fertige Ofenschutzgitter sind möglicherweise nur in einer Ausführung erhältlich, nämlich aus Holz oder schwarz lackiertem Metall. Sicherheitsschienen aus Holz müssen von einer fachkundigen Person aus dem Holzhandwerk angefertigt werden, wenn ein einheitliches Aussehen und das gleiche Material verwendet werden sollen. Wenn der holzbeheizte Ofen sehr heiß ist, können die Holzteile schnell verrotten oder sogar verkohlen. In Finnland erleiden regelmäßige Saunabesuchende nie größere Verbrennungen in der Sauna, es sei denn, sie sind stark alkoholisiert.

Schließlich ist daran zu erinnern, dass die Zugänglichkeit ein Teil der physischen Sicherheit ist, wenngleich sie auch ein separater Faktor ist, der gewährleistet, dass so viele Menschen wie möglich die Sauna gleichermaßen genießen können. Die Lösungen für die Zugänglichkeit können nun aufgelistet werden:

- die Bänke,
- Geländer,
- eine leicht zu bedienende breite (90 cm) Tür ohne Schwelle oder mit niedriger Schwelle, und
- um für Rollstuhlnutzende zugänglich zu sein, muss vor der Tür ein Freiraum von mindestens 150 cm Durchmesser vorhanden sein, damit sich der Rollstuhl umdrehen kann (oder mehr, wenn die nationalen Normen dies verlangen).

# Der letzte Schliff mit ergänzenden Saunateilen: Waschzubehör

Obwohl das Zubehör, das zur Herstellung von Löyly und zum Waschen verwendet wird, kein fester Bestandteil der Sauna ist, findet es seinen Weg in den Saunaraum und beeinflusst dessen Aussehen. Da diese Geräte unweigerlich in die Sauna gelangen, trifft die kluge Planung einige Vorbereitungen für sie.

Die Löyly-Kreation erfordert Wasser und eine Möglichkeit, es auf die Saunasteine zu verteilen. Das Wasser muss von hoher Qualität sein, vorzugsweise trinkbar. Ob es kalt oder warm ist, spielt keine Rolle, solange es in ausreichender Menge vorhanden ist, mindestens etwa fünf Liter pro Stunde, wobei dies ganz von der Größe der Sauna und den klimatischen Ausgangsbedingungen abhängt. Die Löyly-Erzeugung erfolgt in der Regel mit einer

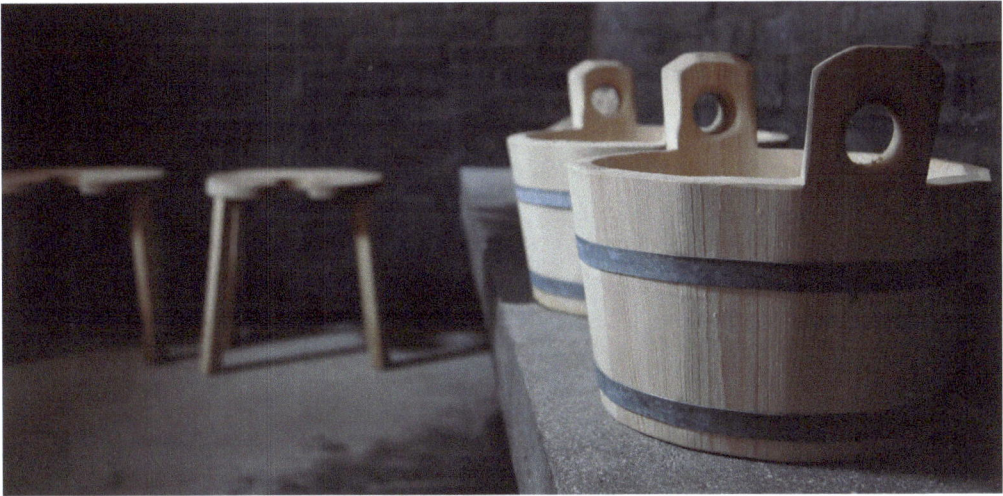

Abbildung 143. Waschutensilien können ordentlich angeordnet werden, wenn der erforderliche Platz dafür vorgesehen wurde.

Kombination aus Eimer und Schöpfkelle. Hier ist der Eimer der Schlüssel, da Saunabadende gerne mindestens zwei oder drei Liter Löyly-Wasser vorbereiten, wenn sie die Sauna betreten. Der Eimer wird griffbereit aufbewahrt; daher sollte auf den Bänken Platz für den Eimer sein, eventuell auf Fußhöhe, damit er griffbereit ist. In großen Saunen werden wahrscheinlich mehrere Eimer benötigt. Die meisten Schöpfkellen können im Eimer aufbewahrt werden.

Irgendwann geht das Wasser aus, und die Saunaplanung muss berücksichtigen, wo der Wasservorrat untergebracht werden soll. Die meisten integrierten Saunen haben einen eigenen Wasserhahn außerhalb der Saunakabine in der Dusche, aber es ist auch möglich, eine Kaltwasserleitung in die Saunakabine zu legen. Es gibt sogar ein Produkt, das den Wasserhahn und den Eimer mit einer in die Bänke integrierten Lösung kombiniert.

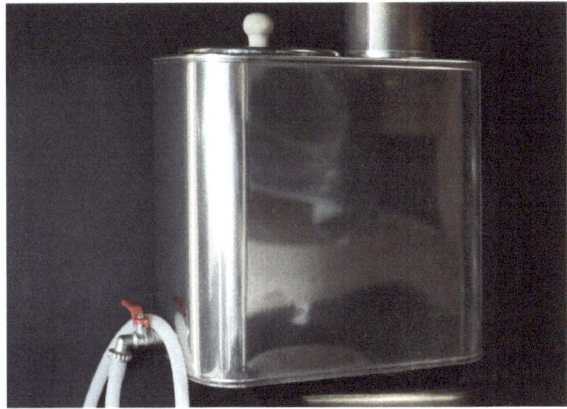

Abbildung 144. Rauchwasserboiler, ein 60 Jahre altes Design.

Heißes Wasser in der Nähe zu haben, hilft bei der Reinigung der Sauna. Die alten finnischen Saunen wurden in der Nähe von natürlichen Süßwasserquellen gebaut, so dass das Wasser leicht zu holen war und nur geringe Mengen in großen Holzeimern in der Sauna gelagert wurden. Dies macht die Inneneinrichtung etwas komplizierter. Für das Waschen

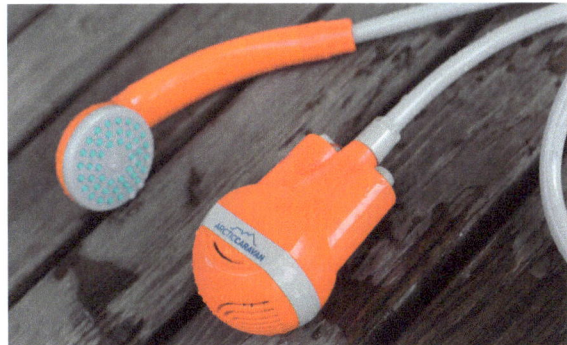

Abbildung 145. Tragbare, batteriebetriebene Duscheinheit.

173

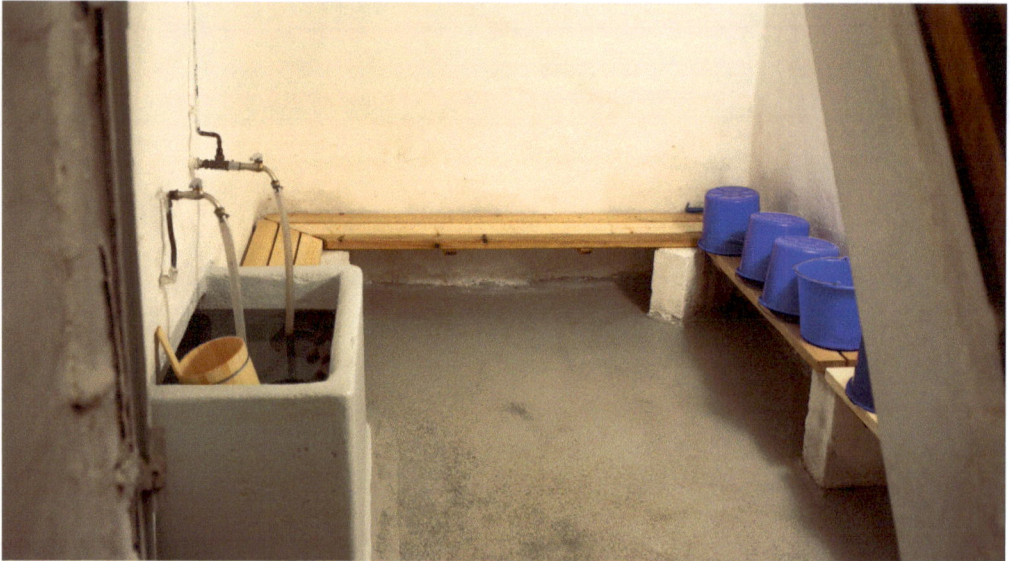

Abbildung 146. Waschräume für Männer direkt unterhalb des erhöhten
Saunabereichs in der Rajaportti-Sauna in Tampere, Finnland.

muss etwa ein Quadratmeter Bodenfläche zur Verfügung stehen, einschließlich einiger niedrigstehender Bänke und vorzugsweise eines kleinen Stuhls. Für die Aufbewahrung der Vorräte während des altmodischen Waschrituals wird ein spezieller Raum benötigt.

Es muss eine Lösung für die Erwärmung von heißem Wasser und die Aufbewahrung von mehreren Dutzend Litern kaltem Wasser, Behälter zum Mischen des Wassers, Halter für Seife und Shampoo sowie Zubehör zum Ausgießen des Wassers vorhanden sein. In der Praxis ist der Wasserverbrauch unter diesen primitiven Waschbedingungen viel geringer als bei einer normalen Dusche. Der Verbrauch bleibt unter 15 Litern, in der Regel unter 10 Litern pro Person (für eine Mischung aus Warm- und Kaltwasser). Die Rauchwasserkessel und die in den Ofen integrierten Wasserkessel haben eine begrenzte Kapazität von in der Regel unter 30 Litern und können keine großen Gruppen von Saunagästen versorgen. Aus diesem Grund entscheiden sich manche Hüttenbesitzende für die Installation eines separaten holzbefeuerten Wasserkessels, der bis zu 80 Liter heißes Wasser fassen kann und manchmal noch in der Saunakabine selbst aufgestellt wird. Das reicht dann für mindestens 20 Personen. Es wird jedoch immer schwieriger, große Saunen ohne moderne, in der Regel elektrisch betriebene Wasserboiler zu bedienen. Ein neuer, einfacher, aber effektiver Wassersparer ist eine batteriebetriebene tragbare Dusche. Dieses Gerät kann an ein normales USB-Ladegerät angeschlossen werden und ist auch für den Betrieb außerhalb des Stromnetzes geeignet.

Das Waschen des eigenen Rückens oder des Rückens einer anderen Person, wie es früher üblich war, in der Sauna kann aufgrund der Hitze sehr unangenehm sein, wenn diese Funktion bei der Planung nicht berücksichtigt wurde. Es gibt mindestens zwei Möglichkeiten, um das Waschen angenehmer zu gestalten. Die beste Möglichkeit ist eine sehr hohe Sauna. Eine finnische Saunakonstruktion bevorzugte Saunen, die praktisch zwei Etagen hatten. Die untere Etage, die als ‚Fußbank‘ diente, war etwa zwei Meter über dem Boden erhöht, so dass darunter viel Platz war, zum Beispiel zum Waschen. Da die Temperatur in der unteren Etage auch von Natur aus kühler ist, war das Waschen angenehm. Die andere Lösung besteht darin, den Waschplatz so weit wie möglich von der Heizung entfernt zu platzieren, um die Strahlungswärme zu minimieren und die Sicherheit zu maximieren. Dies kann mit einem speziellen niedrigen Sitz kombiniert werden, auf Finnisch ein ‚Waschhocker', so dass man sich im Sitzen in geringerer Höhe wäscht und somit weniger von der Temperatur beeinflusst wird.

Alles in allem können die Waschutensilien viel Platz beanspruchen, und ihre Unterbringung in Saunakabinen muss berücksichtigt werden. Andernfalls werden sie den Raum unübersichtlich machen, verloren gehen oder im Weg sein, was das Wascherlebnis unangenehm macht und die Freude am Saunieren insgesamt mindert.

## Können Löyly-Accessoires eine schlechte Sauna verbessern?

Neben dem Waschzubehör gibt es in Finnland eine große Anzahl von Geräten, die angeblich dazu dienen, den Saunagang noch angenehmer zu gestalten. Ich nenne sie alle Löyly-Zubehör. Dazu gehören die folgenden:

- Spezielle Schöpfkellen,
- Saunatextilien und Sitzbezüge,
- Sauna-Kissen,
- Thermometer und Hygrometer für die Sauna,
- mechanische Ventilatoren,
- Wasserspender, und
- Löyly-Düfte

Ich werde die Kellen ganz auslassen und mit der effektivsten und funktionellsten beginnen. Saunatextilien sind eine wichtige Einrichtungslösung für viele integrierte Saunen. In Finnland können haltbare Baumwoll- und Leinentextilien und Handtücher in einer breiten Palette von Farben und Mustern erworben werden. Sie können entweder zur Unterstützung und Betonung der anderen Einrichtungselemente verwendet werden oder für sich genommen eine starke Wirkung erzielen. In der finnischen Tradition ist die Verwendung von Handtüchern zum Abdecken und Schützen der Holzbänke nicht so tief verwurzelt wie in der deutschen Tradition (siehe das einleitende Kapitel). Ich finde die Deutschen in dieser Hinsicht sehr klug, denn das Fehlen einer solchen Regel hat dazu geführt, dass sich in vielen finnischen Saunen, nicht nur in Kurorten und Schwimmhallen, sondern auch in vielen privaten Saunen, serviettenähnliche Einweg-Plastiksitzbezüge durchgesetzt haben. Meiner Meinung nach sind diese schändlich und abstoßend und gehören nicht in eine finnische Sauna. Sie sind eine Quelle des Plastikmülls und der Frustration, denn sie funktionieren nicht einmal besonders gut. Die hochwertigen finnischen Saunen bieten ihren Gästen ein kleines Baumwollhandtuch als Sitzunterlage an. Das ist fast so gut wie ein eigenes Handtuch und sorgt auch für eine gewisse optische Harmonie. In einer Privatsauna kann die saunabesitzende Person entscheiden, wie damit umgegangen wird, aber es ist sinnvoll, die Bänke immer abzudecken. In meiner Hütte habe ich immer vier große Handtücher zum Abdecken der Bänke zur Hand. Die Textilien werden regelmäßig gewaschen und ausgetauscht, so dass man nach Lust und Laune neue Geschmacksrichtungen für die Inneneinrichtung ausprobieren kann.

Ein Saunakissen ist ein großer Komfort für diejenigen, die sich gerne hinlegen. In finnischen Saunen sind sie nicht so verbreitet, da die Sauna traditionell im Sitzen genossen wird. Ich persönlich bevorzuge Saunakissen aus einem Baumwoll-Leinen-Gemisch gegenüber Saunakissen aus Holz. Ein Stoffkissen lässt sich leicht waschen und austauschen, was es zu

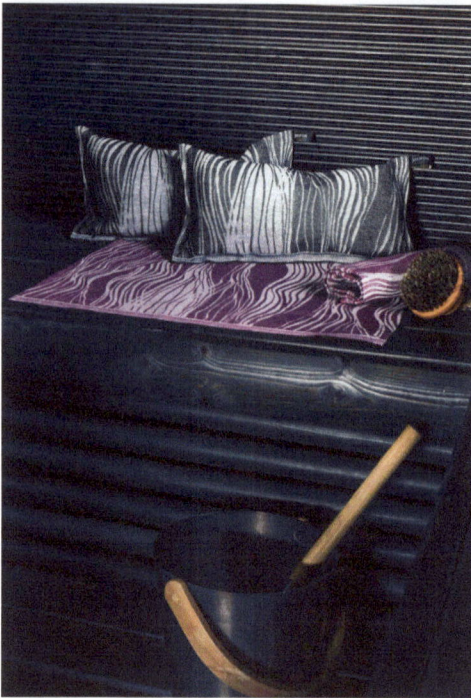

Abbildung 148. Covering the benches with a towel quickly introduces a new visual tones to sauna. Photo © Jokipiin Pellava.

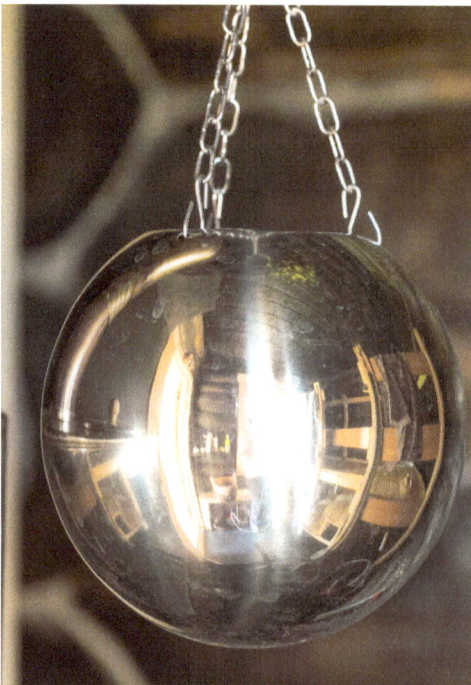

Abbildung 147. Saunapallo (literally translates as sauna ball), simple but effective for slow dispensing of water.

einer flexiblen Saunadekoration macht. Saunathermometer dagegen findet man in fast jeder finnischen Sauna. Thermometer sind in der Regel einfache mechanische Geräte, deren Messwerte nicht immer ganz genau sind. Für die meisten Finnen reicht es jedoch aus, die hohe Temperatur zu beobachten, unabhängig davon, wie vergleichbar diese Zahl zwischen verschiedenen Saunen ist. Für Personen, die eine holzbeheizte, kontinuierlich beheizte Sauna betreiben, kann die Beobachtung der steigenden Temperatur ein notwendiges Signal sein, mit dem Baden zu beginnen. Die Finnen verwenden in ihren holzbeheizten Saunen normalerweise keine Rauchfang- oder Steintemperaturmesser. Auch Hygro-meter sind nicht sehr gebräuchlich; sie erfüllen kaum einen Zweck, und ihre Genauigkeit ist fragwürdig. Sowohl Hygrometer als auch Thermometer sind zu langsam, um eine Veränderung durch den Löyly zu bemerken, sondern zeigen eher langsame Trends im Saunaklima an.

Es sind auch verschiedene Löyly-Wasserspender erhältlich. Sie reichen von einfachen mechanischen Spendern bis hin zu hochentwickelten elektronischen Saunaklimareglern und tun im Prinzip das Gleiche: Sie erleichtern die Herstellung von Löyly durch eine gewisse Automatisierung. Die fast automatische Herstellung von Löyly steht im Widerspruch zu der Tradition, wonach die Saunagäste abwechselnd Löyly zubereiten. Da jedoch die meisten Finnen heutzutage allein leben und ihre Sauna privat genießen, hat die unterstützte Löyly-Erzeugung das Potenzial, das Saunaerlebnis zu verändern, indem sie einzelnen Personen dabei hilft, sich auf den Löyly zu konzentrieren. Im unteren Bereich der Wasserspender finden wir mechanische Geräte, die das Wasser vorübergehend speichern und dann wieder abgeben. Sie haben ein ähnliches Funktionsprinzip: ein großer Behälter mit kleinen Löchern, aus denen Wasser austritt. Die nutzende Person

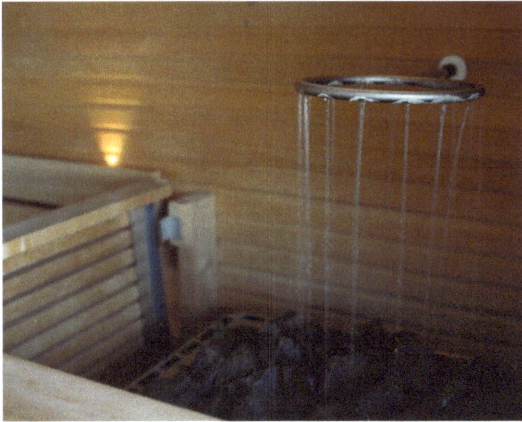

Abbildung 149. Custom made, remotely operated water dispenser on top of the heater.

schüttet das Wasser ein und wartet, bis das Gerät es freigibt.

Ich werde ein solches Gerät erwähnen: Saunapallo ist mein persönlicher Favorit, da es eines der wenigen Geräte mit einem ausreichenden Behältervolumen (ca. 3 Liter) ist, um ein langes und subtiles Löyly-Erlebnis zu bieten. Auf der Seite der Hochtechnologie finden wir automatische Spender, die an eine Druckwasserquelle, z. B. einen Wasserhahn, angeschlossen werden. Diese sind mit einem Steuersystem verbunden, das das Wasser in der Regel durch eine Düse als Spray in einem automatischen oder halbautomatischen Prozess ausgibt. Beim Kastee-Steuersystem kann die nutzende Person die gewünschte Luftfeuchtigkeit einstellen, und der Spender sprüht dann so viel Wasser in das Innere des Heizgeräts, wie nötig ist, um das Ziel zu erreichen. Einige Spender, wie z. B. Harvia Autodose, verfügen über eine Zuführung für Duftstoffe sowie eine Fernbedienungstaste zur manuellen Bedienung des Spenders. Diese Art von Funktion kann nützlich sein, um die Zugänglichkeit zu verbessern, wenn der Saunaofen weit von den Bänken entfernt ist. In großen Saunen können auch mechanische Spendersysteme mit einfachen Wasserleitungen, die von der Nähe der Saunabank zum Ofen führen, praktisch sein.

Der in Finnland am meisten geschätzte Duft in Saunen ist der von Birken, der aus frischen Blättern eines Saunabesens gewonnen wird. Als Nachahmung frischer Pflanzen bieten Löyly-Düfte das größte vorübergehende Vergnügen beim Baden. Sie müssen nicht über einen Spender verabreicht werden; ein paar Tropfen in den Saunakübel genügen. Es ist ganz einfach, mit ihnen zu experimentieren und neue Düfte zu entdecken, die das multisensorische Saunaerlebnis unterstützen können. Manche Menschen haben jedoch Bedenken, dass die Düfte chemisch reagieren könnten, wenn sie auf die Saunasteine treffen und sich erhitzen. Obwohl es keine Untersuchungen über die tatsächlichen Auswirkungen gibt, ist es sicherer, die Düfte direkt in die Saunaluft zu sprühen, oder sie in einen Crushed-Ice-Ball zu geben. Es wird empfohlen, nur Produkte mit bekannten, sicheren Inhaltsstoffen zu verwenden. Ich rate zur Vorsicht und zu einem bescheidenen Anfang. Wenn Sie Augen- oder Hautreizungen

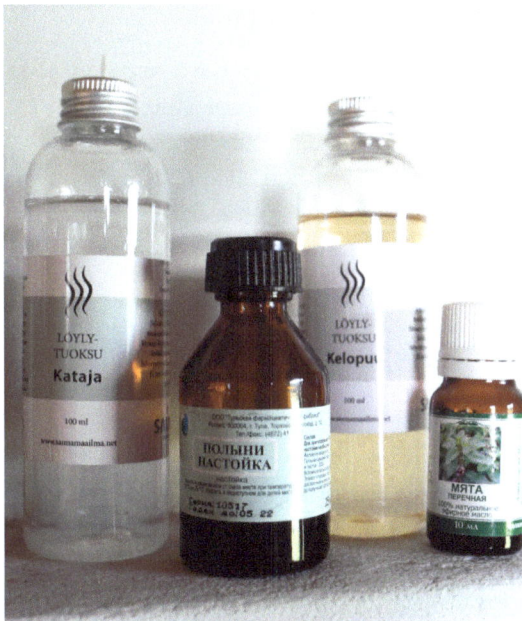

Abbildung 150. Russian and Finnish sauna scent specimens.

oder andere Beschwerden verspüren, hören Sie ganz auf oder reduzieren Sie den Anteil des Duftes mindestens um die Hälfte und versuchen Sie es erneut. Einige finnische Düfte, die ich ausprobiert habe, sind für mich zu abstoßend, um sie auch nur in kleinen Mengen zu verwenden. Ich persönlich mag russische Düfte (nastoyka), die meist eine recht reine Mischung aus natürlichen Inhaltsstoffen wie Minze, Zitrone oder Eukalyptus und einem alkoholischen Lösungsmittel enthalten.

## Das Innere der Rauchsauna

Die Innenraumgestaltung von Rauchsaunen umfasst einige spezielle Lösungen zur Verbesserung der Brandsicherheit und zur Vermeidung von Problemen, die durch die Ansammlung von Ruß auf den Innenflächen entstehen. Die Sicherheit steht an erster Stelle, denn Rauchsaunen sind berüchtigt dafür, dass sie im Laufe ihres Lebens mindestens einmal Feuer fangen. Oft ist dies das erste und letzte Mal und daher sehr unerwünscht. Schließlich bestehen Saunen in der Regel aus Holz, und der Unterschied zwischen der Temperatur, bei der Rauchsaunen betrieben werden, und der Temperatur, bei der Holz vergast und sich schließlich entzündet, ist nicht besonders groß. Glücklicherweise sind die typischen Brandursachen heute in der Praxis, wenn auch noch nicht in der Theorie, gut genug bekannt, so dass das Brandrisiko minimiert werden kann. Das Risiko kann auch fast vollständig beseitigt werden, wenn der größte Faktor, die menschliche Nutzung, durch eine Automatisierung und einen Ofen ersetzt wird, der z. B. mit einem Holzpelletbrenner arbeitet. Die Sauna kann auch vollständig aus Beton, der ja nicht brennt, gebaut werden.

Die vom Brandschutz geforderten Vorkehrungen haben drei Aspekte: einen ausreichend großen Rauchabzug, den Schutz brennbarer Oberflächen vor Hitze und einen kontrollierten Luftstrom.

Die erste Voraussetzung sind Öffnungen in der Decke oder hoch in den Wänden für den Abzug der Rauchgase. Der heiße Rauch steigt nach oben und muss schnell entweichen können, bevor er den Innenraum zu sehr aufheizt und zu Verkohlungen und schließlich zum Ausbruch von Flammen führt. Die Größe der Öffnungen richtet sich nach der Größe des Ofens. Als Faustregel gilt, dass die Entlüftungsfläche der Größe des Feuerraumgitters des Ofens entsprechen sollte. Ein traditioneller finnischer Abzug in der Decke, „lakeinen" genannt, der von außen wie ein Schornstein aussieht, hat den Vorteil, dass er unempfindlich gegenüber der Windrichtung ist, die die an den Wänden angebrachten Luken beeinflusst. Eine neue Idee ist die Verwendung eines Fensters mit Scharnieren, das sich nach unten und zur Außenseite des Gebäudes hin öffnet, so dass es beim Heizen nicht verrußt.

Die zweite Vorsichtsmaßnahme besteht darin, die Holzflächen in der Nähe des Ofens und darüber mit nicht brennbaren Platten abzudecken. Strukturen, in denen sich Ruß ansammelt und die schwer zu reinigen sind, müssen bei der Installation des Schutzes vermieden werden; Hohlräume können mit Dämmstoffen wie Steinwolle gefüllt werden. Der letzte Schritt des passiven Brandschutzes besteht darin, sicherzustellen, dass die Dampftasche intakt ist und keine größeren Luftlecks aufweist. Unkontrollierte Luftströme während des Heizens können zur Verkohlung oder Verbrennung von Holz führen, insbesondere bei starkem Wind.

Neben der Sicherheit ist die Beleuchtung ein weiterer wichtiger Unterschied im Inneren der Rauchsauna. Eine Form der Beleuchtung wird dringend empfohlen, da das Innere der Rauchsauna sonst mit der Zeit stockdunkel wird, was zu Unbehagen und neuen Gefahren führt, da die Sichtverhältnisse immer schlechter werden. Wegen des Rußes kann die

Diese über hundert Jahre alte Rauchsauna weist eine charakteristische (zu) kleine Luke hoch oben in der Wand auf, durch die der Rauch während des Aufheizens entweicht. Foto: Hannu Pakarinen © Finnische Saunagesellschaft.

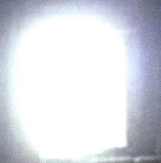

Beleuchtung nicht hoch oben in der Sauna angebracht werden. Selbst wenn der Rauchabzug entsprechend den Empfehlungen ausgelegt ist, fliegt immer etwas Ruß herum, der mit der Zeit an den Oberflächen haften bleibt und diese bedeckt. Es ist möglich, die Beleuchtung und die Fenster näher am Boden zu installieren. Die Fenster können auch während des Heizens abgedeckt werden, oder es kann ein einzelnes, nach außen öffnendes Fenster verwendet werden, wie oben beschrieben. Traditionell wurden auch Kerzen oder Laternen verwendet. Da der Ruß dazu neigt, schließlich alle Oberflächen in einer Rauchsauna zu bedecken, ziehen es viele Bauende vor, klappbare oder abnehmbare Bänke zu bauen, die verhindern, dass sich der Ruß während des Heizens fängt.

## Musik und Filme in der Sauna?

Die akustische und visuelle Landschaft der finnischen Sauna ist traditionell ruhig und still, um die Stimulation der regelmäßig überlasteten visuellen und auditiven Sinne zu minimieren. Dies ist es, was finnische saunagehende Personen zu erwarten gelernt haben und laut Forschung immer noch tun. Auf der ganzen Welt gibt es jedoch Varianten der „Sauna", die auch die Möglichkeit bieten, Musik zu hören oder fernzusehen. Die Einführung dieser Technologien in der Sauna erfordert einige besondere Vorkehrungen, die für Audio einfacher sind als für Video. In beiden Fällen ist der Ausgangspunkt, dass die Auswahl der Medienquelle und die Steuerelektronik außerhalb des Saunaraums untergebracht werden müssen. Kabellose Technologien sind praktisch, und in Zukunft werden intelligente Assistenten und Sprachsteuerung dies wahrscheinlich auch tun. Wasserdichte passive Lautsprecher können in der Sauna platziert werden, aber man muss an die Verkabelung denken, ähnlich wie bei der Installation von Glasfaserlicht. Alternativ kann man auch einen kabellosen Lautsprecher, wie das finnische Gerät Northern Pails Zone, für den vorübergehenden Gebrauch in die Sauna bringen lassen. Die neue Lösung auf dem Markt ist ein Bluetooth-Lautsprecher, der in die Innenwand der Sauna integriert ist. Er leitet den Schall durch die Wandverkleidung in den Raum. Dadurch wird der Lautsprecher völlig unsichtbar und wird kabellos betrieben, wie z. B. beim Wave Sound (wave.com) Sound-Bluetooth-Modul.

Die Verwendung eines Videobildschirms in der Sauna erfordert weitere Änderungen an der Inneneinrichtung. Herkömmliche Anzeigegeräte haben nicht die erforderliche IP-Einstufung, um in der Sauna verwendet zu werden, und daher müssen Sie ein Fenster in der Sauna schaffen und die Anzeigetafel oder den Projektionsschirm draußen dahinter platzieren. Sowohl bei Audio- als auch bei Videogeräten stellt sich letztendlich nicht die Frage, wie man sie zum Laufen bringt, sondern welche Art von Inhalten man in der Sauna haben sollte. An dieser Stelle endet meine Meinung. Es hängt sehr stark von den Personen und ihren Vorlieben sowie von dem gewünschten Gesamterlebnis ab, ob es überhaupt geeignet ist. In der bescheidenen finnischen Installation wur-

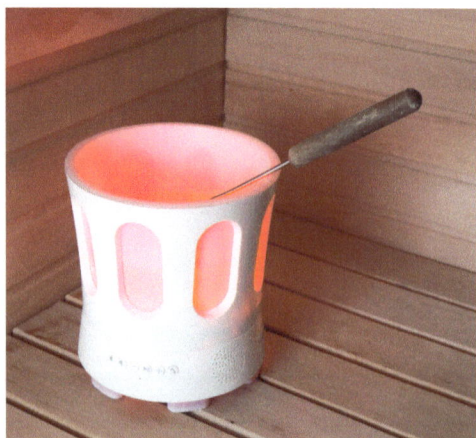

Abbildung 151. Northern Pails Zone, ein Bluetooth-Lautsprecher, bietet mehrere Funktionen und eine gute Klangqualität für die Sauna.

den natürliche Klänge zusammen mit Videos von Polarlichtern oder ähnlichen Naturphänomenen ausprobiert. Der Erfolg ist sehr kontextabhängig, und ich persönlich sehne mich nicht nach solchen Extras.

Das ist alles zur Inneneinrichtung der Sauna. In den vorangegangenen Abschnitten haben wir alle notwendigen Teile der Saunagestaltung vom Boden bis zur Decke behandelt und mehrere Ideen für eine erfolgreiche Innengestaltung gegeben. Ich habe eine Reihe von wichtigen Entscheidungen skizziert; diese müssen Sie selbst treffen oder sich von einem Sauna-/Design-Profi helfen lassen. Aber wenn Sie den allgemeinen Hinweisen in diesem Kapitel folgen, ist Ihr Erfolg garantiert. Denken Sie daran, dass Sie nicht die beste, sondern eine sehr gute Sauna anstreben.

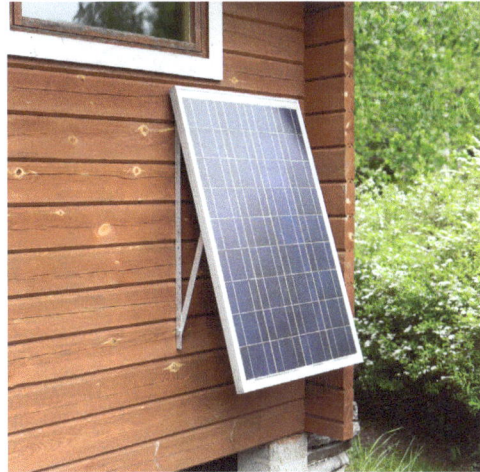

Abbildung 152. Eine kleine Solaranlage reicht aus, um eine kleine, netzunabhängige Hütte mit Energie für die Beleuchtung zu versorgen.

# Weitere Lektüre
## Bücher und wissenschaftliche Quellen
Konya & Burger, 1973
Liikkanen, 2019
Nore et al. 2015

## Internetquellen
## Produkte
Beispiel für eine LED-Leuchte, die für den Einsatz bei Saunatemperaturen ausgelegt ist: https://ledify.fi/en/portfolio/saunaled-lighting/

Finnisches Sauna-Feuchtigkeitsregelsystem: https://kastee.fi/

Finnischer Bluetooth-Lautsprecher für die Sauna: https://www.zonespeaker.com/

Studie von Harvia aus dem Jahr 2020 über die Sauna-Präferenzen finnischer und deutscher Verbraucher: https://harvia.fi/en/about-us/newsroom/harvia-studied-finnish-and-german-sauna-preferences-one-thing-unites/

Durchschnittliche Körpergröße der Menschen weltweit: https://en.wikipedia.org/wiki/Average_human_height_by_country

https://en.wikipedia.org/wiki/Moisture_sorption_isotherm

https://www.woodproducts.fi/articles/antibacterial-properties-wood-should-be-leveraged-construction

## Pinterest-Boards des Autors für Inspiration im Bereich Innenarchitektur:
https://fi.pinterest.com/alliikkanen/saunan-valaistus-sauna-lighting-saunologiafi/
https://fi.pinterest.com/alliikkanen/saunan-lauteet-sauna-benches-saunologiafi/
https://fi.pinterest.com/saunologi/saunan-sein%C3%A4t-walls-sauna-saunologiafi/

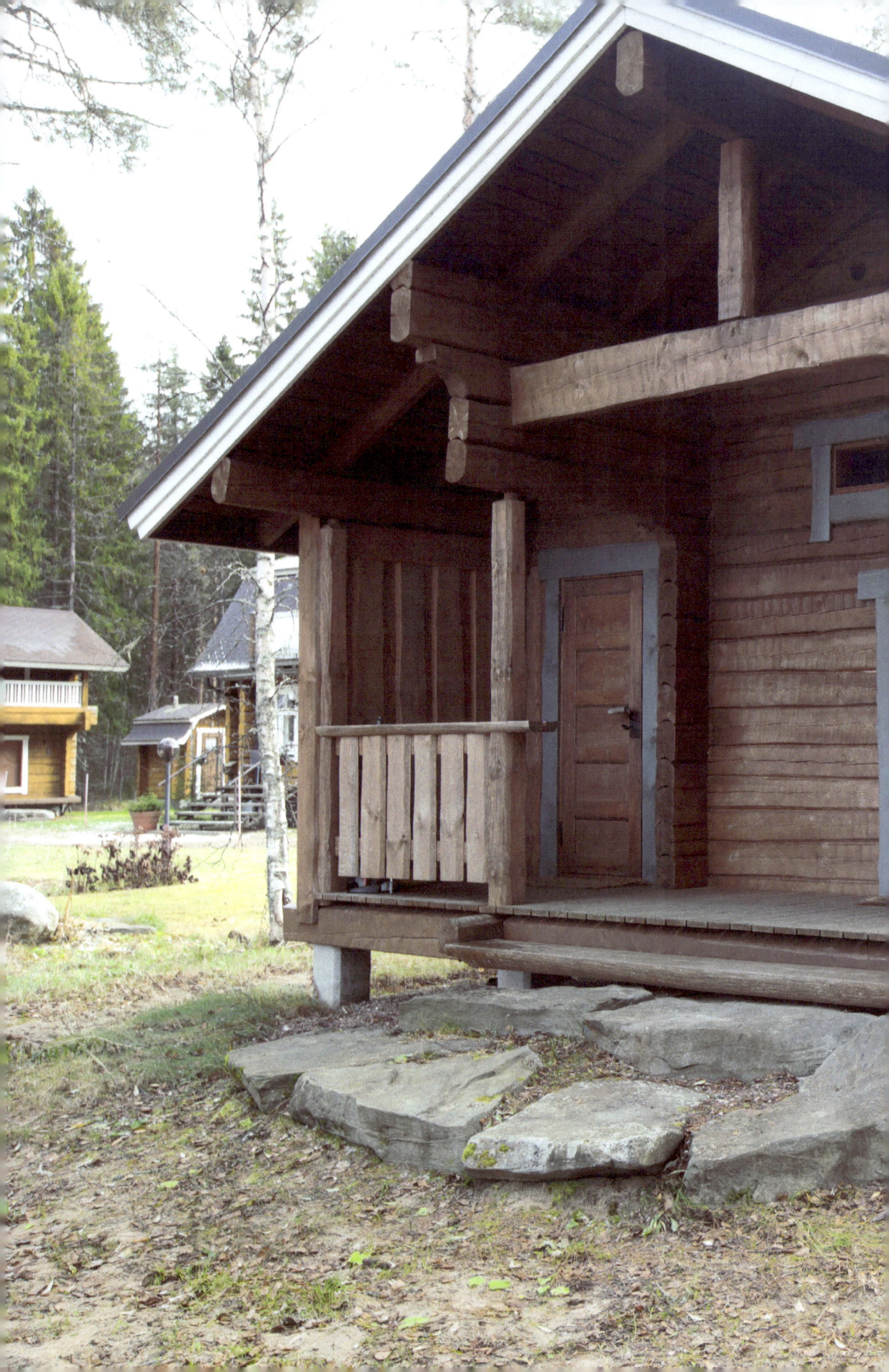

# 6.

# Beispiele für zeitgenössische finnische Saunakabinen

In diesem Kapitel werden Beispiele für kommerziell hergestellte finnische Saunen vorgestellt, die zeigen, wie man die in den vorangegangenen Kapiteln vorgestellten Teile zusammenfügen kann. Ich habe die Beispiele so ausgewählt, dass sie in etwa meinen Gestaltungsvorstellungen entsprechen, aber ich empfehle diese Modelle oder Hersteller nicht gegenüber den anderen etwa dreißig in Finnland erhältlichen Marken. Die Beispielmodelle und Fotos werden von den Herstellern zur Verfügung gestellt. Interessierte sollten sich immer vergewissern, welche Art von Einrichtung und Ausstattung im Lieferumfang enthalten ist.

(Alle Fotos und Entwürfe stammen von den Herstellerbetrieben)

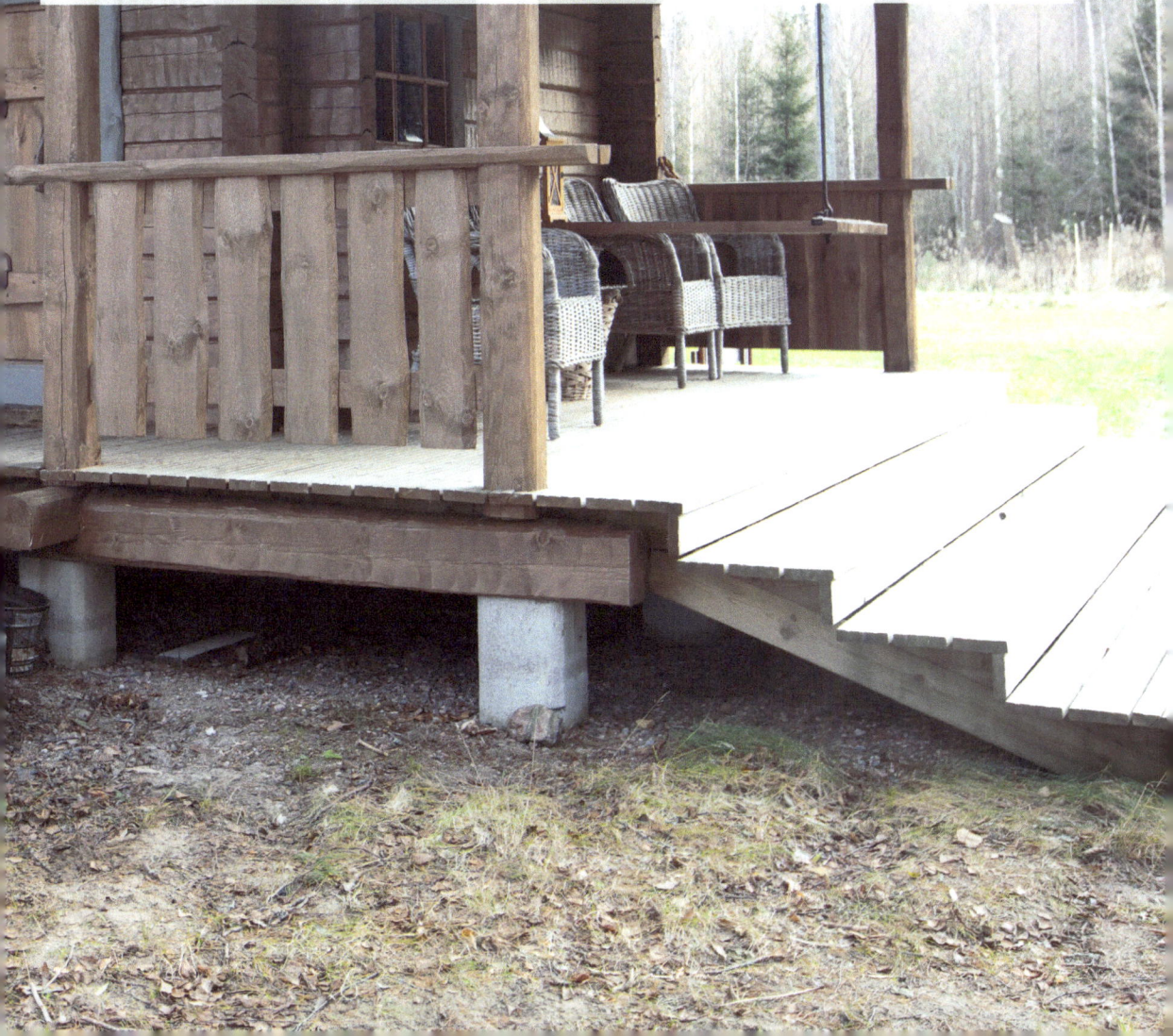

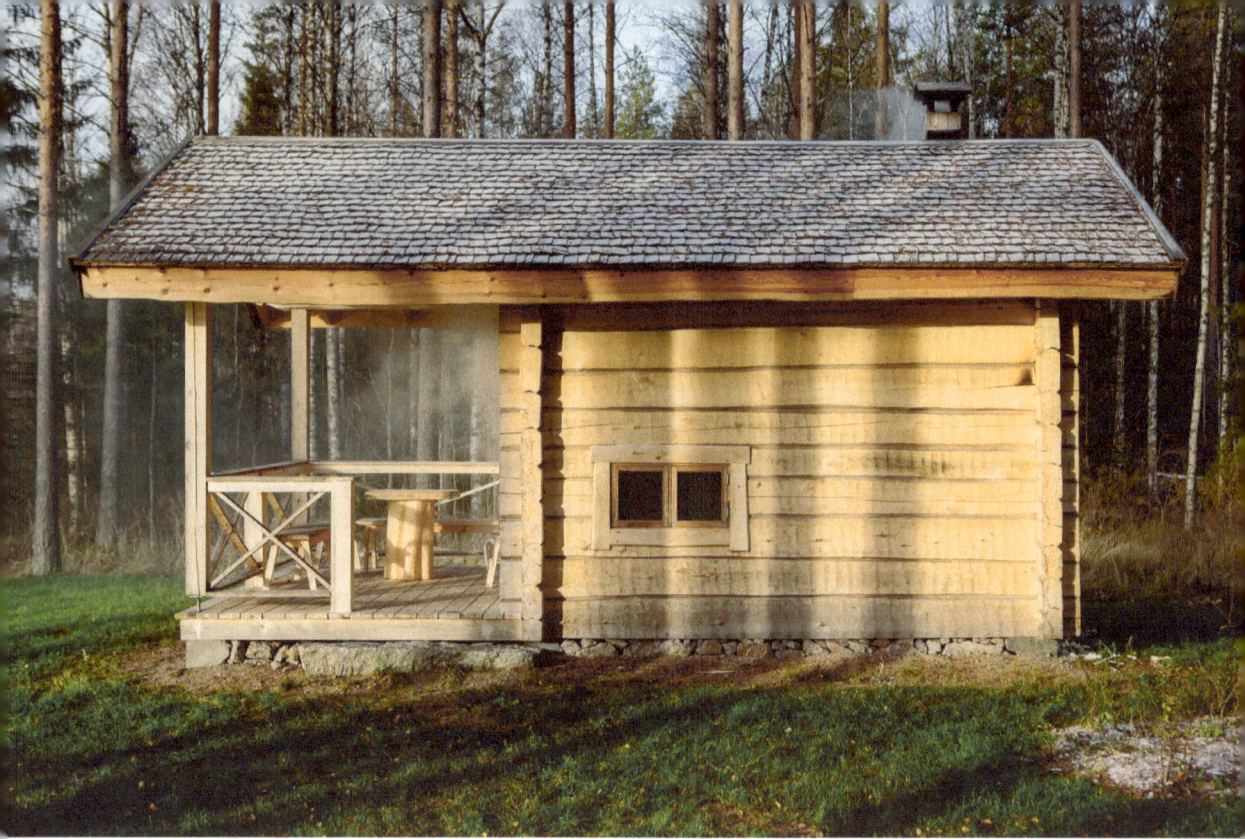

# Hirsityö Heikkilä Viljami

Viljami ist ein sehr traditioneller Entwurf des finnischen Architekten und Rauchsauna-Historiker Risto Vuolle-Apiala. Die Blockhäuser von Hirsityö Heikkilä, die mit hervorragender Handwerkskunst hergestellt werden, sind einzigartige Holzkonstruktionen. Viljami ist als große Familiensauna konzipiert, die mit einem großen Rauchsaunaofen beheizt wird. Die robuste Konstruktion aus finnischem Qualitätsholz macht dieses Gebäude zu einer Investition, die Jahrhunderte überdauern kann. Die am Computer modellierte Version des Entwurfs erscheint auf dem Umschlag der englischen Ausgabe dieses Buches.

http://www.hirsityoheikkila.fi/en/

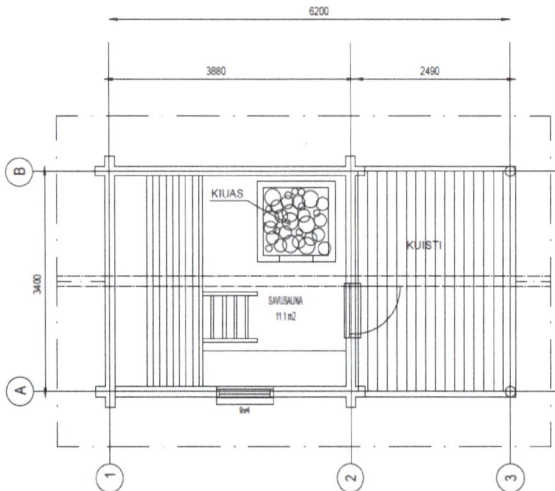

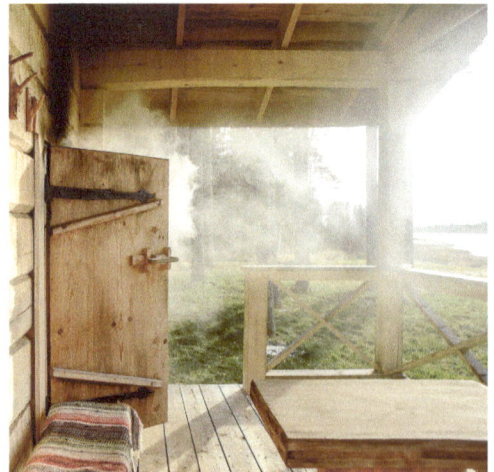

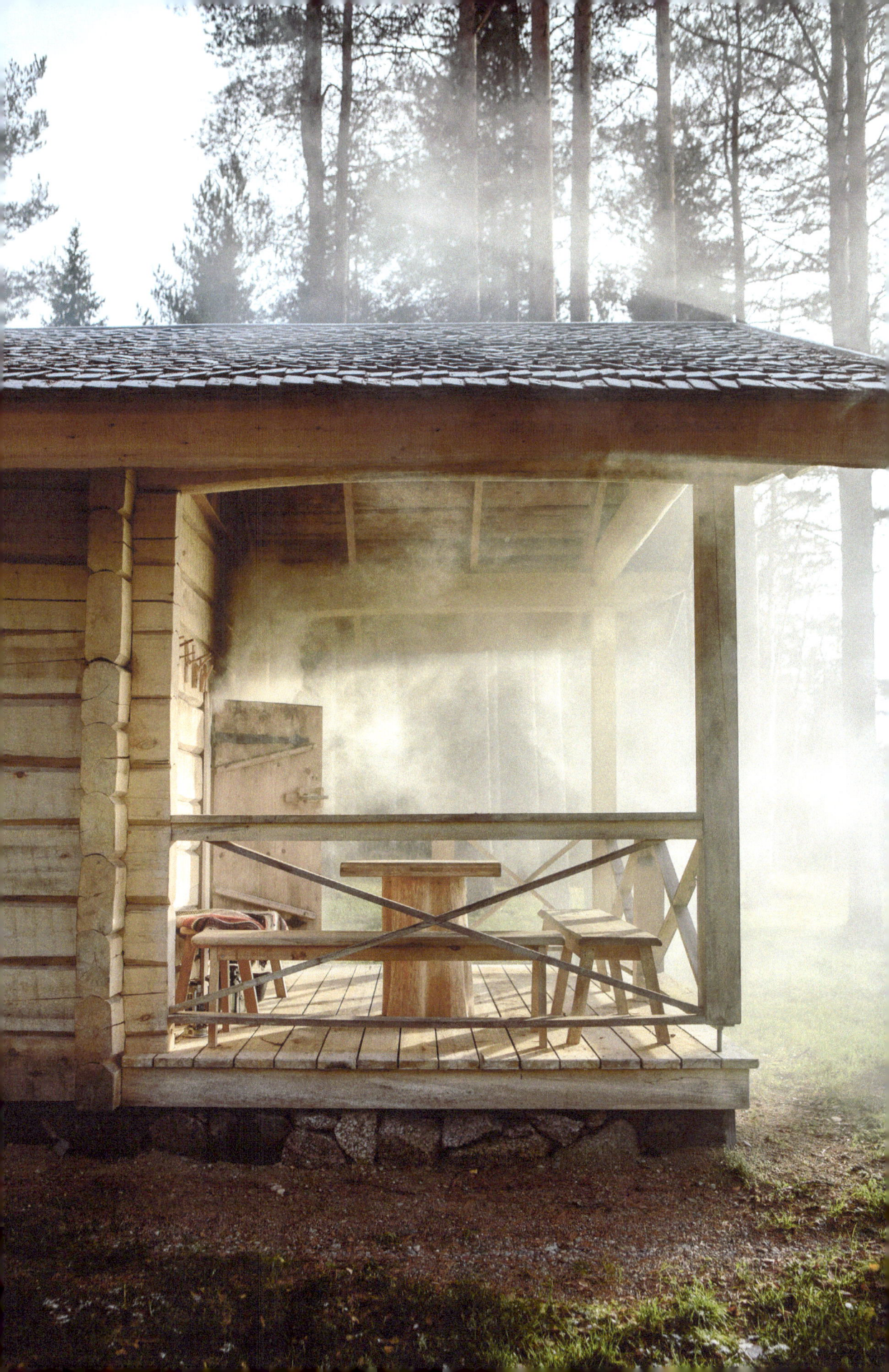

# Harvia Solide 1

Das finnische Unternehmen Harvia stellt eine Reihe von modernen Außensaunen her, die weltweit in verschiedenen Varianten erhältlich sind. Solide 1 ist auf beiden Seiten des Atlantiks in ähnlichen Ausführungen erhältlich. Das finnische Original, das von Vesa Vehmaa entworfen wurde, verfügt über ein ausgeklügeltes Design für einen holzbefeuerten Tunnelofen, der von einer Frostglaswand umgeben ist, die sowohl für Beleuchtung als auch für Brandsicherheit sorgt. Solide 1 hat mehrere Konfigurationsmöglichkeiten und ist in einigen Regionen mit den größeren Modellen Solide 2 und 3 erhältlich, die mehr Platz bieten.

https://harvia.fi/en/product/solide-1-outdoor-sauna/

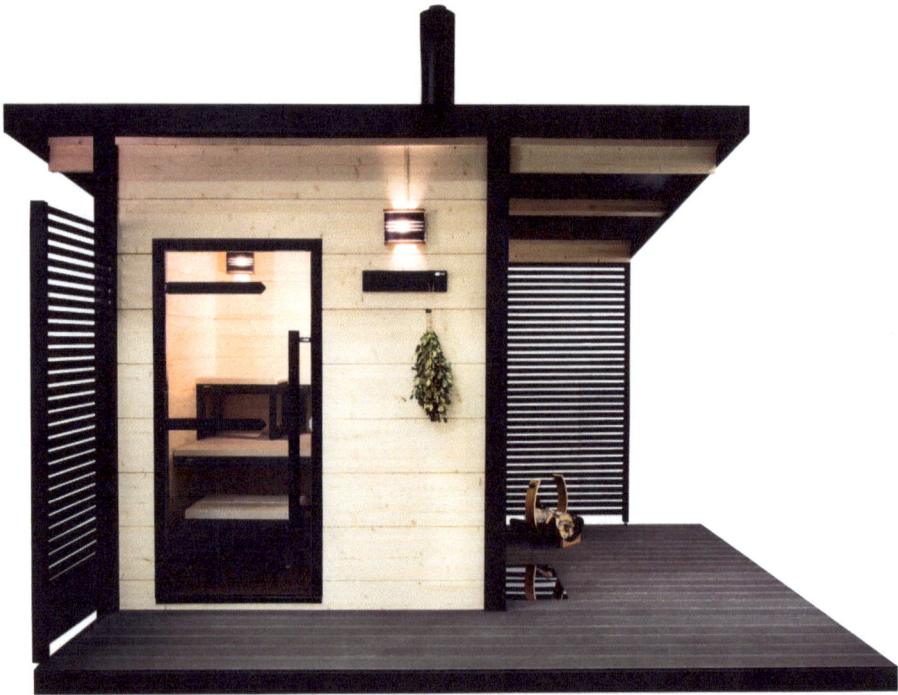

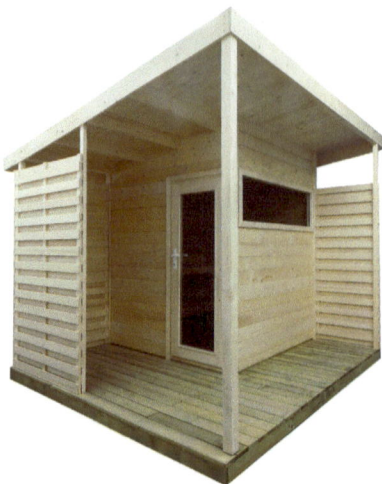

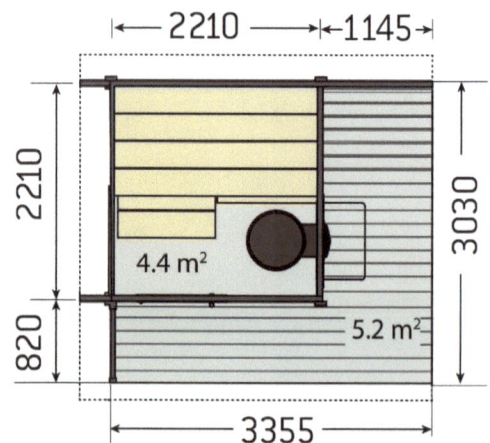

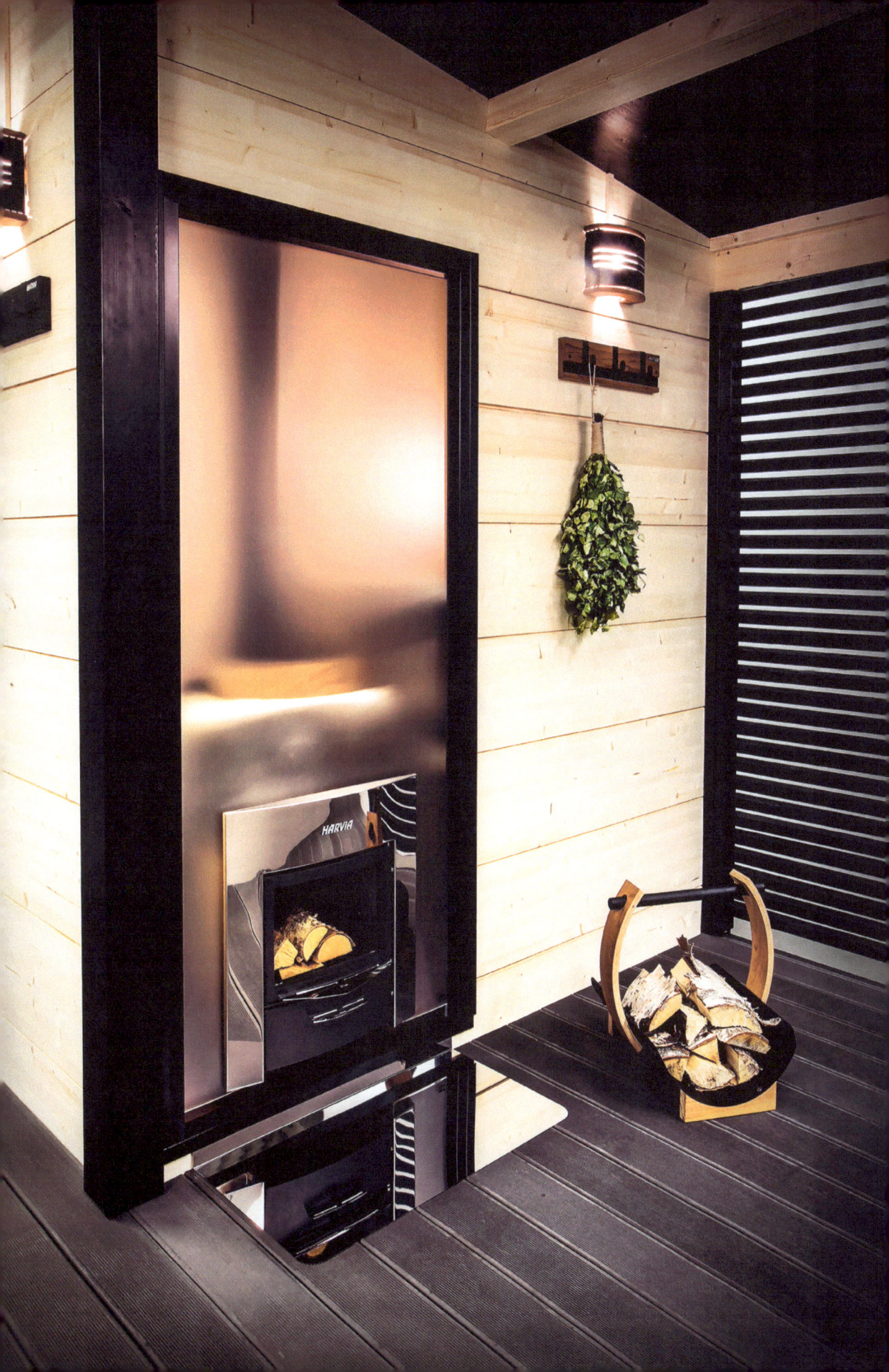

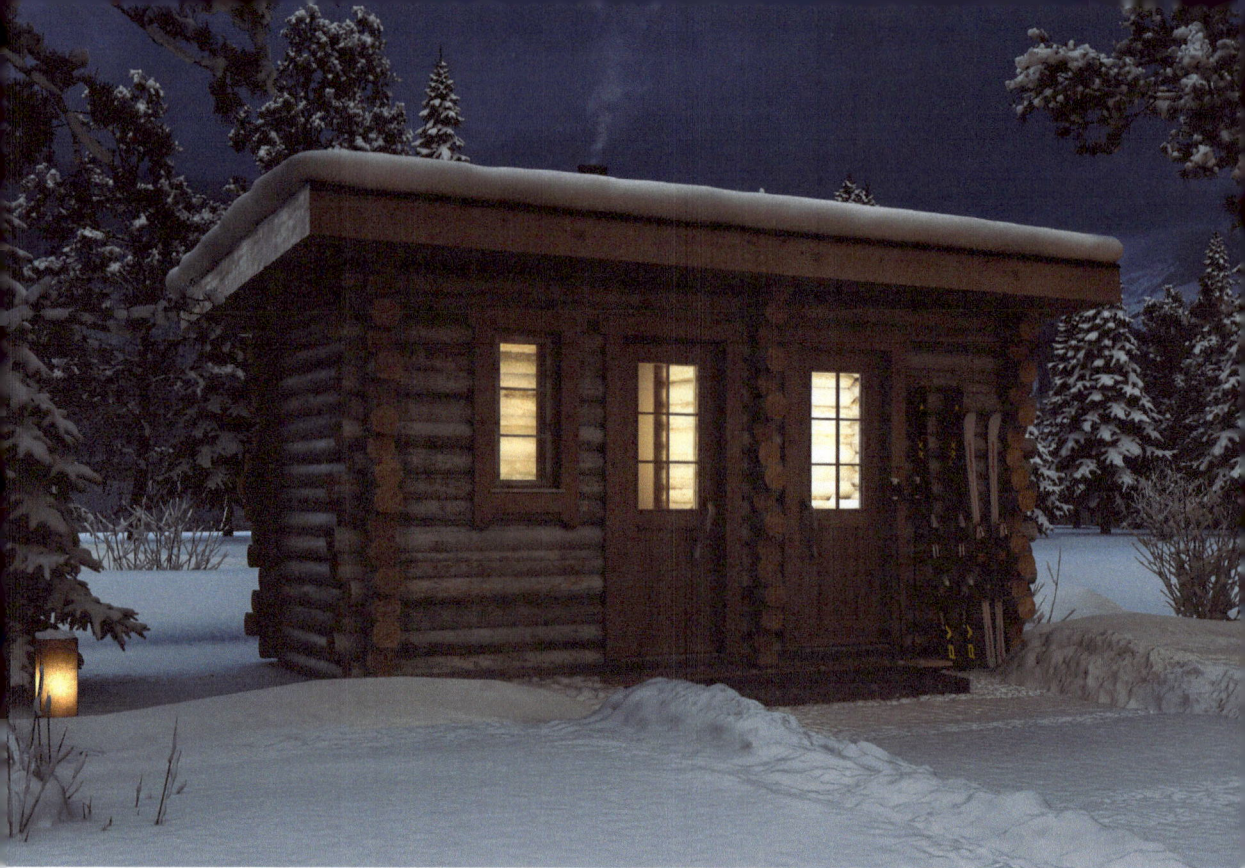

## Huliswood Iso-Huli und Vasta-Huli

Das Unternehmen Huliswood hat sich auf die Herstellung von maßgeschneiderten Blockhäusern aus rundem Kelo-Kiefernholz spezialisiert. Kelo ist ein jahrhundertealtes Holz aus hohen Breitengraden und hat eine einzigartige Ausstrahlung. Huliswood exportiert schon seit langem maßgefertigte Blockhäuser, aber ihre Huli-Sauna-Reihe ist neu. Iso-Huli umfasst eine Familiensauna mit Kelo und einem etwas kleineren Umkleide-/Gästebereich. Das Modell Vasta-Huli erweitert den Saunaraum um einen Meter, wodurch sich die Sitzplatzkapazität der Sauna verdoppelt. Alle Modelle werden voll möbliert geliefert.

https://huliswood.fi/en/huli-sauna/

### Iso-Huli

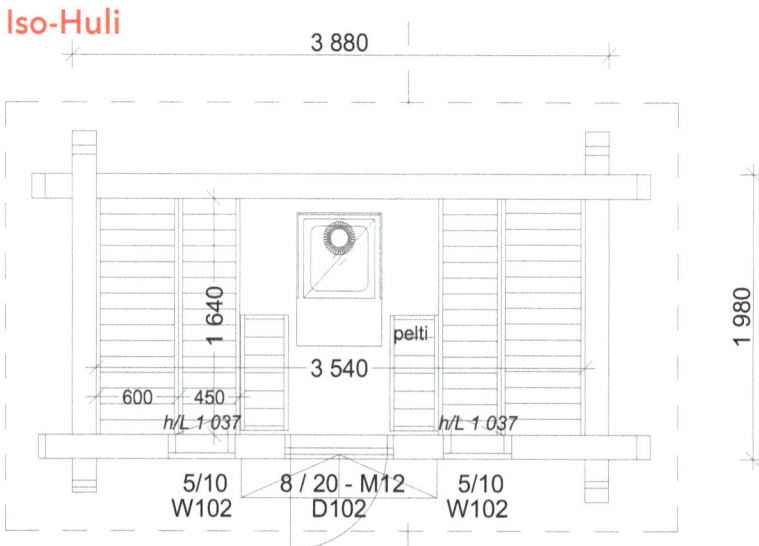

188

# Vasta-Huli

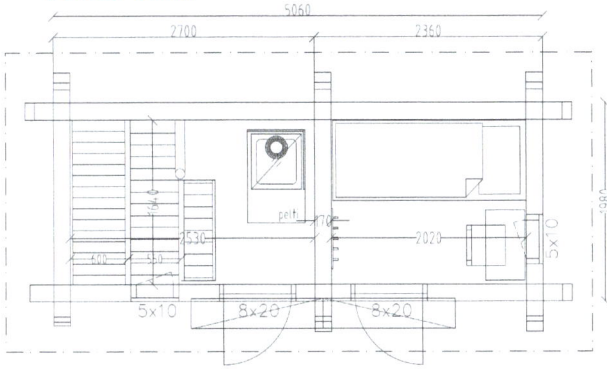

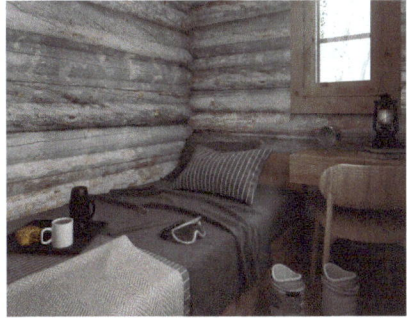

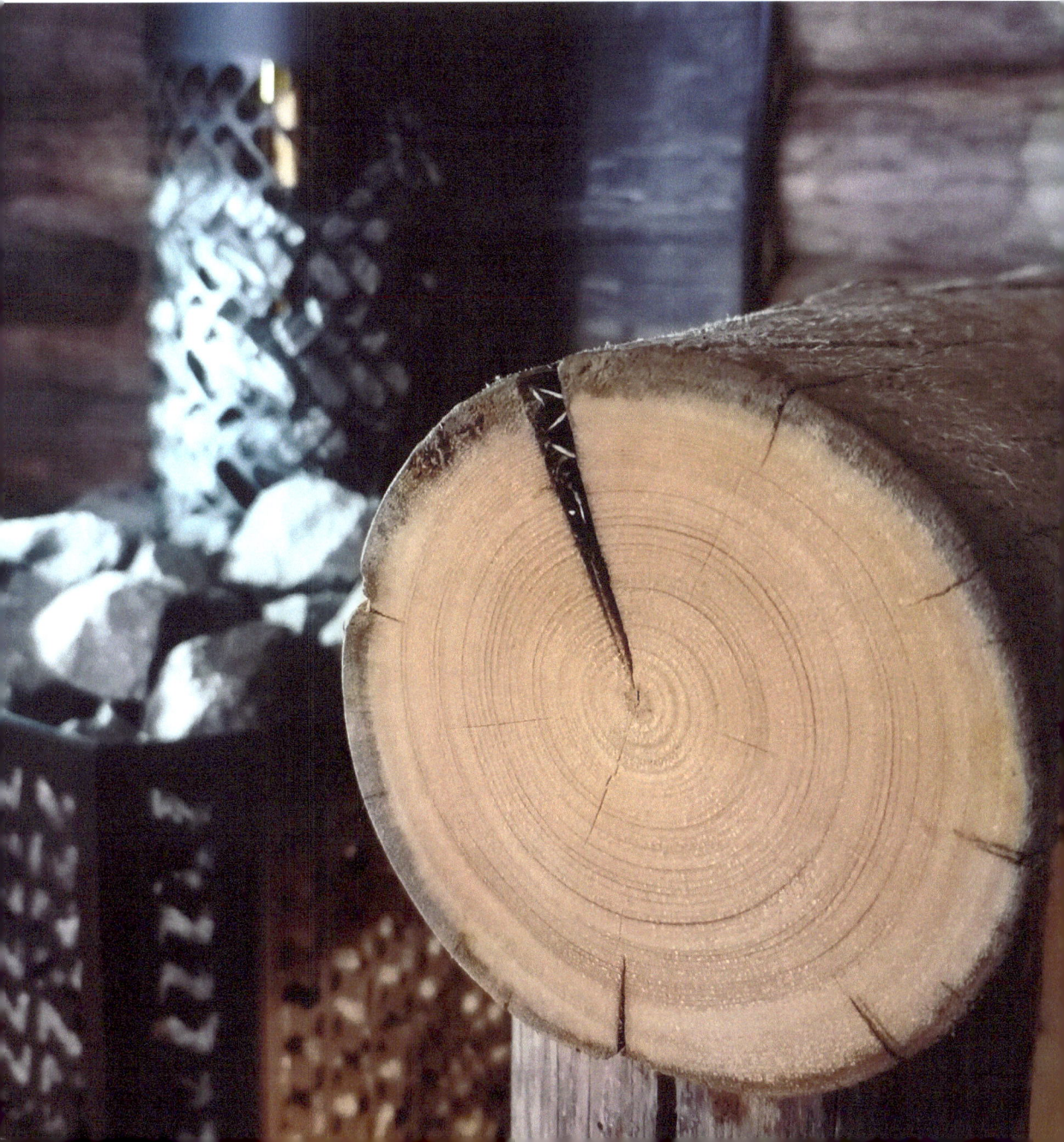

# Salvos Väinämö Range

Salvos ist ein modernes finnisches Blockhausunternehmen, das sehr leicht Variationen von Basismodellen nach Kundenwünschen erstellen kann. Die Grundmaße bleiben ähnlich, aber die Anordnung der Räume, Türen und Fenster kann individuell angepasst werden. Der Hersteller bietet derzeit fünfundzwanzig verschiedene Väinämö-Varianten an, die auch komplett eingerichtet erhältlich sind. Die Salvos-Saunen verfügen über zahlreiche clevere Details, die sie zu einer Wahl mit einem guten Preis-Leistungs-Verhältnis machen.

https://www.salvos.fi

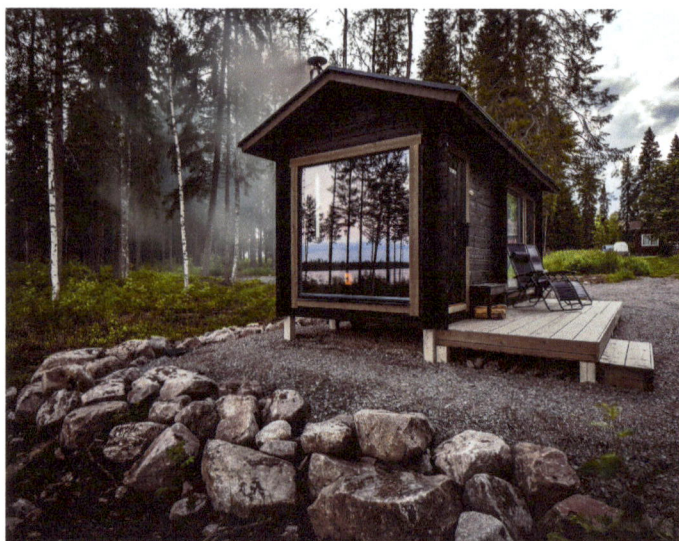

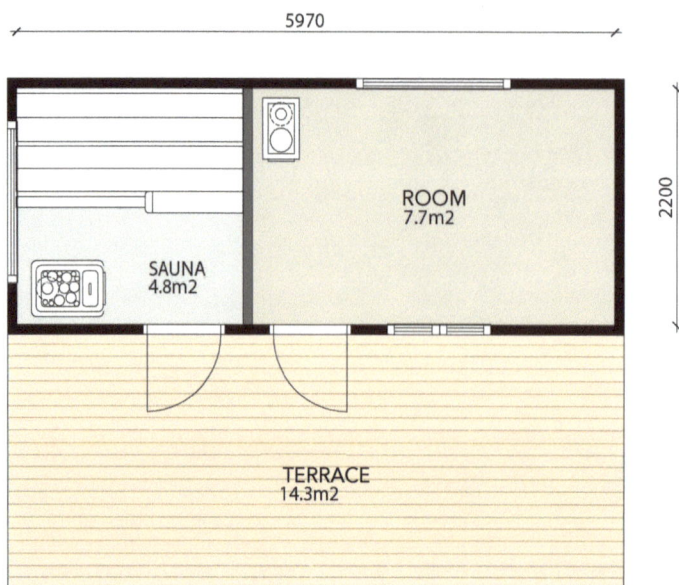

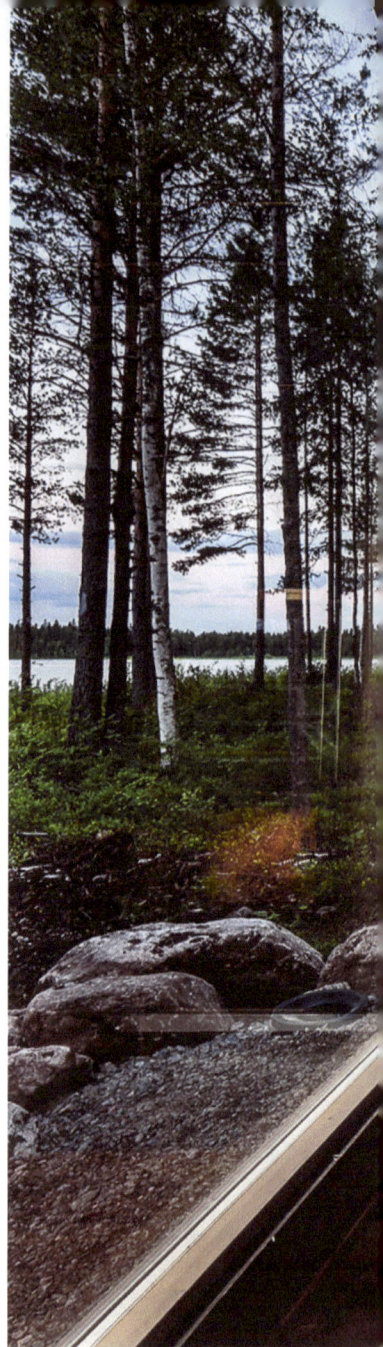

5970

2200

SAUNA
4.8m2

ROOM
7.7m2

TERRACE
14.3m2

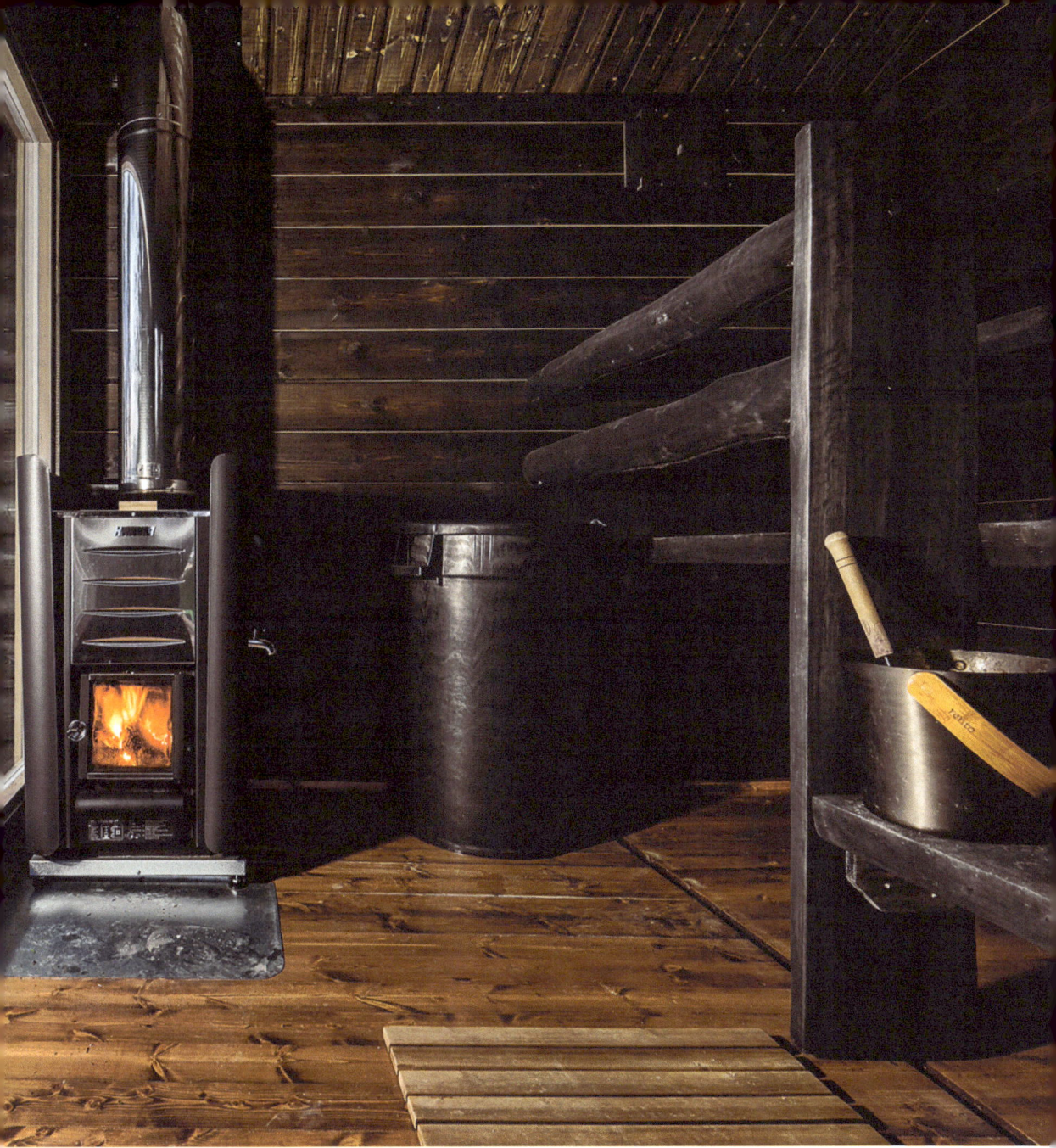

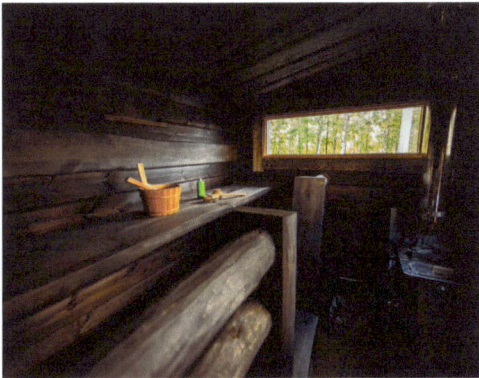

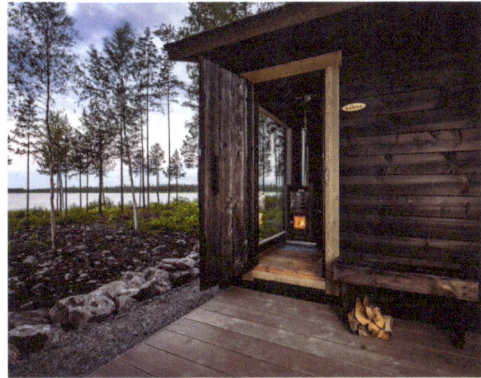

# Über die Überlegenheit einer Blockhaussauna

In Finnland herrscht die allgemeine Überzeugung, dass Saunen aus schweren, massiven Holzstämmen anderen Arten der Konstruktion überlegen sind. Diese Vorstellung basiert möglicherweise auf der Vorstellung, wie traditionelle Saunen vor ein oder zwei hundert Jahren aussahen, aber hat sie im 21. Jahrhundert noch Gültigkeit? Massive Holzwände sorgen zwar für eine gute Isolierung, insbesondere wenn die Wand mindestens 17 bis 20 cm dick ist. Die unbehandelte massive Innenwand ist ebenfalls von Vorteil, wie ich im Abschnitt über Sauna-Materialien unter „Innenausstattung" dargelegt habe. Insbesondere wenn die Saunakabine zu anderen Zeiten nicht beheizt ist und somit Feuchtigkeit aus der Luft aufgenommen hat, ist die Wahrscheinlichkeit groß, dass sie beim Aufheizen etwas Feuchtigkeit abgibt. Hier enden meiner Meinung nach die wahren Vorteile von Blockbohlen-Saunen, und die übrigen Argumente dafür sind größtenteils spekulativ oder falsch.

Zunächst müssen wir anerkennen, dass Blockhaussaunen in der Planung, im Bau und in der Instandhaltung etwas komplizierter sind als gängige Alternativen. Die größte Komplikation ist das Schrumpfen der Blockbohlen – die Tendenz von massivem Holz, sich im Durchmesser zu verkleinern, wenn es austrocknet und altert. Das Setzen der Blockbohlen erfolgt zunächst schneller, verlangsamt sich dann aber und schrumpft um maximal etwa fünf Prozent des Durchmessers. Dies hat Auswirkungen auf die Konstruktion von Dach, Fenstern, Bänken und Türrahmen, damit diese auch dann noch funktionieren, wenn die Wände um sie herum und darunter schrumpfen. Wenn Sie beispielsweise die Decke so konstruiert haben, dass sie einen Abstand von 200 cm zum Boden hat, könnte sich dieser Abstand in zehn Jahren um 10 cm verringert haben. Ein weiterer Nachteil der Blockbauweise ist, dass sie trotz ihrer guten Isolierung tendenziell

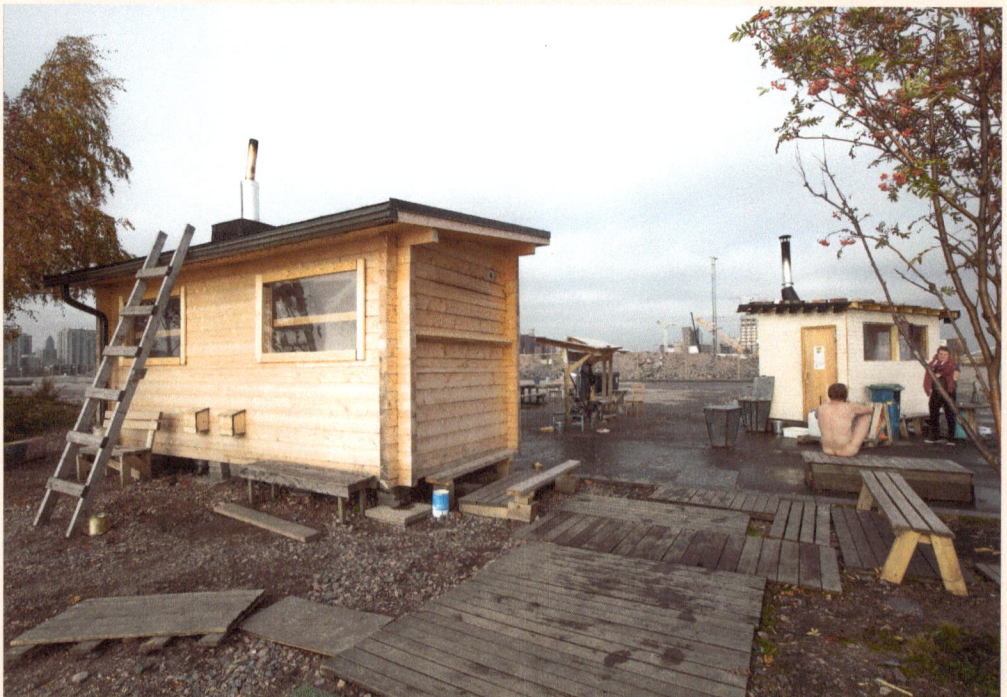

Abbildung 153.  Das Budget kann variieren. Die berühmte öffentlich betriebene Saunakollektiv „Sompasauna" in Helsinki, auch bekannt als „Sauna-Anarchisten", wurde größtenteils aus Restmaterialien gebaut. Auf dem Foto aus dem Jahr 2018 ist diese Sauna mit einem soliden Holzrahmen zu sehen.

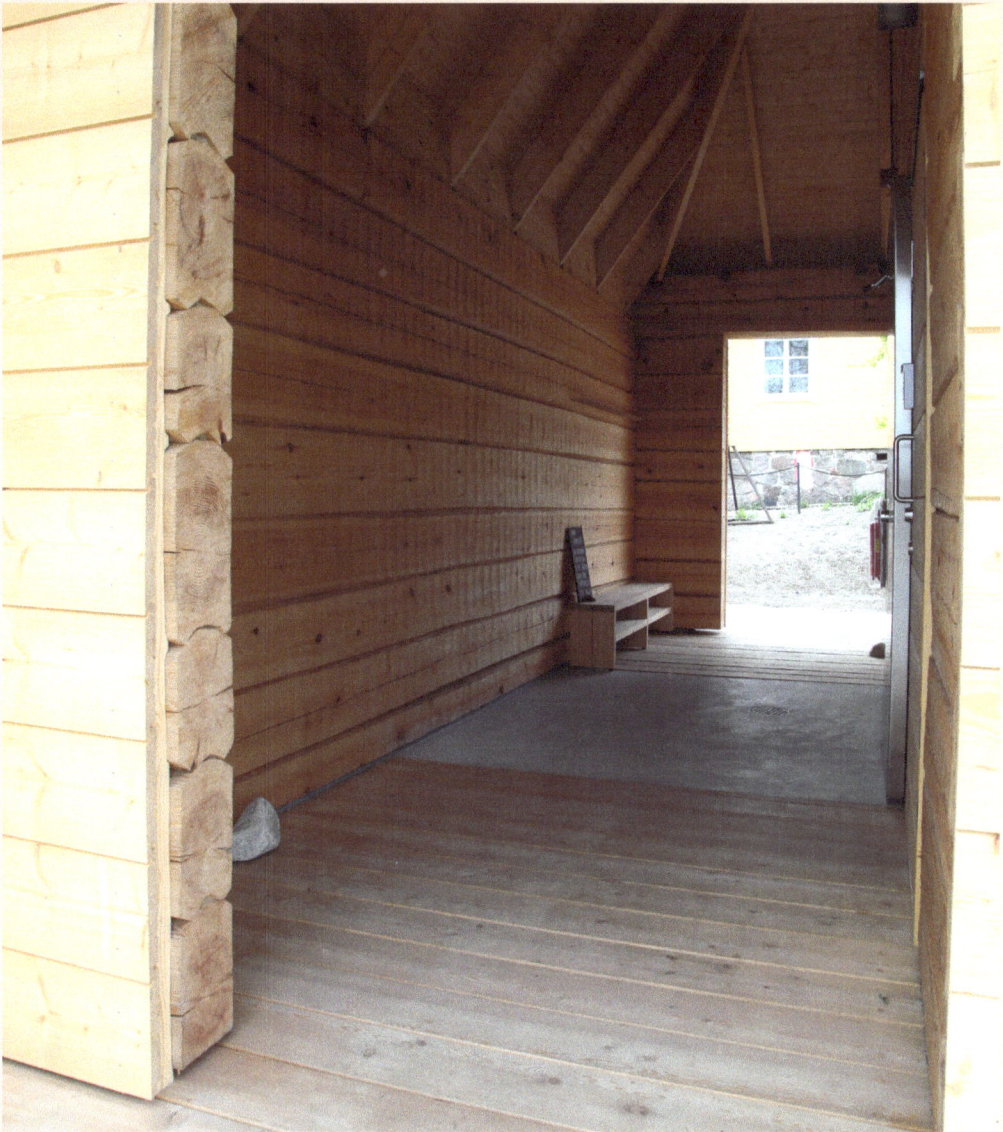

Abbildung 154. Saunagebäude aus flach geschnitzten Baumstämmen. Die Fassade wurde mit Brettern verkleidet. Lonna-Insel, Helsinki.

länger zum Aufheizen braucht. Dies zeigt sich bei Rundholz, das die Wandfläche um bis zu fünfzig Prozent vergrößern kann, wodurch es beim Heizen zwangsläufig mehr Wärme aufnimmt, auch wenn diese später wieder abgegeben wird. Für den Innenraum der Sauna empfehle ich daher flach gehobeltes Holz.

Zu beachten ist auch, dass die Blockbauweise allein keine Belüftungsprobleme löst. Dies ist ein Mythos, der aus Unkenntnis über alte Bautraditionen entstanden ist. Richtig gefertigte Blockwände sind ziemlich luftdicht und lassen keine nennenswerten Luftmengen durch. Kleine Feuchtigkeits- und Heißluftlecks reichen für die Belüftung nicht aus. Es wird jedoch empfohlen, dass die untersten Holzscheite keine Isolierung oder Dichtungsmaterial zwischen sich haben, nicht so sehr, um den Luftstrom zu ermöglichen, sondern um Schimmelbildung zu verhindern, falls die Wand nass werden sollte. Es wird eine Belüftungslösung benötigt, wie sie im Abschnitt „Natürliche Belüftung" unter „Luftqualität" beschrieben ist.

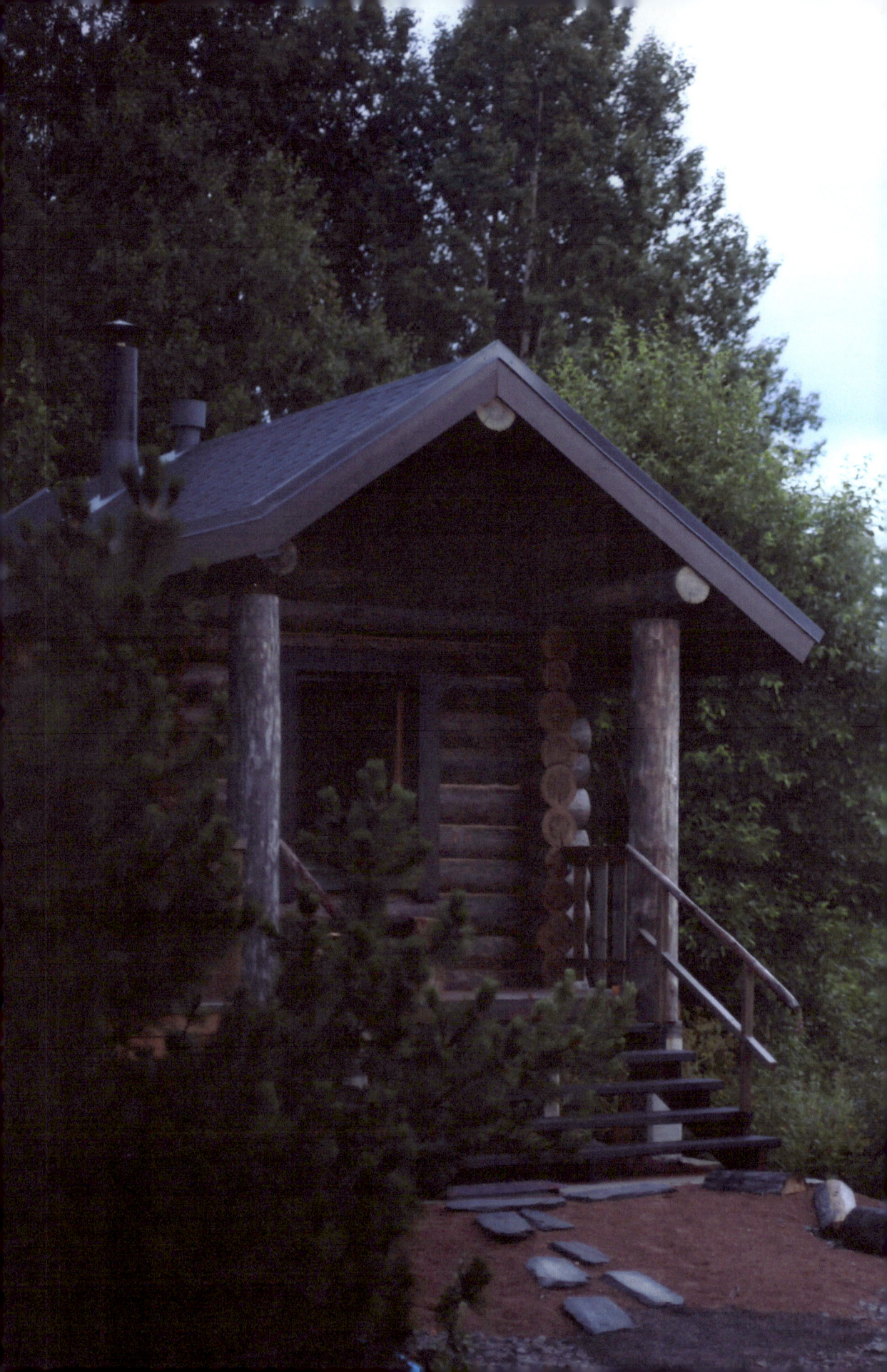

# 7.
# Zusammenfassung und die Zukunft der Saunas

Die finnische Sauna hat die Jahrhunderte überdauert, indem sie sowohl ihre Formen beibehalten als auch dank verschiedener technischer Innovationen neue Wege beschritten hat. Jetzt überlegen wir, wie Sie sicherstellen können, dass der finnische Saunazauber mit Ihrer neuen Sauna wahr wird.

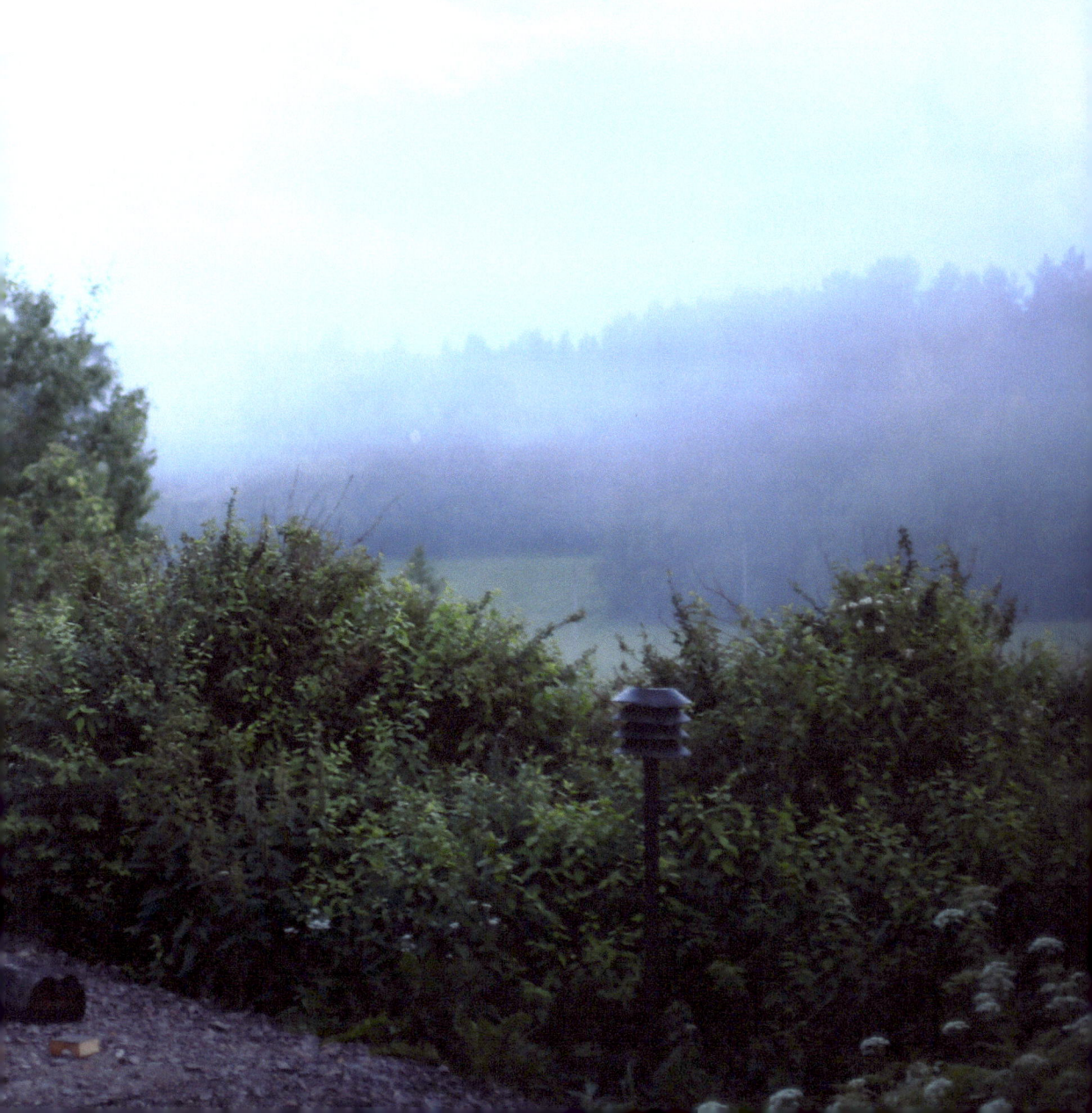

# Was führt zum guten Löyly?

Das gut durchdachte und sorgfältig gebaute Saunagebäude schafft die Voraussetzungen für gute Löyly- und vitalisierende Saunaerlebnisse. Richtiges Heizen, intakte Steine, reines Wasser und eine saubere Sauna tragen dazu bei, dass Sie jedes Mal, wenn Sie auf der Bank sitzen und Wasser auf die Steine gießen, den Zauber des Löyly erleben. Das ist wirklich alles, was zählt.

In diesem Handbuch bin ich systematisch vorgegangen, um alle Elemente zu beschreiben, die einen Einfluss auf das Saunaerlebnis haben können. Diese Form der Darstellung ist ein Kompromiss zwischen der Abwägung aller Faktoren, die Sie berücksichtigen müssen, und denen, die am wichtigsten sind. Ich habe mich um Vollständigkeit bemüht, was vielleicht überwältigend gewesen ist; daher halte ich es für angemessen, die Prioritäten bei der Lösung der Design-Herausforderungen im Zusammenhang mit Saunen in Erinnerung zu rufen und hervorzuheben. Sie sollten zunächst die wichtigsten Entscheidungen treffen und dann in die einzelnen Detailbereiche eintauchen:

- Die Saunaeinrichtung insgesamt: Wie groß und hoch ist sie; welche Nebenräume sind vorhanden?
- Heizungslösung (Wahl des Heizgeräts) und Anforderungen an Abgasanlage/ Elektrizität.
- Lösungen für die Belüftung.
- Innenausstattung: Bankkonfiguration.
- Materialien für Decken und Wände.
- Fenster und Beleuchtung.
- Tür(en), Boden und Fundament.

Wenn Sie kein professionelles Architektur- oder Bauingenieurwesen ausüben, empfehle ich Ihnen dringend, eine entsprechende Fachperson zu beauftragen, um den detaillierten Saunaplan zu erstellen. Nach allem, was Sie in den vorangegangenen Kapiteln gelernt haben, sollten Sie gut informiert sein, um die Anforderungen an Ihre Sauna festzulegen, bei der Planung mitzuwirken und die Planungsfachperson auf mögliche Vorurteile gegenüber Saunen anzusprechen (von denen es außerhalb Finnlands ziemlich viele geben kann). Bitte denken Sie daran, dass dies ein Leitfaden für die Saunagestaltung ist, der sich auf die Details der Saunakabine konzentriert, und kein allgemeines Bauhandbuch.

# Wie Sie überall auf der Welt das perfekte finnische Saunaerlebnis schaffen

Ihre Möglichkeiten, eine finnische Sauna zu erwerben, zu bauen oder zu kaufen, hängen davon ab, ob Sie eine integrierte Sauna oder eine Kabine suchen. Theoretisch können beide Varianten aus Finnland in die ganze Welt importiert werden. Die Transportkosten für Kabinen können beträchtlich sein, und auch die Verschiffung von Öfen kann teuer – und/ oder langsam – sein. Das ist jedoch nicht unmöglich, denn selbst Luftfracht kann zumindest für die Ausstattung einer gewerblichen Sauna erträglich sein. Es spricht nichts dagegen, eine Sauna nach finnischem Vorbild mit heimischen Materialien aus Asien oder Amerika zu bauen, solange diese Materialien den Anforderungen entsprechen. Der komplizierteste Teil ist die Kombination aus Ofen und Steinen. Wie bereits erwähnt, können die für das finnische Stromnetz bestimmten Elektroöfen aufgrund der unterschiedlichen Normen in der Welt nicht überall verwendet werden. Ein mittelmäßiger holzbeheizter Saunaofen kann nach Maß angefertigt werden, insbesondere die Stahlgitterkonstruktion ist nicht sehr schwer nachzubauen. Gute Saunasteine zu finden, kann schwierig sein. Glücklicherweise gibt es für alle diese Materialien Lieferanten in Europa, Nordamerika, und Asien, so dass sich immer eine Lösung finden lässt, auch wenn die Auswahl nicht annähernd so groß ist wie in Finnland.

Ich möchte Sie ermutigen, Ihre Variationen der finnischen Sauna mit Sorgfalt zu entwickeln. Je mehr Sie Ihre Sauna individuell gestalten, desto wichtiger ist es, dass Sie nicht alle wesentlichen Elemente verlieren, die der finnischen Sauna ihren magischen Charakter verleihen.

Wenn Sie eine exotische Sauna-Variante nachbauen möchten, wie z. B. eine Rauchsauna oder eine Lehm-Sauna, müssen Sie möglicherweise finnische Expertinnen oder Experten (wie z. B. bei saunologia.com) für die detaillierte Planung und den Bau zu Rate ziehen, da ich mich in diesem Buch auf die gängigsten und bekanntesten Saunakonzepte konzentriert habe.

## Wie sieht die Zukunft der Saunen aus?

In Finnland hat sich die Saunakultur und -technik in den letzten hundert Jahren radikal weiterentwickelt. Die finnische Saunakultur hat sich im Laufe der Jahre fast zufällig und unvorhersehbar entwickelt. Leider hat sie etwas von ihrem Charme und ihrer Rolle als Fundament der Gesellschaft verloren, obwohl die Zahl der Saunen so hoch ist wie nie zuvor. Dies wurde während der jüngsten Covid-19-Pandemie deutlich, die zur Schließung

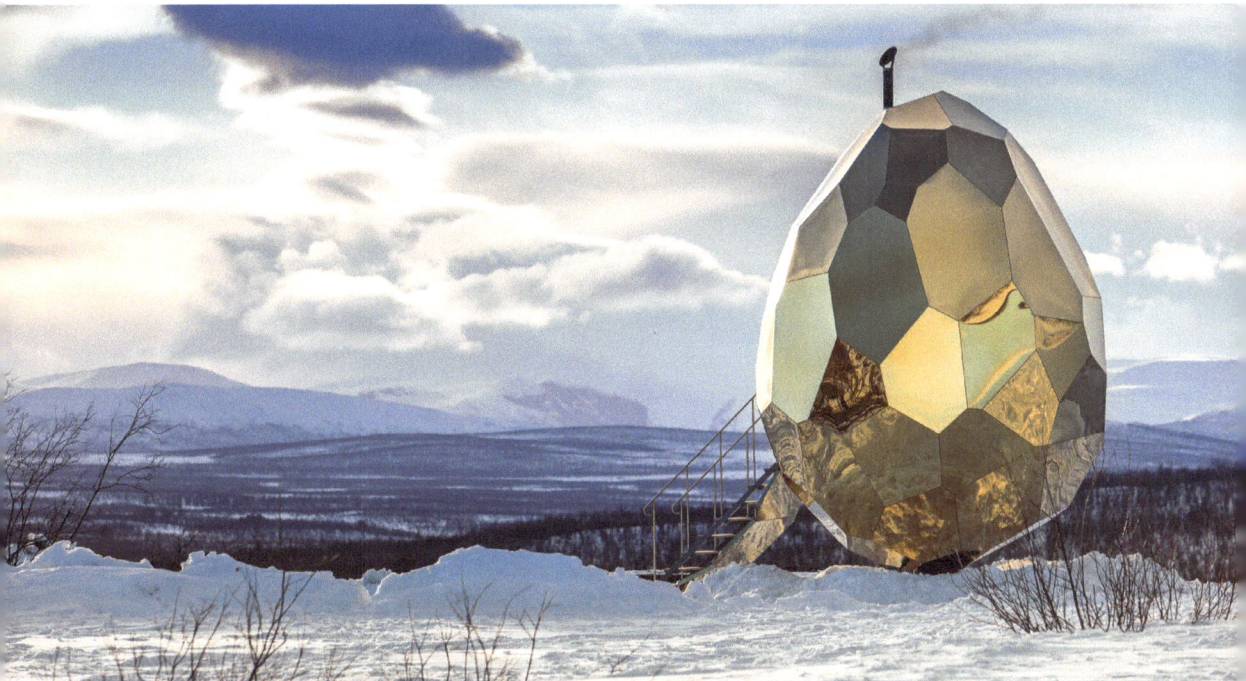

Abbildung 155. Finnische Saunen zeichnen sich in der Regel durch eine bodenständige, bescheidene Haltung gegenüber ihrer Umgebung aus. Die schwedischen Künstler Bigert & Bergström schufen dieses auffällige Solar Egg (Sauna), das das Gegenteil davon verkörpert und definitiv ins Auge fällt. Foto © Bigert & Bergström.

197

öffentlicher Saunen und zahlreicher Gemeinschaftssaunen führte. Infolgedessen hat fast ein Viertel der Finnen und Finninnen ihr Saunabaden reduziert.

Die Tatsache, dass dies möglich war, deutet darauf hin, dass Saunabäder für die Nation keine notwendige Funktion mehr haben; sie sind nicht unerlässlich. Es deutet auch darauf hin, dass die finnische Bevölkerung heute eine privatere Saunakultur pflegt als je zuvor, und der Zugang zur öffentlichen Sauna ist kein heiliges Recht mehr, wie es noch in den 1950er Jahren der Fall war. Glücklicherweise wurden alle öffentlichen finnischen Saunen nach den epidemischen Schließungen wieder geöffnet, womit sich die Geschichte wiederholt, wie es seit dem Mittelalter und dem Ausbruch vieler Epidemien oft geschehen ist.

Abgesehen von den Infektionskrankheiten, die in der Vergangenheit den Ruf der Sauna bedroht haben, gibt es noch eine weitere Befürchtung: die Nachhaltigkeit. Vor allem holzbefeuerte Saunen sind in die Kritik geraten, weil sie unverhältnismäßig hohe Emissionen produzieren. Es gibt laufende Forschungsanstrengungen zur Erforschung und Reduzierung der Feinstaubemissionen. Es bleibt abzuwarten, ob die Produktentwicklung beschleunigt werden kann, bevor der Gesetzgeber Maßnahmen ergreift, um verbesserte Leistungen und radikal reduzierte Emissionen zu fordern. Dies könnte möglicherweise zu einem praktischen Verbot von Holzheizungen führen.

In einigen Teilen der Welt ist dies bereits Realität, aber in Finnland wäre es ein größerer Schock als Covid-19. Andererseits gilt die Holzverbrennung trotz ihrer $CO_2$-Emissionen als kohlenstoffneutral. Es wird interessant sein zu sehen, ob z. B. solarbetriebene Saunen in den Teilen der Welt, in denen das ganze Jahr über die Sonne scheint, Anklang finden werden. In Finnland wird der lange, kalte und dunkle Winter für viele durch den Zugang zu Saunen erträglich gemacht, und es würde nur wenig Sonnenenergie gespeichert werden.

## Was erwartet Sie im Leben eines Saunabesitzenden?

Haben Sie bereits eine Sauna? Herzlichen Glückwunsch, wenn Sie eine haben! Wenn Sie eine echte finnische Sauna besitzen und die meisten der hier gegebenen Empfehlungen befolgen, bin ich mir sicher, dass dies Ihr Glück und Ihr Wohlbefinden mit der Zeit steigern wird, vielleicht sogar mehr als ein Lottogewinn. Obwohl der menschliche Geist eine schreckliche Tendenz hat, sich an neue Umstände anzupassen und sich schnell darauf einzustellen, sorgen die Intensität der Saunahitze und das Vergnügen eines guten Löyly noch lange nach dem Abklingen der Neuheit für ein hohes Maß an Zufriedenheit, im Gegensatz zu Gütern wie neuen Autos oder neuen technischen Geräten.

Aber eine Sauna bringt auch Verpflichtungen mit sich. Um den Komfort einer Sauna über einen längeren Zeitraum aufrechtzuerhalten, ist eine regelmäßige Reinigung und Wartung erforderlich, wie in einem Abschnitt über den Lebenszyklus der Sauna erläutert wurde. Liebhabende von holzbeheizten Saunen und Rauchsaunen müssen einen neuen, regelmäßigen Teil ihres Lebens nicht nur für das Baden, sondern für alle Dinge aufwenden, die für den Betrieb einer holzbefeuerten Sauna erforderlich sind. Die Menschen haben das seit Jahrhunderten geschafft; es ist machbar. Pflegen Sie Ihre Sauna gut, und sie wird Sie gut pflegen.

Der Besitz und Betrieb einer Sauna bringt in der Regel keine großen Überraschungen mit sich. Wenn Sie sie weiterhin in gutem Zustand halten, wird sie in Würde altern und nicht wie ein neues Auto bald veraltet sein. Eine Sauna ist eine zuverlässige Investition, wenn sie richtig geplant und gebaut wurde. Wenn Sie noch zögern, sollten Sie so viele Saunen wie möglich ausprobieren, bevor Sie sich auf das Projekt festlegen. Wenn Sie dann das Gefühl

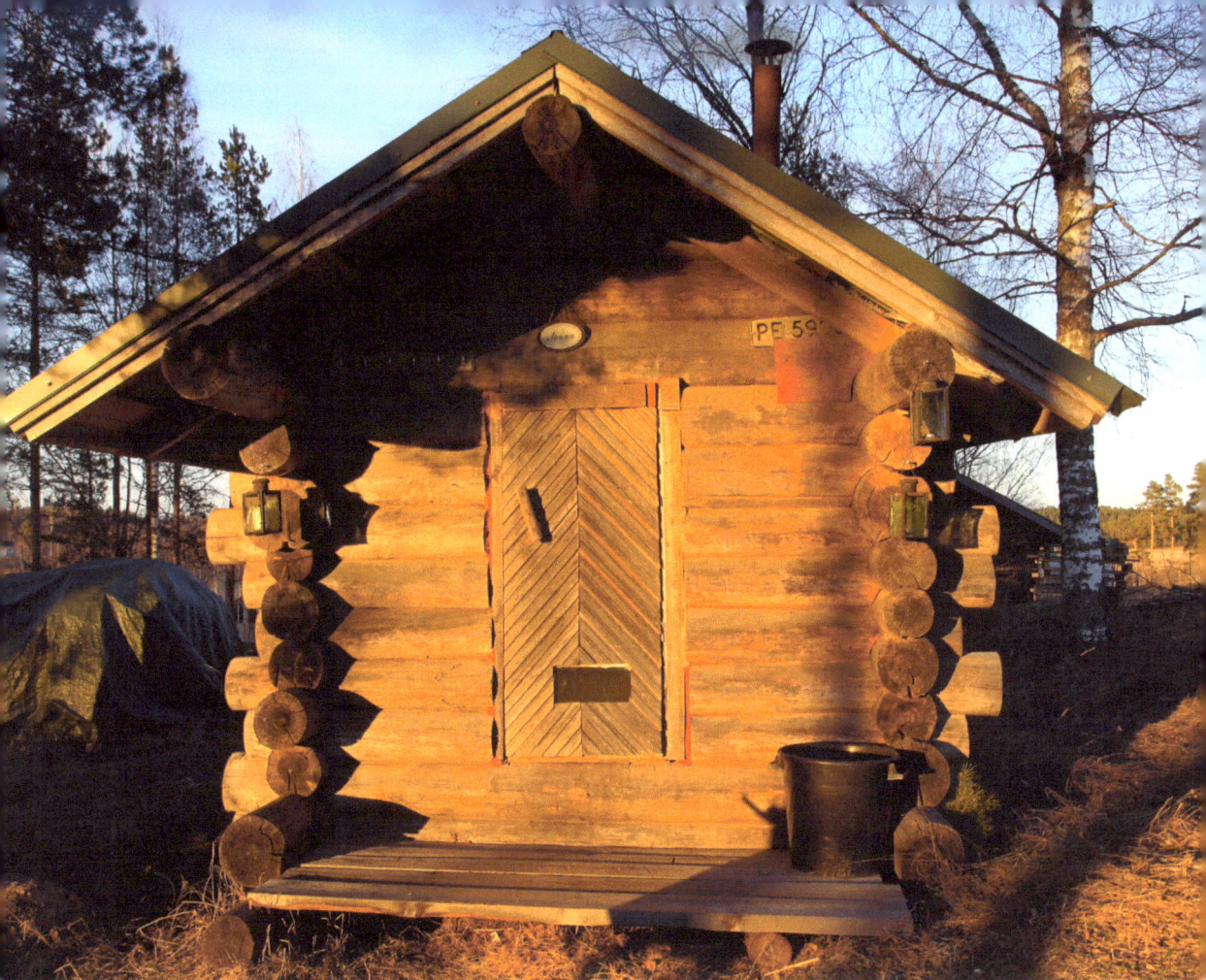

haben, dass es Ihnen wirklich gefällt, nehmen Sie dieses Buch zur Hand und überlegen Sie, wie Sie diesen Erfolg in Ihrer eigenen finnischen Sauna wiederholen können.

*Erfüllen Sie sich Ihren Saunatraum!*

## Benötigen Sie weitere Informationen?

Haben Sie etwas Entscheidendes übersehen? Würden Sie gerne mehr über die finnische Sauna lesen, z. B. über den Bau oder die Benutzung? Bitte geben Sie Ihr Feedback zu diesem Buch auf der Saunologia-Webseite:

https://saunologia.fi/book-feedback – und lassen Sie mich wissen, was Sie denken.

Sie erwägen den Kauf, den Bau oder die Renovierung einer Sauna und benötigen persönliche Beratung oder Unterstützung bei der Planung? Die finnische Saunaberatung von My Saunologia ist für Sie da! Wir bieten persönliche Hilfe in einfachem Englisch! Wir freuen uns, Ihnen bei Projekten aller Größenordnungen aus der Ferne und vor Ort zu helfen, wo immer Sie auf der Welt sind. Wenn Sie ein großartiges finnisches Saunaerlebnis garantieren wollen, kontaktieren Sie uns zuerst, um kostspielige Designfehler zu vermeiden und ein glückseliges Saunaerlebnis für den öffentlichen oder privaten Gebrauch zu gewährleisten.

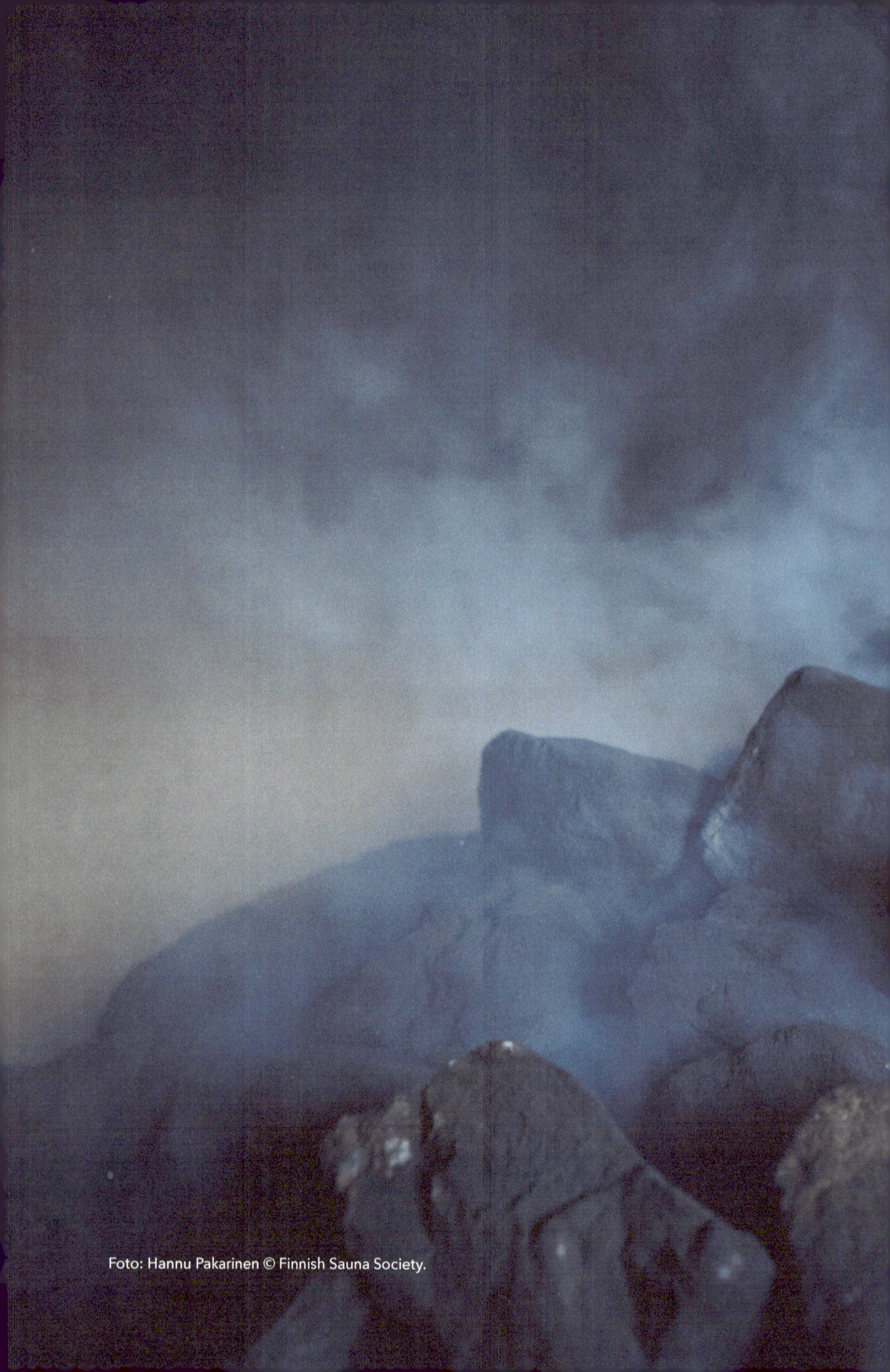

Foto: Hannu Pakarinen © Finnish Sauna Society.

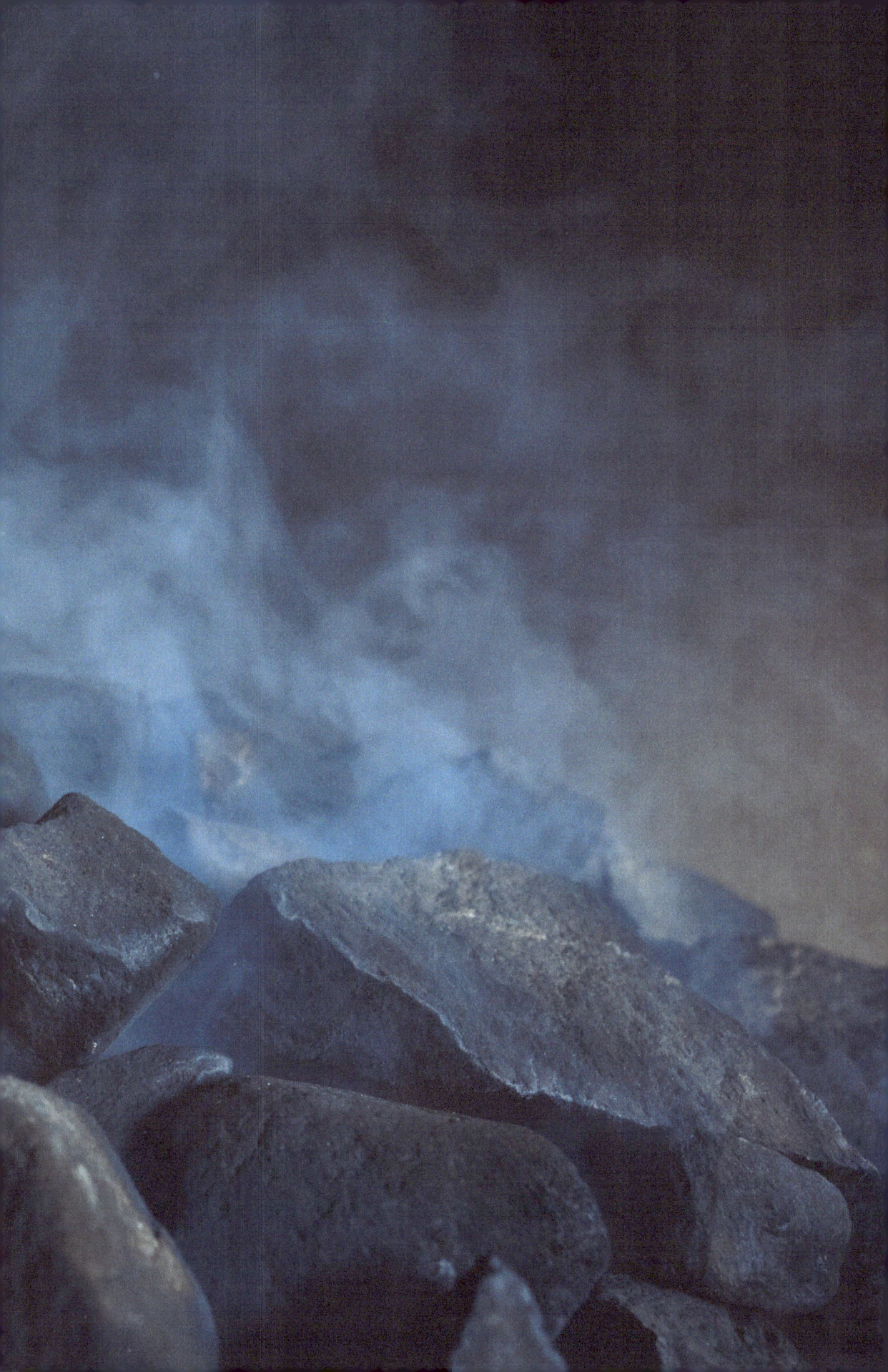

# Nachträge
## Finnische Heizungsmarken

Alphabetische Liste der in Finnland ansässigen Saunaofenmarken (Stand: Januar 2021). Die aufgelisteten Marken stellen eine feste Produktlinie her. Hochleistungselektroöfen sind für den ganztägigen Gebrauch in öffentlichen Saunen bestimmt.

Aino. Elektrische Heizgeräte.

Aitokiuas. Holzbeheizt (Wärmespeicher).

Harvia. Elektrische, holzbeheizte, Infrarot-Heizgeräte, Kabinen, Wasserkocher und Zubehör.

Hehku-kiuas. Elektrische und Holzöfen.

IKI. Elektrische und Holzöfen.

JUUP. Holzöfen.

Kastor. Holzöfen.

Löyly Suomi. Holzöfen und elektrische Öfen.

Magnum. Elektrische Heizgeräte.

Misa. Elektrische und Holzöfen.

Mondex. Elektrische (auch flache) und Holzöfen.

Narvi. Elektrische und Holzöfen.

Parra. Holzöfen.

Peltisepänliike Mika Häkkinen. Holzöfen (klassisch).

Saunasampo. Elektroöfen (für hohe Beanspruchung).

Sydän-kiuas. Holzöfen.

Teräskiuas. Holzöfen.

Tulikivi. Elektro- und Holzöfen.

TyloHelo. Elektroöfen.

Veto. Elektro- und Holzöfen.

# Danksagungen

Der Weg zur Fertigstellung dieses Buches ist meiner Meinung nach spannender als die Geschichte des Buches selbst. Dieses Buch wäre ohne einige unvorhersehbare Ereignisse auf dem Weg dorthin nicht geschrieben worden. Zusammen mit dem in den USA lebenden Finnen Eero Kilpi organisierten wir 2019 eine Crowdfunding-Kampagne, die zwar nicht genug Geld einbrachte, um das Projekt zu sichern, aber bewies, dass es ein gewisses internationales Interesse für das Thema gab. Bald darauf erhielt ich vom finnischen Verband für Sachbuchautor*innen einen Zuschuss für das Buch, so dass ich Anfang 2020 mit der Vorbereitung des Buches beginnen konnte. Nachdem ich den Entwurf fertiggestellt hatte, konnte ich im Herbst 2020 Culicidae Architectural Press von dem Projekt überzeugen. Und schließlich gewährte die Finnische Sauna-Gesellschaft Ende 2020 einen kleinen Zuschuss für die Fertigstellung des Projekts. Meine Arbeitgeber in den Jahren 2020–2021, Qvik und Supermetrics, zeigten sich beide kulant und erlaubten mir, mich für die Arbeit an dem Projekt freizustellen.

Neben der materiellen Unterstützung muss ich mehreren Personen dafür danken, dass ich dieses Buch in relativ kurzer Zeit fertigstellen konnte. Ich danke mehreren Autor*innen, Forschenden und Fachleuten, die mir freundlicherweise ihre Zeit zur Verfügung gestellt haben, um mich beim Schreiben und bei der Entwicklung des Buches zu unterstützen. Dazu gehören Jarmo Hiltunen, Bryon MacWilliams, Jarkko Tissari, Sampsa Väätäinen, Timo Vesala, Lauri Nurro, Jarmo Hiltunen, Risto Vuolle-Apiala, Jake Newport, Erkki Fredriksson, Risto Elomaa, Jari Laukkanen, Heikki Lyytinen, Ethan Pollock, Unto Hakkarainen, Vesa Hatakka, Aaron Hautala, Unto Hakkarainen und andere. Gavan Smith hat sich freiwillig für die Fertigstellung des Manuskripts zur Verfügung gestellt, und auch die Redaktion von Mikesch Muecke leistete enorme Arbeit. Ohne alle Beteiligten wäre dies nicht möglich gewesen!

Mehrere Organisationen und Unternehmen haben uns durch Veröffentlichungen und Fotos unterstützt. Ein großes Dankeschön geht an die Organisationen mit *sisu*: International Sauna Association, Sauna from Finland ry und Finnish Sauna Society sowie an die Saunazubehörfirmen Harvia, IKI, Misa, Magnum / Tähtisaunat, Muko, Narvi, Sauna Granit, Tulikivi und Tylo Helo sowie die Kabinenhersteller Huliswood, Hirsityö Heikkilä und Salvos.

Besonderen Dank an meine Familie: Riikka, Alvar und Ava, die die Zeichnung der Suvikallio-Hütte angefertigt hat.

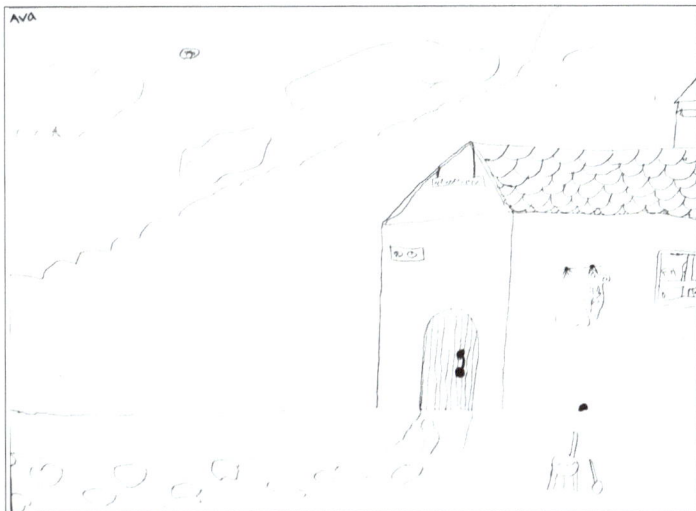

# Literatur

Die Bücher unten sind nur in finnischer oder englischer Fassung erhältlich. Parallelausgaben sind vermerkt. Zu einigen Büchern gibt es ein paar Sätze, die ihren Inhalt beschreiben. In Klammern [] die Übersetzung des finnischen Originaltitels durch den Autor.

Äikäs Erkki ja Holmberg Rolf, 1992. *Saunan lämpötilat ja ilmanvaihto*. [Sauna temperatures and ventilation] VTT tiedotteita 1431. www.vtt.fi/inf/pdf/tiedotteet/1992/T1431.pdf
> Definitive Studie des finnischen technischen Forschungsinstituts zur mechanischen Saunabelüftung.

Aaland Mikkel, 1978/2017. *Sweat. The Illustrated History and Description of the Finnish Sauna, Russian Bania, Islamic Hammam, Japanese Mushi-Buro, Mexican Temescal, and American Indian & Eskimo Sweatlodge*. Cyberbohemia Press, California.
> Eine klassische anthropologische und historische Studie über Badekulturen in aller Welt. Als Kindle-Ausgabe erhältlich; die gedruckte Ausgabe ist längst vergriffen.

Acerbi Joseph, 1802. *Travels through Sweden, Finland, and Lapland to the North Cape in the years 1798 and 1799*. Joseph Mawman: London. Available digitally at https://www.doria.fi/handle/10024/69486
> Ein einzigartiges Reisetagebuch, illustriert mit erheiternden Stichen, die auch eine Sauna aus dem Finnland des späten 18. Jahrhunderts zeigt.

Alexander, Dominik D, William H Bailey, Vanessa Perez, Meghan E Mitchell and Steave Su (2013) *Air ions and respiratory function outcomes: a comprehensive review*. Journal of Negative Results in BioMedicine 2013, 12:14 http://www.jnrbm.com/content/12/1/14

Blåfield Heli & Blåfield Ville. Saunavuoro [Sauna time]. Teos: Helsinki, Finland.
> Fotobuch über das private Saunaleben der Finnen im heutigen Finnland. Ein Dokumentarfilm, der die vielen Möglichkeiten der Sauna realistisch darstellt.

Hannuksela, M. L., & Ellahham, S. (2001). *Benefits and risks of sauna bathing*. The American journal of medicine, 110(2), 118–126. https://doi.org/10.1016/s0002-9343(00)00671-9

Harvia Plc. 2018. *Hyvän olon sijoitus* [An investment in wellness]. Marketing material of initial public offering. PDF
> Dieser Leitfaden enthält Marktinformationen über Saunaöfen weltweit.

Hautajärvi Harri, 2010. *Villas and saunas*. Rakennustieto: Helsinki, Finland.
> Ein Architekturbuch, in dem eine Reihe moderner finnischer Villen- und Saunagebäude und deren Grundrisse gezeigt werden, allerdings ohne Detailmessungen.

Helamaa Erkki, 1999. *Kiuas – saunan sydän* [Sauna heater, the heart of the sauna]. Rakennustieto: Helsinki, Finland.
> Ein Buch über Saunaöfen von einem Architekturprofessor.

Hiltunen Jarmo, 2023: *Building a Traditional Finnish Smoke Sauna*. Selbstverlag, Finnland. [Erhältlich bei Amazon]
> Ein neues Buch über den Bau von Rauchsaunen.

Hussain, J., & Cohen, M. (2018). *Clinical effects of regular dry sauna bathing: a systematic review*. Evidence-Based Complementary and Alternative Medicine, ArticleID 1857413. doi: https://doi.org/10.1155/2018/1857413

Hussain, J. N., Greaves, R. F., & Cohen, M. M. (2019). *A hot topic for health: Results of the Global Sauna Survey*. Complementary therapies in medicine, 44, 223-234. doi: https://doi.org/10.1016/j.ctim.2019.03.012

Forssman Max, 1997. *Kemin Elijärven kaivoksen serpentiniittiytyneistä peridotiittisista saunan kiuaskivistä ilmaan irtoavat kuitumaiset silikaattimineraalit*. Master's thesis. University of Oulu.

Einzigartige Studie über die Freisetzung von Asbest aus natürlichen Saunasteinen unter Saunabedingungen.

Graeffe Gunnar, Ihalainen Heimo, Lehtimäki Matti, Miettinen Kalervo, Hannu Salmi, 1976. *The Ions in Sauna Air*. In Teir Harald, Collan Yrjö, Valtakari Pirkko, 1976. Sauna Studies. s. 134–140.

Konya Allan and Burger Alewyn. 1973. *The International Finnish Sauna Handbook*. The Architectural Press: London, UK.

Dieses Buch ist wahrscheinlich das umfangreichste Buch, das von nicht-finnischen Autoren über finnische Saunabaukunst geschrieben wurde. Nach fast fünfzig Jahren ist es natürlich teilweise veraltet, aber seine zahlreichen Abbildungen sind immer noch nützlich.

Laukkanen, Jari A., Laukkanen, Tanjaniina, & Kunutsor, S. K. (2018). *Cardiovascular and other health benefits of sauna bathing: a review of the evidence*. Mayo clinic proceedings, 93(8), 1111-1121.

Laatikainen Satu, 2019. *Saunan kansa* [The people of sauna]. Suomalaisen kirjallisuuden seura SKS, Helsinki, Finland.

Diese Monographie bietet einen aktuellen Überblick über die finnische Sauna im 20. Jahrhundert aus der Perspektive der Kulturanthropologie.

Liikkanen, Lassi A., 2019. *Hyvien löylyjen salaisuus* [The secret of great löyly]. Rakennustieto: Helsinki, Finland.

Der finnische Originaltitel, der mich zu diesem deutschen Buch inspiriert hat.

Liikkanen, Lassi A., 2020. *Menetelmä kiuaskivien kestävyyden tutkimiseen* [Method for studying the durability of sauna stones]. Saunologia.fi digital article https://saunologia.fi/kiuaskivi-protokolla-1/

Liikkanen, Lassi A., 2020. *Kaikki suomalaiset kiukaat 2020* [All Finnish sauna heaters]. Saunologia.fi digital article https://saunologia.fi/kaikki-kotimaiset-kiukaat-2020/

Liikkanen Lassi A. & Laukkanen Jari A., 2021. *The sauna bathing frequency in Finland and the impact of Covid-19*. Complementary Therapies in Medicine, (56) Jan, 102594.

Liikkanen, Lassi A., 2025. *Finnish Sauna: Steam, Wood, Stone and How to Build Your Own*. Quercus Publishing, London, Great Britain.

MacQueron Coren & Leppänen Perttu, 2017. Experimental Validation Of A Computational Fluid Dynamics Simulation Of A Wood Fire Heated Sauna With Fire Dynamics Simulator For Fire Risks Analysis. https://www.researchgate.net/publication/318532058_EXPERIMENTAL_VALIDATION_OF_A_COMPUTATIONAL_FLUID_DYNAMICS_MODELLING_OF_A_WOOD_FIRE_HEATED_SAUNA_WITH_FIRE_DYNAMICS_SIMULATOR

MacWilliams Bryon, 2014. *With Light Steam. A Personal Journey Through the Russian Baths.* Northern Illinois University Press: Dekalb, IL.

Eine anthropologische Erkundung aus der Ich-Perspektive eines amerikanischen Schriftstellers, der die Tiefen der russischen Saunakultur erforscht.

Nordskog Michael (2010). *The Opposite of Cold. The Northwoods Finnish Sauna Tradition.* University of Minnesota Press: Minneapolis, MN.

Ein Buch über die Geschichte der finnischen Einwanderer im Mittleren Westen dokumentiert die Vergangenheit und Gegenwart mit schönen Fotos von Aaron W. Hautala. Dieses derzeit vergriffene Buch wird voraussichtlich bald wieder erhältlich sein.

Nore Kristine., Kraniotis, D., & Brückner, C. (2015). *The Principles of Sauna Physics.* Energy Procedia, 78, 1907-1912. doi: https://doi.org/10.1016/j.egypro.2015.11.361

Parsons Ken (2014). *Human thermal environments: the effects of hot, moderate, and cold environments on human health, comfort, and performance.* Boca Raton, FL: CRC Press.

Pearson Christie, 2020. *The architecture of bathing. Body, Landscape, Art.* Cambridge, MA: MIT Press.

Eine einzigartige Erkundung, die eine philosophische Perspektive auf Kulturen, Orte und das Baden in der ganzen Welt und über die Zeit hinweg eröffnet.

Perez Vanessa, Dominik D Alexander and William H Bailey (2013) *Air ions and mood outcomes: a review and meta-analysis.* BMC Psychiatry 2013, 13:29 http://www.biomedcentral.com/1471-244X/13/29

Pollock Ethan, 1916. *Without the Banya we would perish. A history of the Russian bathhouse.* New York: Oxford University Press.

Pälsi Sakari, 1961. *Sauna. Kotoisen kylyn seikkoja.* [Sauna, concerning our common bath] Otava, Helsinki.

Der Ethnologe Pälsi stellt in seiner Abhandlung über die finnische Sauna viele witzige Vergleiche zwischen den Untugenden der finnischen Sauna und ihren ausländischen Ersatzprodukten an.

Reinikainen Alpo S. 1977. *Suomalainen sauna. Finnish sauna. Finnische sauna. Finlandaise sauna.* MTR-Studio: Helsinki, Finland.

Ungewöhnliche Publikation in vier Sprachen, die ausgewählte Details sowohl über die Saunakultur als auch über den Saunabau enthält. Enthält eine historisch einzigartige Sammlung finnischer Sauna-Exportanzeigen.

RT 91-11260 *Saunan ilmanvaihto, lämmitys, valaistus ja sähköasennukset, 2017* [Sauna ventilation, heating, lighting and electric installations]. Rakennustieto, Helsinki.
Offizielle Empfehlung der finnischen Bauindustrie zur Saunabelüftung.

Sauna from Finland, 2021. *Authentic Finnish Sauna Experience Quality Handbook.* Sauna from Finland, Jyväskylä.

Eine neue Kollektion finnischer Saunamarken wird zusammen mit detaillierten Kriterien für angenehme Saunaerlebnisse in verschiedenen Arten von öffentlichen Saunaanlagen vorgestellt.

Teeri Niilo, 1988. *Hyvästä saunasta ja kiukaasta.* [About a great sauna and heater] Sauna-lehti 4/1988.

Teir Harald, Collan Yrjö, Valtakari Pirkko, 1976. *Sauna Studies.* Papers read at the VI International Sauna Congress in Helsinki on August 15–17, 1974.

Einer der ersten wissenschaftlichen Bände, der der Saunaforschung gewidmet ist und in englischer Sprache veröffentlicht wurde.

Telkkinen Juha, 2014/2020. *Haaveena savusauna: näin rakennettiin voittajasavusauna.* [Dream of a smoke sauna: how a winning sauna was built] Promentor: Helsinki, Finland.

Schön illustriertes Beispiel für die Planung und den Bau einer modernen Rauchsauna.

Tissari, Jarkko., Leskinen, J., Lamberg, H., Nieminen, V., Väätäinen, S., Koponen, H., . . . Karvosenoja, N. (2019). *Kiukaiden päästöt ja niiden vähentäminen* (KIUAS) [Reducing sauna heater emission]. University of Eastern Finland, Department Of Environmental And Biological Science.

Neuartige Studie über die Feinstaubemissionen von holzbeheizten Saunaöfen.

Tissari, J., Väätäinen, S., Leskinen, J., Savolahti, M., Lamberg, H., Kortelainen, M., . . . Sippula, O. (2019). *Fine Particle Emissions from Sauna Stoves: Effects of Combustion Appliance and Fuel, and Implications for the Finnish Emission Inventory. Atmosphere, 10* (12), 775.

Tommila Pekka E., 1994. *Sauna. Suomalaisen saunan suunnittelu.* [Sauna. Design of a Finnish sauna] RAK Rakennusalan Kustantajat, Helsinki.

Der Architekt Pekka Tommila hat einige Leitfäden für die Planung und den Bau von Saunen geschrieben. Dieses Buch war sein letztes und enthält viele tolle Tipps.

U. S. Department of Agriculture (1964) *Ignition and Charring Temperatures of Wood.* Report No. 1464

Valtakari P. *The sauna and bathing in different countries.* Ann Clin Res. 1988;20(4):230-5.

Vuorenjuuri Martti, 1967. *Sauna kautta aikain.* [Sauna through the times] Otava: Helsinki, Finland.

Der finnische Vorgänger von Aalands Sweat ist ein schöner Katalog mit Referenzen zur Badekultur in aller Welt.

Vuolle-Apiala Risto, 2016. *Savusauna ennen ja nyt.* [Smoke sauna before and now] Moreeni: Helsinki, Finland.

Dieser Band des produktiven finnischen Rauchsauna-Dokumentaristen und -Architekten ist eine Kombination aus vielen seiner früheren Bücher. Es enthält fast alle erdenklichen Details der aufgezeichneten Geschichte der Rauchsauna-Tradition des 19. und 20. Jahrhunderts.

Zech Michael, Böselc Stefanie, Tuthorna Mario et alia., 2015. *Sauna, sweat and science – quantifying the proportion of condensation water versus sweat using a stable water isotope (2H/1H and 18O/16O) tracer experiment.* Isotopes in Environmental and Health Studies, 51(3), s. 439–447, http://dx.doi.org/10.1080/10256016.2015.1057136.

# Biografie des Autors

Lassi A. Liikkanen ist in der finnischen Technologiebranche in den Bereichen Produktdesign und -management tätig. Er ist außerordentlicher Professor an der Aalto-Universität und promovierte 2010 in Design an der Fakultät für Ingenieurwissenschaften der Aalto-Universität. Von 2010 bis 2011 arbeitete er an der Stanford University. Liikkanen verfügt über mehr als zehn Jahre Erfahrung in Design und Forschung in den USA und Europa und hat mehr als achtzig begutachtete Forschungsarbeiten veröffentlicht. Nach seiner forschungsintensiven Karrierephase arbeitete Liikkanen mehrere Jahre in der finnischen Industrie und half mittleren und großen Unternehmen bei der Einführung und Verbesserung digitaler Dienste. Seit 2015 wendet er Ideen aus dem Service- und Experience-Design auf das finnische Saunadesign an, schreibt Bücher, betreibt einen Blog und hilft bei der Gestaltung besserer Saunen.

# Index

www.ingramcontent.com/pod-product-compliance
Lightning Source LLC
Chambersburg PA
CBHW041241020426
42333CB00003B/48